U0141321

此刻・我在

Here I Am, at this Moment

藝術與失智照護的相遇

Encounter of Art Intervention in Dementia Care

遊走在時空的象限中
有些迷惘，有些失落

然而
心的深處，那份溫柔、想望與涵容
安靜的存在，從未消逝。

—— 獻給銀髮藝術創作者

Roaming around in the quadrant of time and space,
A bit perplexed and somewhat disappointed.

However,
Deep in the heart, softness, longing and containment
Quietly remain and never fade away.

—— Dedicated to the elderly creators

推薦序

生命政治時代的藝術與藝術家

國立臺灣師範大學美術系 蘇瑤華副教授

我先認識的，是作為藝術家的楊純鑾。

初識時，她正要出訪埃及，進行「可以為我唱首歌嗎？」(Can you sing a song for me?)的藝術計畫，熟識後，她藝術家身分之外多轉折的人生專業角色——護理師、美術館教育推廣館員、藝術治療師、退役上尉，才逐漸顯影、出場。

以藝術突破臺灣世界體系的框架，是我擔任臺北國際藝術村藝術總監期間，最享受的工作任務，2005 年純鑾是由臺北國際藝術村資助[1]，首位前進非洲的出訪藝術家，當年她計畫在保守的伊斯蘭社會邀請陌生的開羅市民唱歌，藝術家再以錄像、文字或聲音裝置等方式創作。出訪計畫後來在臺北國際藝術村的策展所見，是藝術家楊純鑾的錄像藝術作品，影像內容敘事則是藝術家所提出訪計畫、平行異邦人生的真實映演，觀眾視覺上對藝術所產生的立即體驗，大部分著眼於異教社會體系衍生出神祕而不安的感受；藝術家對話這一類的教育推廣活動，在駐村基地的情境之下，關心焦點著重在陌生文化的社會調適議題，藝術實踐如何推進、如何轉折，而對市民大眾，則得到脫出電視處理一般國際新聞的視野，得以從藝術家個人親身觀察，討論異地的日常生活。

這種以藝術作為融合和理解的媒介，常見用於藝術家全球流動(artist mobility)作為謀取地方認同、建構藝術創作地方感所採取的藝術策略。邀請地方參與的做法，也深受藝術進駐機構的歡迎，因為藝術家以未曾想像過的視角演譯地方人的生活，擾動在地社群，為當地社會提供接觸藝術的機會，自然而然

---

[1] https://www.artistvillage.org/artist-detail.php?p=297&type= 本國，2024/07/02

也建置成為當代藝術的資源，這也是如青森當代藝術中心等日本許多鄉野郊區的藝術村，往往成為區域重要當代藝術中心的理由。而在官方藝文資源不發達的地方，藝術家駐地計畫形構的當代藝術氛圍，更往往是議題討論與倡議的熱點。

雖然藝術計畫「可以為我唱首歌嗎？」進行的那時候「對話」、「社會參與」、「共融」、「療育」等藝術「社會轉向」[2] 的修辭尚未獲得充分討論，藝術家的提問（詞）、演練或部署參與性的技術也未在展覽文件明顯列出，然而楊純鑾在二十年之後，《此刻・我在：藝術與失智照護的相遇》（楊純鑾，2024）一書中回憶起當年出訪埃及時，對駐地創作基地的觀察，卻透露出更多擴延場域，可以對藝術家創作脈絡進行再透析。

> **開羅當代藝術中心為了弱勢兒童設立藝術工作坊（部分是街童），因為他們相信藝術可以讓這些受過傷的孩子重新找回認同及對他人信任，因此儘管資源有限，但他們還是努力去尋求協助，讓工作坊能規律進行著。藝術對這些孩子來說，不只能獲得遊戲般的快樂，更是在過程中得到情感上的療癒。（楊純鑾，2024）**

人生再度相逢，楊純鑾是活躍的藝術照護計畫研究、實踐者。

2011 年投入當時荒蕪一片的臺灣高齡照顧場域，靠著藝術可以作為一種照顧方式的相信，純鑾運用一個一個藝術補助計畫申請掙得資源，在老人社群擺盪的健

[2] Bishop, C. (2006). The social turn: Collaboration and its discontents. *Artforum,* 44, 179-185.

康狀態中爭取時間，開始藝術介入老人社群的在地拓荒，推進失智個案和照顧者的生命政治。2018 年國家文化藝術基金會啟動共融藝術專案，她的「此刻‧我在：失智長者藝術團體方案設計」計畫獲得較為長足資源，得以跨年度推動，在照護機構號召照服員、醫護人員、藝術治療師和藝術家等形成焦點團體，共同規劃方案的策略與實作，面對 2019 年開始的三年疫情，被迫調適重組，終在 2023 年確定於板橋榮民之家，與第一代跟隨政府遷播來臺的榮民失智長者，作為推進的對象與場域。「自畫像」、「鋁線小人偶」、「最思念的人」、「練土：身體動作與情緒」、「樹：生命力的展現」、「海灘：記憶裡的情緒與感受」、「射飛機：自由、控制與想望」、「集體創作：自由軌跡」、「積木城市」、「送你一份禮物」、「展覽：透過作品與外界的互動」完整了藝術操作治療理論的實作循環，出版計畫《此刻‧我在：藝術與失智照護的相遇》則將十多年來楊純鑾以藝術創作挺進藝術照護，進行抒情紀事。

儘管研究調查全球跑透透，演講、工作坊活動滿檔，但她卻慨歎疏於耕耘自己的藝術家身分，沒有時間做作品，對於藝術創作「分身乏術」。藝術照護難道不能視為維持藝術家身分認同的一種當代藝術實踐面向？共融藝術所挺進的藝術社會轉向，在藝術家放下作者中心主義後，如何討論藝術家創作的生產循環，如何掙脫描述性語言理解當代藝術家概念的變化與進化？

---

[3] Edward Adamson 被稱譽為英國的「藝術治療之父」，是一名藝術家，當他受僱於英國醫院時偶然發現病人透過藝術創作得到心靈舒緩，「將狂躁、憂鬱這種能量波動極大的情緒引導到繪畫中，可以擺脫抑鬱和極端的想法」。他從 1950 年代開始倡議，並在 1964 年成立英國藝術治療協會。

從藝術照護現代專業演化歷史中，可以發現藝術家在其中扮演關鍵角色。英國「藝術治療之父」Edward Adamson[3] 是一位接受過學院訓練的藝術家，從二次世界大戰開始擔任「非戰鬥醫療勤務兵」，與紅十字會等機構合作將藝術教育帶入療養院等一類療養、隔離機構。他專業生涯的身分認同向來都是藝術家，在藝術治療專業理論上自創一格，以藝術創作方式讓因健康因素被社會隔離在庇護機構的人（病人）們，運用 Adamson 所提供的媒材，在無需顧忌評判的情境下表現自己，上千件的「表現」的成果，後來形成目前由英國重要醫學博物館（Wellcome Collection）典藏的 Adamson Collection，影響了當代藝術、心理學和精神病學，使得「原生藝術（Art brut）[4]」和「局外藝術（Outsider Art）[5]」等藝術類別受到關注。走向社會包容政策的共融藝術（Inclusive Arts），在 Delphine Fabbri Lawson 和楊純鑾兩位藝術家的眼中是：

> **「由藝術家主動進行、可使用各類型的藝術形態，可以是社會參與，可以是環境藝術，目的是讓人有更好的生活品質。其整體目標不在於完成藝術家的創作，而是如何透過這樣的措施，讓參與者能夠更愛自己，重新建造自己。」（楊純鑾，2019）**

---

[4] 法語美術術語，翻譯為「原始藝術」，由法國藝術家 Jean Dubuffet 發明，用於描述在美術學院傳統之外創作的藝術，例如塗鴉或樸素藝術。 Tate. (2024, July 7). *Art brut*. Tate. https://www.tate.org.uk/art/art-terms/a/art-brut

[5] 在傳統的藝術訓練和藝術生產結構之外創作藝術的兒童、精神病患者和囚犯的藝術通常被歸類為局外人藝術。 Tate. (2024, July 7). *Outsider art*. Tate. https://www.tate.org.uk/art/art-terms/o/outsider-art

Fox and Macpherson (2015) 則著重參與多面向主體性關係的建置、發展與效益，他們定義共融藝術為學習障礙藝術家和非學習障礙藝術家之間的創意合作 (creative exchange)，在這種關係，也延伸出：共融藝術尤其注意藝術作品生產的當代藝術實踐討論。

> 過往我以個人藝術創作的方式作為探索與表達的方式。自 2012 年再跨回醫療照護體系，以藝術方式與安置在機構、認知障礙的長者共同創作，藝術形式不再是關鍵，而是如何以純粹、貼近本質的方式呈現個體的情感與感知。將藝術介入失智照護領域，初看是像一場偶然的相遇，但也許是上天一路安排。（楊純鑾，2024）

當代藝術的實踐或多或少都試圖「震撼」觀眾，讓他們對世界更加敏感，具有挑戰質疑藝術機制的政治基礎，以及對藝術市場反制抵抗的基進實踐。承繼著上個世紀前衛藝術的遺緒，社會協作則在模糊藝術與生活的呼籲下，意圖修復、縫補麻木和支離破碎的現代社會，使之重新變得人性化，藝術成為一種生命形式 (Groys, 2013)。藝術家也正在運用或回應當下社會情境，描繪在生命政治時代，藝術與社會的未來地景。

參考資料

Bishop, C. (2006). The social turn: Collaboration and its discontents. *Artforum*, 44, 179-185.

O'Flynn, D. (2011). Art as healing: Edward Adamson. *International Journal of Art Therapy: Inscape, 16*(2), 55-61.

Fox, A. & Macpherson, H. (2015). *Inclusive Arts Practice and Research: A Critical Manifesto*. Routledge.

Groys, B. (2013). *Art power*. MIT Press.

Tate. (2024, July 7). *Art brut*. Tate. https://www.tate.org.uk/art/art-terms/a/art-brut

Tate. (2024, July 7). *Outsider art.* Tate. https://www.tate.org.uk/art/art-terms/o/outsider-art

台北 / 寶藏巖國際藝術村．(2005)．*駐村藝術家：楊純鑾*．2024 年 7 月 2 日，取自 https://www.artistvillage.org/artist-detail.php?p=297&type= 本國。

楊純鑾 (2022)．*從個人藝術創作到共融藝術歷程 - 亞馬遜雨林印地安部落裡的法國數位藝術家*．財團法人國家文化藝術基金會．https://www.ncafroc.org.tw/publish/research/detail?id=8a80828585bf34980185bf3f34a20000

楊純鑾 (2024)．*此刻．我在：藝術與失智照護的相遇*．台北市：南方家園。

推薦序

財團法人天主教失智老人社會福利基金會機構照護處 處長
臺北市私立聖若瑟失智老人養護中心 機構主任

王寶英女士

有幸和純鑾結緣，是上帝賜予的美好恩典，很榮幸也很感恩。

具有護理背景的藝術家，
藉著藝術引導我們用另一種眼光，經歷失智者的照護與陪伴之美。

那些因為認知退化難以用言語表達的情緒，
藉著創作一點一滴被引導而展現內在生命豐富的情感樣貌，
重啟我生活與工作的熱情。
不只是照顧人的身體舒適，
更要致力關顧心理和靈性的需求與滿足。

祈願每一個照顧者和被照顧者的身心靈都能平穩安適。

作者序

2024年春天，我將執行近四年的共融藝術計畫策劃展出，不同於一般藝術展覽，創作者是一群住在機構裡的中重度失智長者，我運用藝術團體[6]與他們一起進入創作世界，用藝術的方式互動，在看似沉默靜止的狀態中慢慢注入活力，雖然這些長者年紀大了、生病了，但心中仍存有想望。長者初看鏡中的自己有點想逃避，但是仔細觀看後逐漸露出笑容，當完成自畫像時也接受自己的美好。長者從有點害怕拿筆到可以在揮灑的自由中綻放笑容，以為被遺忘的歲月在團體互動中被憶起，彼此談論著想法，人際間的網絡慢慢形成，快要與外界斷掉的通道也慢慢修復了，同時他們在獨立創作及完成作品的成就感中找到自信。當我看著藝術進入長者們的心中，藝術真真實實的產生力量，心中充滿感動。

失智長者因為認知功能減損，記憶力欠佳，溝通能力也出現問題，與外界互動越來越困難，照顧者常因無法理解其感受與需求而感到挫折、悲傷，對於漫長、看不到希望的照顧旅程而言，是極大的痛苦。中重度失智者除前述症狀外，無法獨立生活且常伴隨情緒行為症狀，加上疾病複雜程度提高，使得照顧難度增加，部分長者也因此轉至醫療機構全時間安置。將藝術活動運用於失智照護領域在全球已陸續發展，但多數僅針對長照據點或日照中心的輕中度個案，較少針對機構中的中重度失智長者。

[6] 本書所提及之藝術團體是指具固定參與者，以進行藝術活動為主的團體。人數介於八至十二人之團體。本書提及個案均為個案本人與法定代理人簽署同意書後參與藝術團體，基於倫理考量，本書個案姓名部分為化名，相關資料予以模糊化。

擁有護理、藝術創作、藝術治療的教育背景與實務經驗，如何將所學融會貫通並加以運用，是我多年來的目標，醫療與藝術的跨領域合作近年來在國際上聲量漸增，我除了關注外也努力實踐。在藝術創作領域上，聚焦於「存在與消失」、「時間裡的片刻」，這與時間感、存在感減損的失智症狀有某種相關性，或許如此，我持續在藝術介入失智照護這條路上前進：以藝術家的身分在機構帶領藝術團體，同時於精神科急性病房照護失智患者，幾年前在護理博士班進修，期盼由各個面向研究此主題，並做更深更廣的探討。

2018 年國家文化藝術基金會提出「共融藝術專案」徵選，「『此刻・我在』失智長者藝術團體方案設計」因此誕生，計畫除了在機構中進行失智長者藝術團體外，也針對機構照顧者提供藝術工作坊，引導照顧者體驗藝術，並一同將藝術成為照顧的元素，最後以展覽及研討會的方式推廣藝術介入醫療照護領域。2019 年，根植原有基礎並深化內容，聚焦於個人與家的連結，探討長者因疾病或戰爭不得不離家至他處居住的感受；在藝術方面除了持續引導長者增加表達，運用身心之間的關係，使長者有更多的自由度，這是「此刻・我在 PART II」－長者藝術創作工作坊的產出樣貌。

此計畫在藝術團體完成後，2024 年 3 月於臺北市萬華區剝皮寮歷史街區展出長者藝術創作展，其中包含長者作品與團體的影像紀錄。許多觀眾驚訝作品是失智長者所創作的，他們被作品、影片內容感動，鼓勵我要繼續執行外，更建議推廣，因此出版本書是回應觀眾建議的方式之一。希望藉此一起聆聽長者的聲音，試著體會機構長者的心情。

這幾年間，臺灣在失智照顧領域運用藝術活動已慢慢發芽茁壯，企盼這微不足道的經驗分享能成為失智照顧的品質推動之列。也藉此書感謝曾經共創藝術時光的長者、家屬及機構照顧者。感謝臺北市私立聖若瑟失智老人養護中心長期共同攜手合作，讓失智長者藝術團體能在團隊支持下成長。謝謝板橋榮民之家的參與，在如此忙碌的臨床照顧情境中，機構人員願意撥出時間、心力讓藝術團體得以運作，背後都是對長者無比的愛心。

失智過程的迷惘、失落，讓人感傷，但照顧者的陪伴、包容與關懷，讓這些片刻有了不同的意義。在逐漸老化的過程中，我們的身體或許漸漸衰弱，但是內在的生命力仍然存在，充滿韌性。

目 次

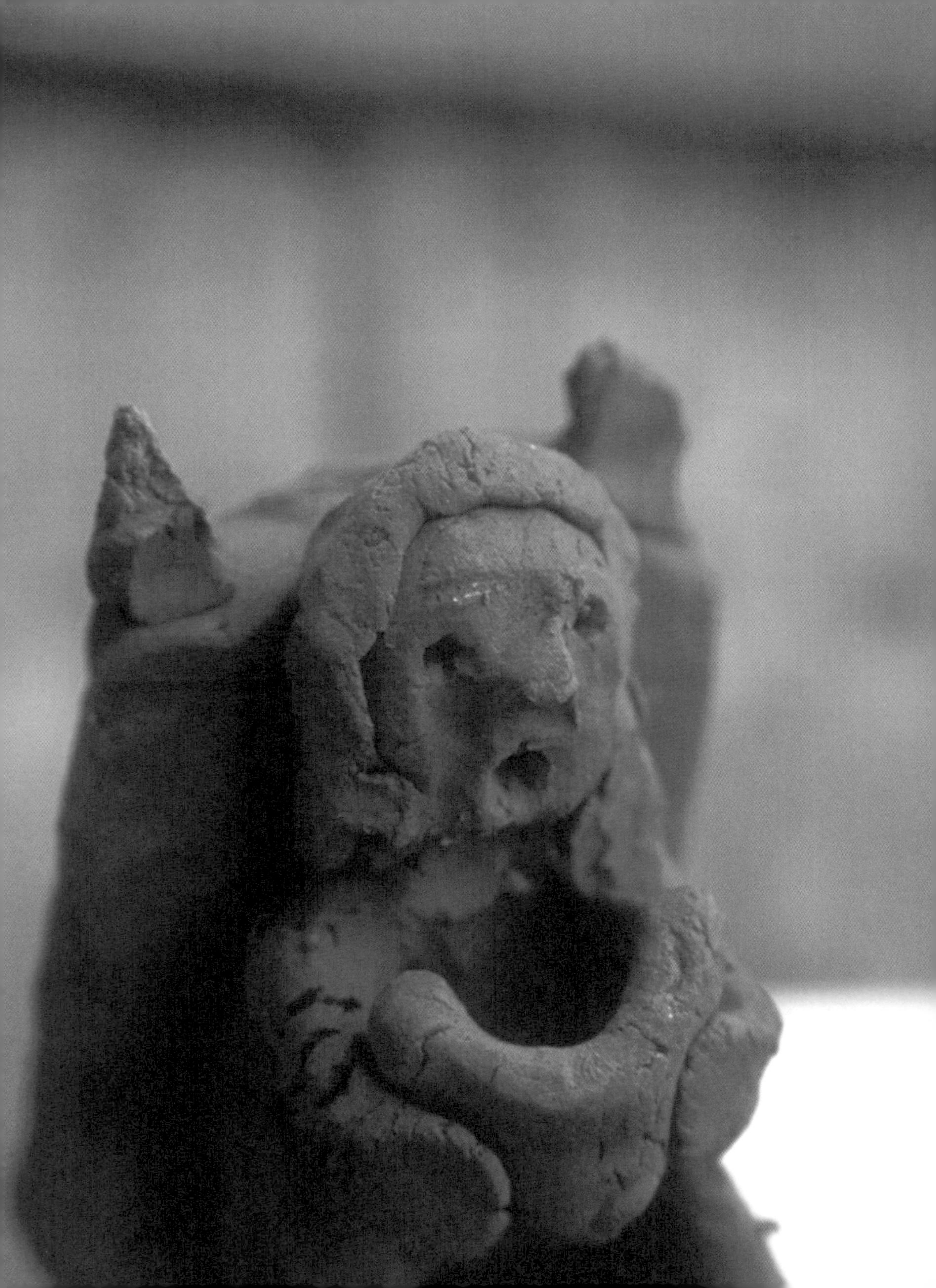

1

壹

藝術與醫療的跨領域合作

／ 遇見法國「文化在醫院」計畫 ／

繪畫，或說視覺藝術在醫療場域並非稀有之物，幾乎每家醫院的走道或診間的牆上都會懸掛畫作，但在匆忙、高壓場域中的過客是否曾為此停留或與作品互動？我在法國藝術學院求學期間，曾在巴黎參觀一個展覽，展場是間頗有歷史的醫院，雕塑作品放置於院內閒置空間，斑駁的牆面述說著時間的流逝，而空著的鐵病床、架上的試管，皆帶著隱喻的存在。那是相當震撼的觀看經驗，安靜、深沉，擁有強烈意涵的場域與藝術作品彼此產生層次豐富的對話。藝術竟可與醫療如此融合，對於擁有藝術與護理背景的我來說，猶如見到了寶藏，這是法國「文化在醫院」國家計畫中「醫院藝術節」的展覽之一。

法國在醫療場域注入文化元素可溯源至十六世紀，由閱讀開始漸漸加入戲劇、造型藝術及電影等各種不同的藝術種類與進駐型態。1999 年，法國國家級部會——文化部與全民健康署共同簽訂「文化在醫院」(Culture à l'Hôpital) 協定，文化部期待人們接觸文化的權益不因住院而被剝奪，而全民健康署則確信藝術文化的介入能使醫療照顧更有品質、使醫療場域更有溫度。此協定針對醫療文化政策下了明確的定義：啟發醫院思考具有特色且適合醫院的文化政策，同時也確保此過程中的藝術文化活動之專業性。

2009 年，「文化在醫院」已於法國三十多個省區蓬勃發展，更有七個歐洲國家加入形成「歐洲醫院視覺藝術節」。當年我以藝術研究的方式踏訪數個不同省區的專案，進入執行的地點與計畫主持人對談，了解計畫的成形經過、與當地文化的關聯，以及計畫中每個角色的定位等；當然，這樣的計畫是否帶來負面影響也在研究之列。這項國家計畫讓我佩服之處在於尊重彼此的專業，雙方因此受益。藝術家在進入醫療場域前必須接受培訓課程，確保創作內容是遵守醫療規範，並確保病人、家屬及醫事人員安全，而醫事人員也能在場域中尊重藝術家及其創作。除此，每個省區或每家醫院會與其合作之藝術家討論，依其特質或所需找出共同方向訂立計畫，例如：針對成癮婦女成立編織工作坊、酒癮者的馬賽克鑲嵌工作室、數位藝術家在精神醫療院所成立工作室，帶領思覺失調者進行動畫製作。其中，位於法國西部布列塔尼省西雍帖市路易港醫院 (Hôpital Port Louis-Riantiec) 讓我印象深刻，這是一家位於海邊、以高齡照顧為主的醫院。拜訪當天走在院區路徑上海風吹拂，時有海鷗聲傳來，文化專員 Claudie Mauceau 女士充滿熱情地向我介紹醫院裡各種藝術活動，如：藝術家帶領的攝影工作坊、在床邊帶領編織藝術創作探討人際連結等。她特別帶我進入一個充滿紙盒的空間，那是藝術家帶領長者創作「記憶之盒」，一個盒子就是一個人的記憶，一個盒子講述一段動人的故事。「記憶之盒」得到很多迴響。後來，Mauceau 女士找來劇作家合作，將「記憶之盒」轉換為表演元素。社區居民為此進入醫院觀看表演，醫院與社區因此產生連結。在好評不斷下，這一百多個屬於高齡住院病患的盒子開始在法國巡迴演出，述說他們的故事。

藝術與醫療的跨域結合由此走出了醫院，登上藝術舞臺，也進入一般人的生活。

將藝術文化帶入醫療場域的前提是不同領域的溝通、對話，在尋求適合的資源及促成雙方的共識過程，需要投注許多心力，我不禁好奇問她，是什麼讓她義無反顧地投注其中？她沉默了一下回答：「我父親臨終前三年，我在醫院照顧他，因此對住院老人的照顧有很多體會，我希望能做些什麼讓住院環境有所改善，不再那麼冰冷、寂寞。」我相信她做到了並表達由衷的佩服，她高興地朝著天空送飛吻，說：「爸爸，謝謝你！」是這份對父親深厚的愛轉換為動力，為冰冷的醫療空間注入溫度也增添色彩。

／ 藝術是朝向自由與感受存在的路徑 ／

大學時我就讀護理系，畢業後帶著偉大的抱負至癌症病房工作。特別的是，這病房裡多數病患是年輕軍官，身形強健、意氣風發，與剛畢業的我年齡相仿，當我看著這些年輕的生命從被診斷罹癌到接受化療或截肢，身心漸漸萎縮走向生命終點，那種衝擊是教科書上的文字無法轉譯的。隔年，我轉至加護病房工作，深刻體驗每一分、每一秒的重要，每個措施都需要快速且準確，以為先進科技、高超醫術能拯救生命，卻發現生命如此脆弱，大自然的律誰也無法阻擋。我不斷質疑生命的意義，也因此要求轉至精神科病房工作，以為可以找到答案，卻看到人們無法擺脫情緒糾纏所產生的種種問題，最終自問：「如果，生命剩下最後一刻，你想做什麼？」也因此我在二十六歲離開護理工作，飛往法國實踐藝術夢。

在醫院工作的無形壓力時刻存在，睡覺時以為維生機器警報響了，突然驚醒；陪伴末期病人走人生最後一段路，堅強的執行各種護理措施，下班後心情卻難以平復。眼前常常出現各種照顧情境，一種無力感沉甸甸地壓在心頭，很多時候就算做得再多再好，能改變的還是有限。在臨床工作的那幾年，不管多忙多累，我持續每週一次到畫室畫畫或跟著老師創作，那是可以完全抽離現實，卻又感到扎扎實實存在的方式，藝術裡的自由讓我能夠好好大口呼吸，專注的創作帶來一種在波濤浮動中可以得到安穩的幸福感受。

臨床經驗促使我思考並以「生命最後片刻」為創作主題，順利通過考試進入法國國立高等藝術學院就讀，接續發展「時間的片刻」、「消逝與存在」、「思鄉」、「內在情感與感知」等創作主題。在當代藝術創作的探討與辯證精神下，我對「存在與消逝」、「連續的時間與每個獨立的片刻」產生更多的見解，尤其法文「Evanescence」帶給我一些答案。此字源自於拉丁文evanescere（消逝）及essentia（存在），指物體逐漸消逝直到消失的過程及狀態，就像森林裡的晨霧，在陽光出現後慢慢散去的過程。然而，在這過程中，只有物質消失嗎？在視線中消失的實體是否有可能轉換為另一種型態繼續存在？時間、大自然的律，公平對待每個生命體，隨著時間直線前進終究走向凋零，縱然組成時間線的每個「片刻」有著相同的物理性質，但因著個體的狀態與所處際遇，賦予片刻不同的意義，那令人深刻難忘的剎那就跨越了物理限制，在主觀的個人時間感知中存留，也產生了力量與美感。

過往我以個人藝術創作的方式作為探索與表達的方式。自 2012 年再跨回醫療照護體系，以藝術方式與安置在機構、認知障礙的長者共同創作，藝術形式不再是關鍵，而是如何以純粹、貼近本質的方式呈現個體的情感與感知。將藝術介入失智照護領域，初看是像一場偶然的相遇，但也許是上天一路安排。我們或許會認為藝術與醫療是兩個截然不同的領域，但它們都專注於「人」這個核心，以不同的方式理解、撫癒、治療，賦予人們力量面對生活中的挑戰，享受生命的美好。

／ 藝術帶來療癒 ／

2005 年，我以臺北國際藝術村出訪藝術家身分進駐埃及開羅當代藝術中心，藝術中心為弱勢兒童設立藝術工作坊（部分是街童），因為他們相信藝術可以讓這些心靈受創的孩子重新找回認同以及對他人的信任，因此儘管資源有限，但他們還是努力尋求協助，讓工作坊能規律進行。藝術對這些孩子來說，不只獲得遊戲般的快樂，在過程中更能得到情感上的療癒。藝術本身即有療癒功能，法國杜爾藝術學院發展的藝術治療策略[7]即是以「藝術操作歷程」(opération artistique) 作為基礎，將創作過程解構為步驟，再依其所運用的生理心理機轉分為不同階段。評估分析個體的阻礙，並以藝術作為移除阻礙或增強其他步驟的能力以跨越障礙，達到治療目標。在藝術治療策略中，不以藝術或哲學的角度審視作品，而是著重於過程中，個案如何得到主觀認為的「簡單快樂」。藝術治療中的「美」，指的是個案可透過藝術活動表達其所想要的形式與品味。舉例來說，當你進入一個空間，看到桌上擺著一束花，覺得花很美，湊近觀察、聞到花香，喚起某些回憶或情感，這是花給予你的「印象」(impression)。當你的情感強烈到產生意念想要保存此刻的景象，由「感受」轉變為「希望做些什麼保留或再現這份感動」，此時就是「藝術現象」出現之時。但是，如何將花畫下或拍下？必須具備「技巧」及「執行」的能力，在付諸行動時，需要運用大腦的認知能力、肢體力量及手眼協調等技能。當作品完成後，創作者將其展示或透過其他方式(如網路、社交平臺)與他人分享時，便產生了與外界的互動。在藝術現象出現的那一刻，也開始了「表達」(expression) 階段，在表達過程中產生互動並與外界建立聯繫。

上述情境需要哪些身心功能呢？需要什麼樣的環境條件支持才使藝術活動順利進行？包括時空條件（空間、光線等）、人的五感器官、感知能力以及過往經驗影響對花的反應。在決定創作作品時，必須知道自己想做且有能力做什麼（包括軟體和硬體資源），必須「選擇」和「決定」如何創作。完成作品後想跟誰分享？分享內容是什麼？看似簡單的過程，實際上都牽涉到個人身心狀態及社會功能等多方因素。本書所討論的失智長者藝術團體，即將其處境置入此理論框架中，以制定相關治療策略。

---

[7] Forestier, R. (2007). *Tout savoir sur l'art-thérapie* (5[th]ed.). Lausanne: Favre.

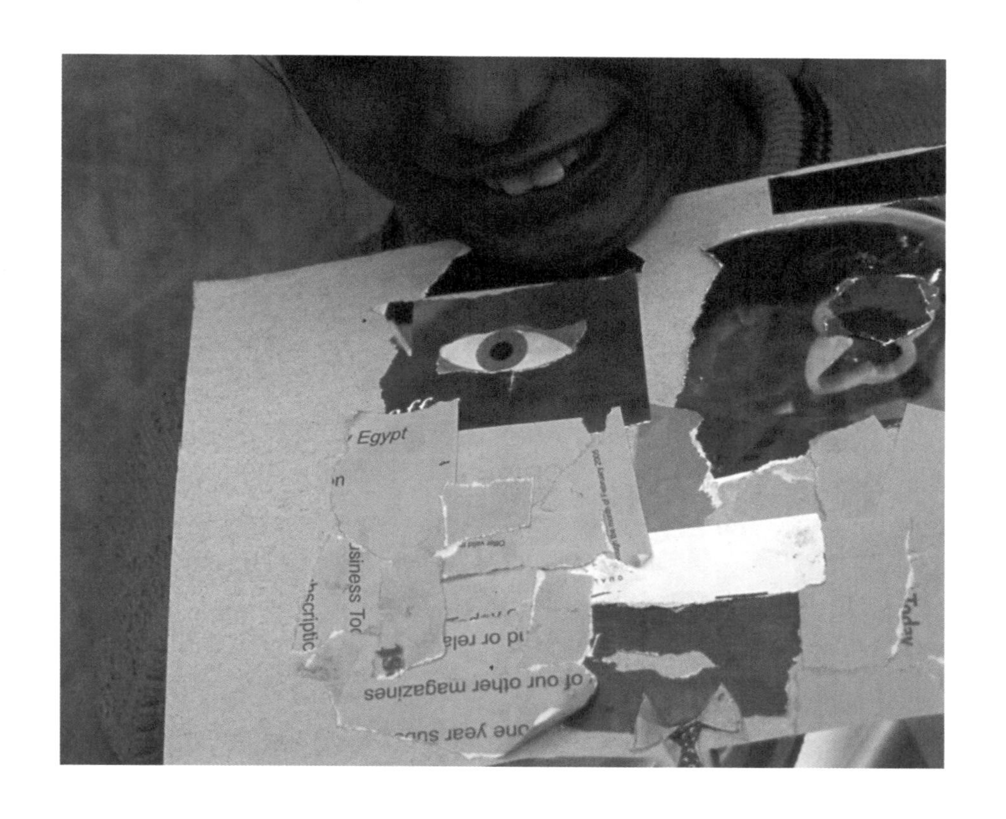

在拼貼面具的團體活動中，一位瘦弱女孩做出五官不是很具體呈現的圖像，分享時出現無緣由的笑，背後隱藏的是她以往被霸凌的創傷：數年前的一個下午，她在廁所被幾個人圍堵，關進廁所裡，她緊張大聲呼喊，但都無人前來救援，直到隔天早上才被發現。當她被解救的剎那，她開始狂笑，無法停止。之後，只要她出現負面情緒或是緊張焦慮，就不斷地笑。參與工作坊之初，她幾乎不語，無法與人互動，藉著漸進式地參與後，對團體產生信任與安全感，她慢慢能說出自己的感受，也能體會被接納的感覺，拼貼面具完成時，她緊張地笑了，後來，稍微安靜，她拿起作品看了看，覺得還不錯，所以笑了。

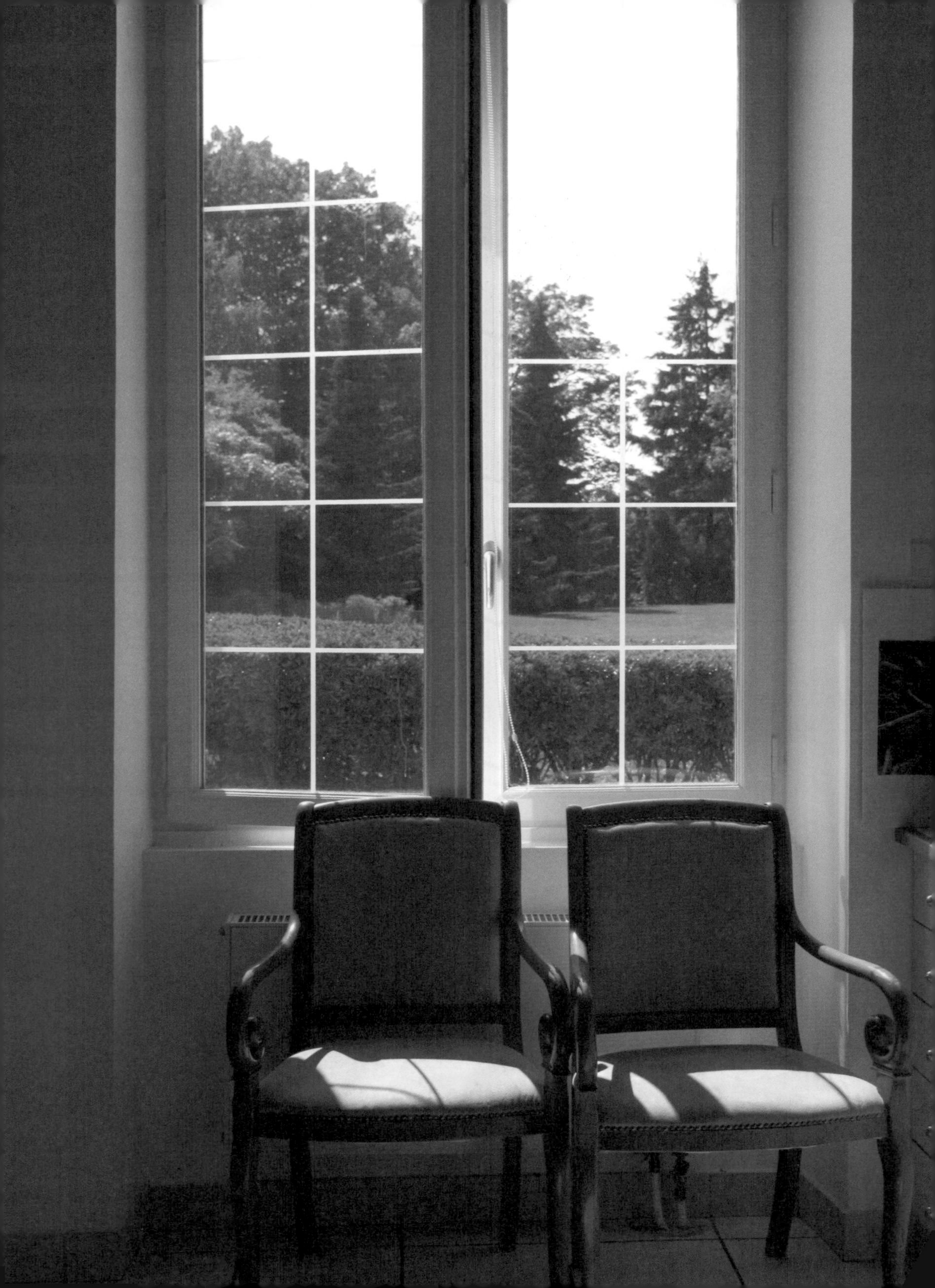

2

貳

藝術介入高齡長期照顧

／ 藝術成為介入高齡長期照護的原因 ／

視覺藝術活動主要可分為藝術欣賞 (art viewing)、藝術創作 (art making)，以及融合欣賞與創作。藝術欣賞是透過觀看與討論的方式進行，不須要求個案對藝術的涉獵程度，過程中可以使個案增加言語表達，更容易有想像力，也能激起一些情緒反應。作品透過美感吸引人的目光，進而使觀者發現作品之象徵化內容。象徵性的內涵會激起觀看者心智反應，進而產生行為動機。在藝術創作過程中透過回饋路徑及分泌多巴胺 (Dopamine)、GABA 產生愉悅感，而皮質區域及腦部邊緣系統也與愉悅感有關[8]。

藝術創作牽涉到生理與心理的功能整合，主要運用感官知覺能力、肢體協調能力、情緒感受能力，長時間來看是三者之間的交互影響。Kandel (2016)[9] 以腦神經科學的角度說明，視覺藝術創作過程影響腦部的時空資訊處理程序，從辨識物件、確認物件所在空間，到決定開始創作時，資訊指令的傳達通過感覺知覺路徑以使身體操作工具，過程中凝視物件或產生情緒，則需要邊緣系統的參與，各個腦區掌管藝術創作中的不同元素。

視覺藝術活動過程觸及腦部廣泛及不同的區域介入，因此當腦生理產生變化時，藝術呈現也受到影響。右腦主要掌管藝術的視覺空間感、統整感知能力及詮釋，決定藝術元素的萃取及作品構圖有關。左顳頂區域專注於視覺空間中的細節及語意，額葉則與執行能力有關[10]。對於右腦損傷個案，在繪畫時會忽略左側空間，或是描繪左側之線條但忘了塗色[11]。

---

[8] Huston, J. P., Nadel, M., Mora, F., Agnati, L.F., & Cela-Conde, C.J. (2019). *Art, Aesthetics and the Brain*. NY: Oxford.

[9] Kandel, E.R. (2016). *Reductionism in Art and Brain Science: Bridging the Two Cultures*. NY: Columbia University Press.

[10] 同註 8。

[11] Zaidel, D. W. (2010). Art and brain: insights from neuropsychology, biology and evolution. *Journal of Anatomy, 216*(2), 177-183.

Gretton & Ffytche(2014)[12] 分析罹患失智症藝術家之罹病期間作品，研究發現阿茲海默症藝術家在空間的表現及顏色使用對比呈現上有顯著的變化。額顳葉失智症藝術家作品在主題上變化少，且內容呈現傾向現實，也就是具象的呈現。路易氏體失智症藝術家的線條呈現則較為簡單，內容怪異。Rankin et al. (2007)[13] 研究發現額顳葉失智症者在繪畫表現上較少描繪細節，缺乏背景，變化性少且色彩運用也較少，所畫的人出現奇怪的表情且雙側對稱，出現超現實的頭部或肢體，似乎人是漂浮在空中。而所有類型的失智症個案在圖像表象上都有豐富性不足及同質性過高的情形。

德國一項研究將無腦部相關疾病診斷之退休個案，分別進行美術館藝術欣賞（分析、詮釋作品之認知評鑑）及由藝術家帶領之藝術創作活動（以不同主題、媒材及技巧進行繪畫，發展創意），研究結果發現繪畫創作組在空間能力上明顯增加，心理彈性（壓力因應能力等）也有顯著增加[14]。藝術創作活動如素描，可刺激五感知覺，活動包含的彈性及複雜度可使個案的專注力提升，安靜情緒、降低焦慮，提升思考、情緒及內在想像力[15]。藝術活動中個案能知覺己身存在與時空的關係，藝術團體可讓失智個案與他人產生連結，透過作品製作過程增加自我表達及與外界溝通的動機。

長期照護模式中的非醫療活動之介入占據重要角色。由歐美及日本經驗來看，藝術活動對於失能或失智長者具有正向效益，可協助提升專注力及肌肉協調能力，減緩隨疾病而來的退化進程，更可以因

---

[12] Gretton, C., & ffytche, D. H. (2014). Art and the brain: a view from dementia. *Int J Geriatr Psychiatry*, *29*(2), 111-126.

[13] Rankin, K. P., Liu, A. A., Howard, S., et al. (2007). A case-controlled study of altered visual art production in Alzheimer's and FTD. *Cognitive Behavior Neurology*, 20, 48-61.

[14] Bolwerk, A., Mack-Andrick, J., Lang, F. R., Dörfler, A., & Maihöfner, C. (2014). How Art Changes Your Brain: Differential Effects of Visual Art Production and Cognitive Art Evaluation on Functional Brain Connectivity. *PLOS ONE, 9*(7), e101035.

[15] Safar, L. T., & Press, D. Z. (2011). Art and the brain: Effects of dementia on art production in art therapy. *Art Therapy, 28*(3), 96-103.

為「美」所帶來的心靈感受提高生活品質。法國國家健康研究院出版的《阿茲海默症候群社會與醫學研究》一書中也提出相同觀點，其統計數據顯示，視覺藝術因為空間限制較少且易於實施，是執行最多的藝術活動[16]。居住於長期照護機構的長者常面臨身體機能、心理或社會層面的挑戰，這些障礙可能源自其本身的疾病或退化造成感覺知覺遲鈍。藝術活動可以透過策略協助長者重新活化受損的生理機能，發現他們隱而未現的能力，讓他們重拾自信、改善生活品質，並增進自我表達能力。

我在法國高齡長期照護醫療機構 (EHPAD) 進行藝術治療實習及研究，該機構位於巴黎郊區，建物主體是帶有歷史的莊園與新式建築結合，整座建築採光良好。春天的花園開滿玫瑰，有個小池塘，可以坐在躺椅上，享受陽光與微風。園中有個雞舍，也有治療犬。機構裡的失智專區，空間用色明亮且強烈，以顏色及花朵作為個人識別用途，對於定向感[17]欠佳的失智長輩，只要找到屬於自己的顏色或花朵就能找到房間。此外，機構也有附屬的社區家屋，可以提供予需要較高程度照顧的個案。

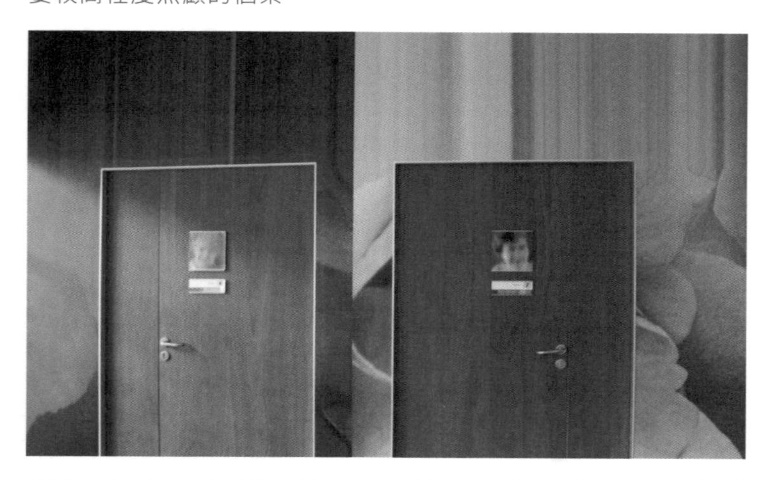

[16]Expertise collective. (2007). *Maladie d'Alzheimer Enjeux scientifiques, médicaux et sociétaux*. Paris：INSERM.

[17]定向感是個體對人物、時間與地點的認知能力。

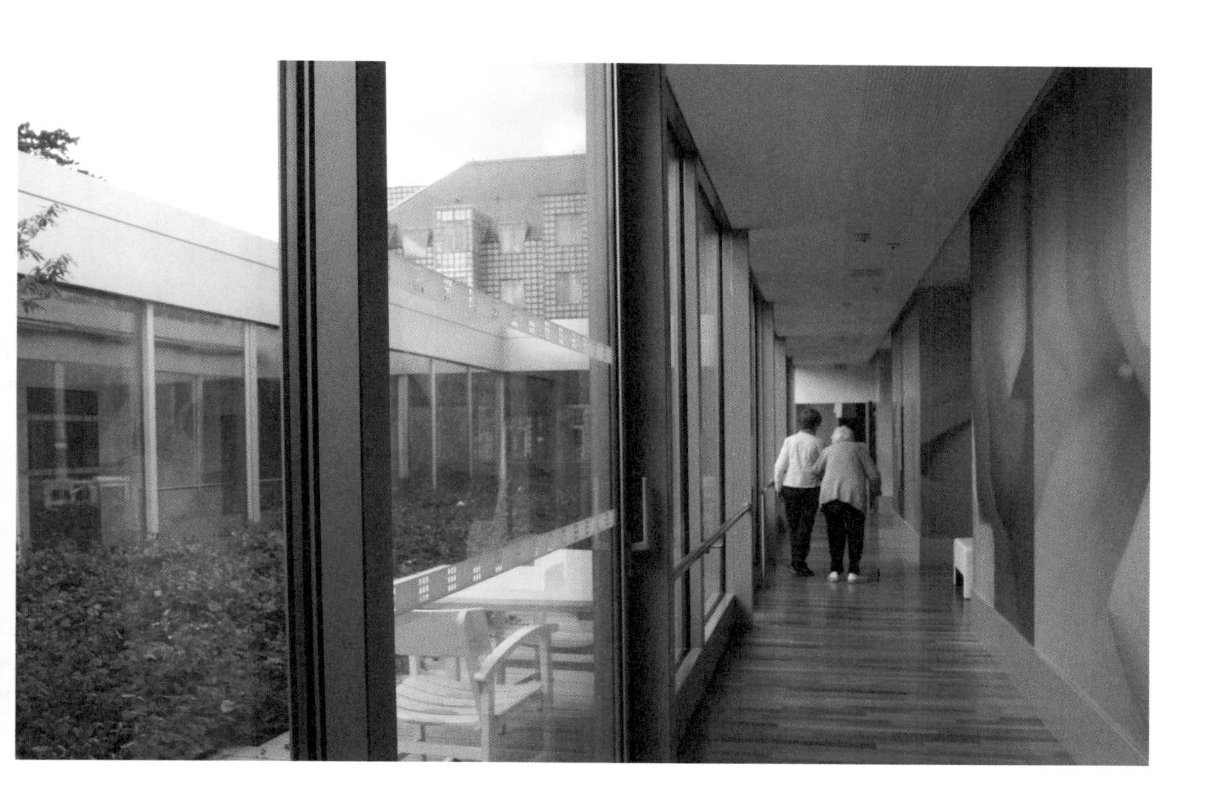

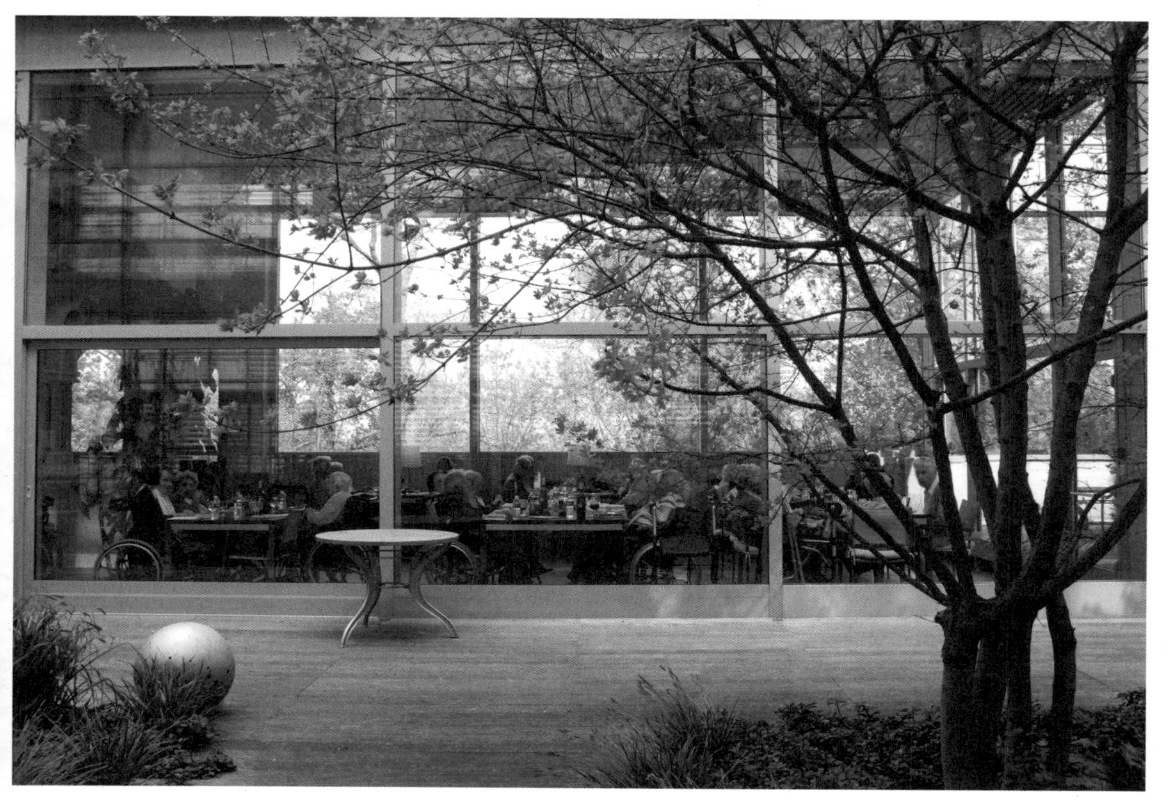

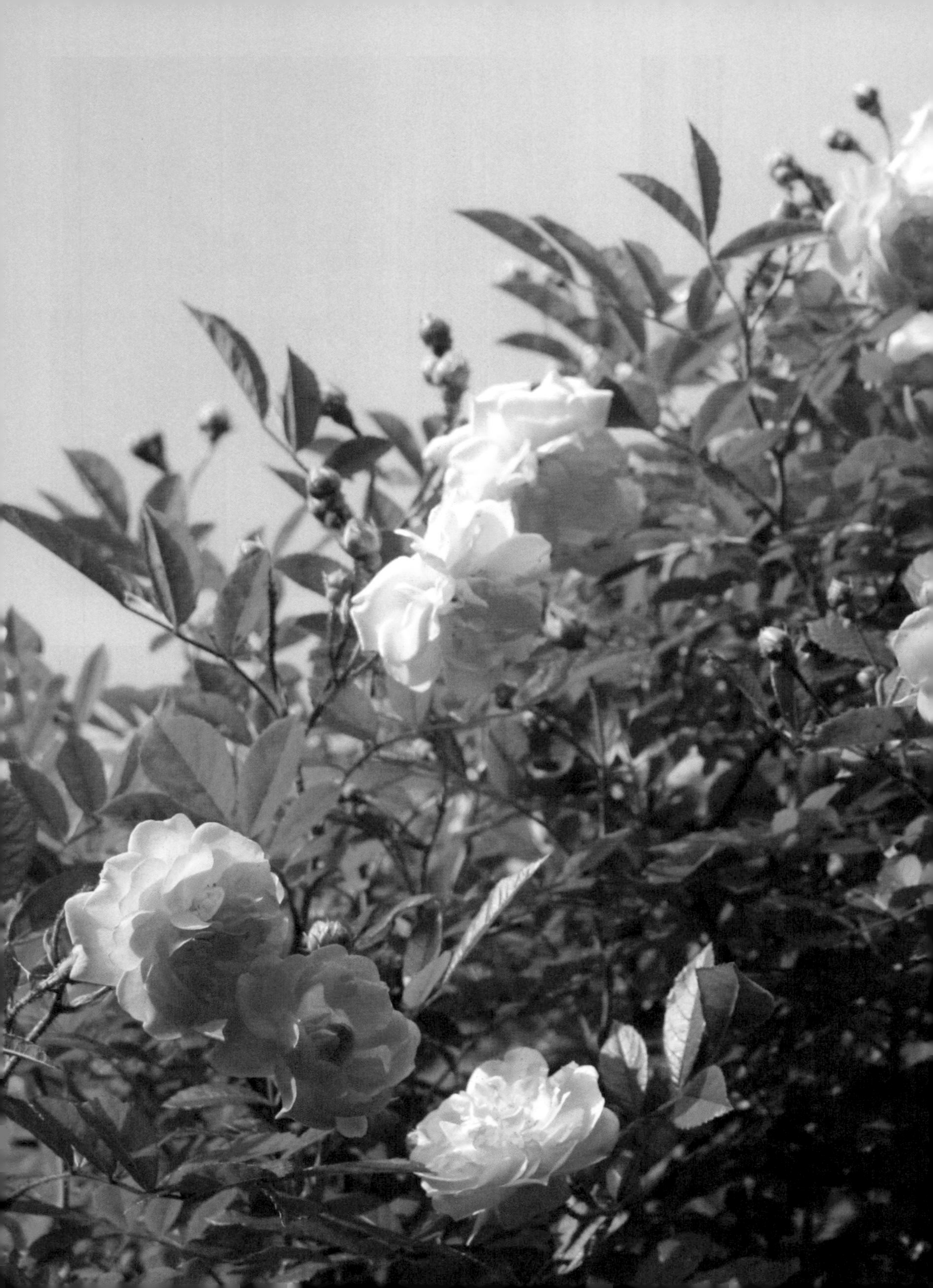

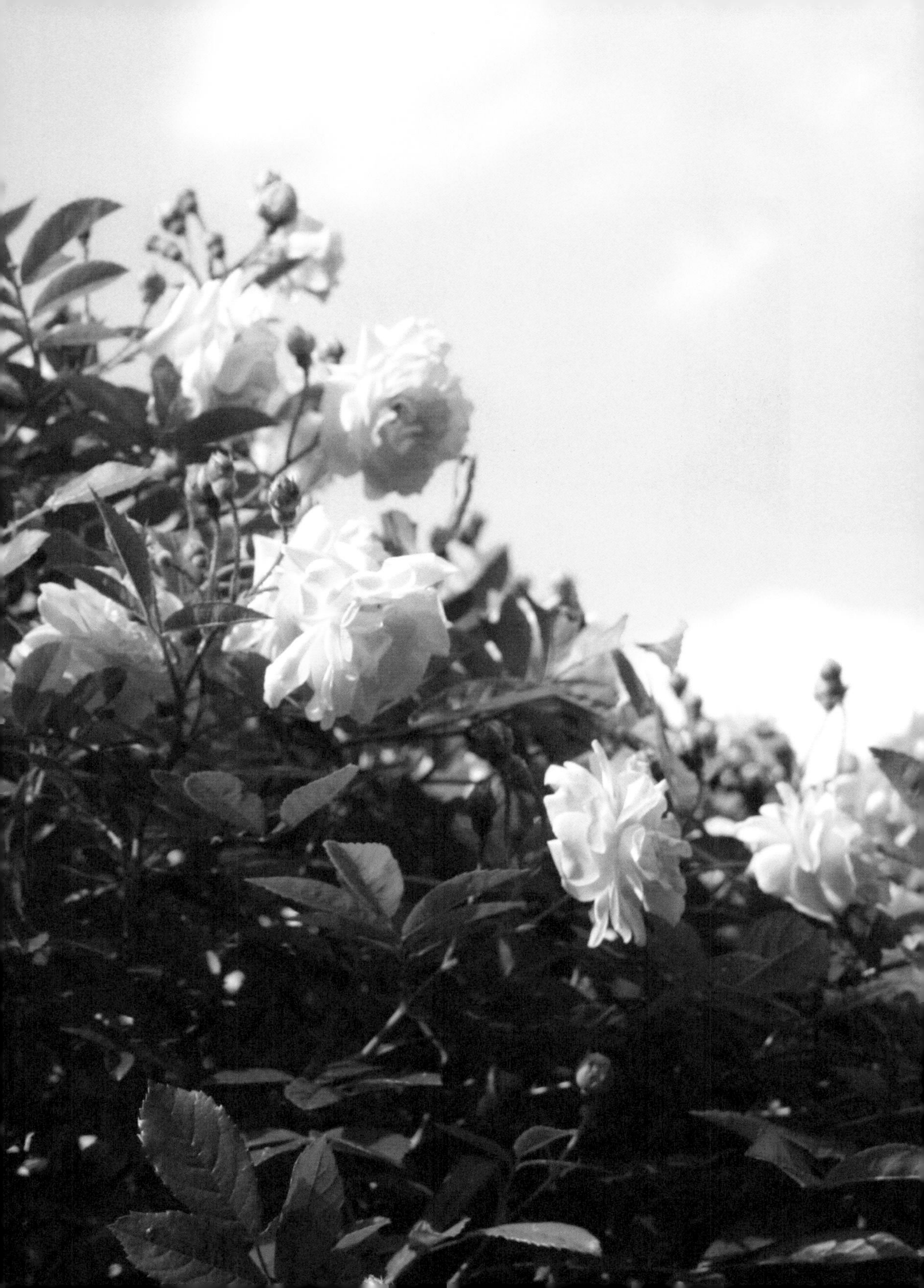

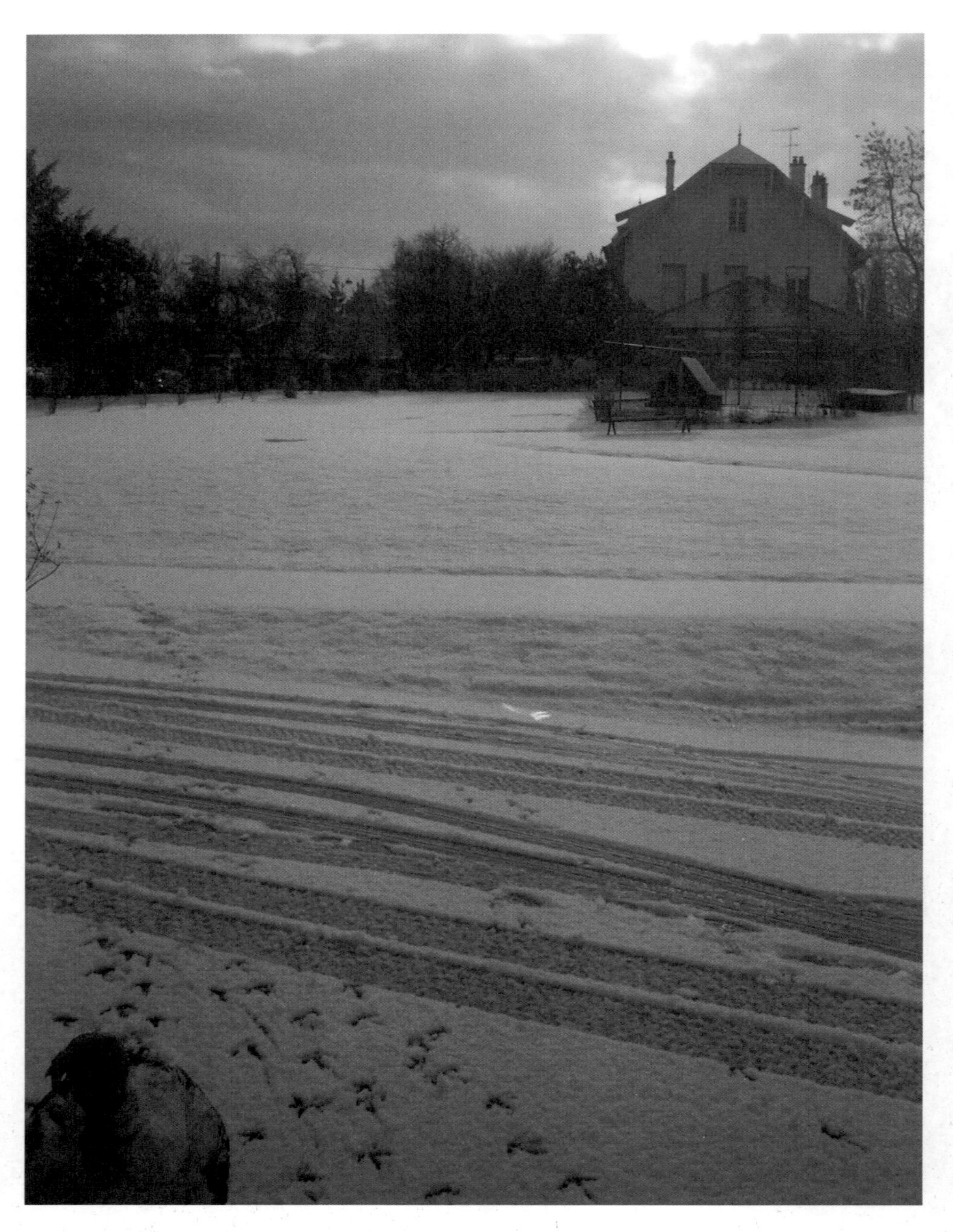

秋冬的巴黎灰暗蕭瑟，進入明亮美麗的建築物裡，會看到許多長者坐在大廳，但是整個空間是沉靜的。「時間就像停滯不動，一切都是那麼安靜，長輩坐在那裡，我卻難以跟他們對話，他們的淡漠讓我不知所措，雖然沒發生什麼事，但是我感到很沉重！」一位實習臨床心理師與我一起搭車回市區時，頗有感觸地說出這段話，至今印象深刻。他企盼從我身上得到一些建議，沒想到我竟沉默以對，苦笑回應他：「我一直以來都是跟兒童工作，習慣充滿活力的狀態，突然一切都以極慢速呈現，我也不知該如何是好。」實習初期的挫折隨著專業技能的增加漸漸緩解，似乎在慢速當中可以好好地觀察，找出問題，也可以放心地調整方向。在與長者相處的過程中，也發現看似一片空白的世界深處蘊含豐富色彩與韌度。這間機構裡，藝術工作室、展覽空間與藝術治療師，是組織架構中的一部分，每個月固定有藝術小旅行、不定期的展覽，這些介入讓長照醫療機構不只是一個大型白盒子，更讓人們在逐漸老化的過程中可以輕鬆些。

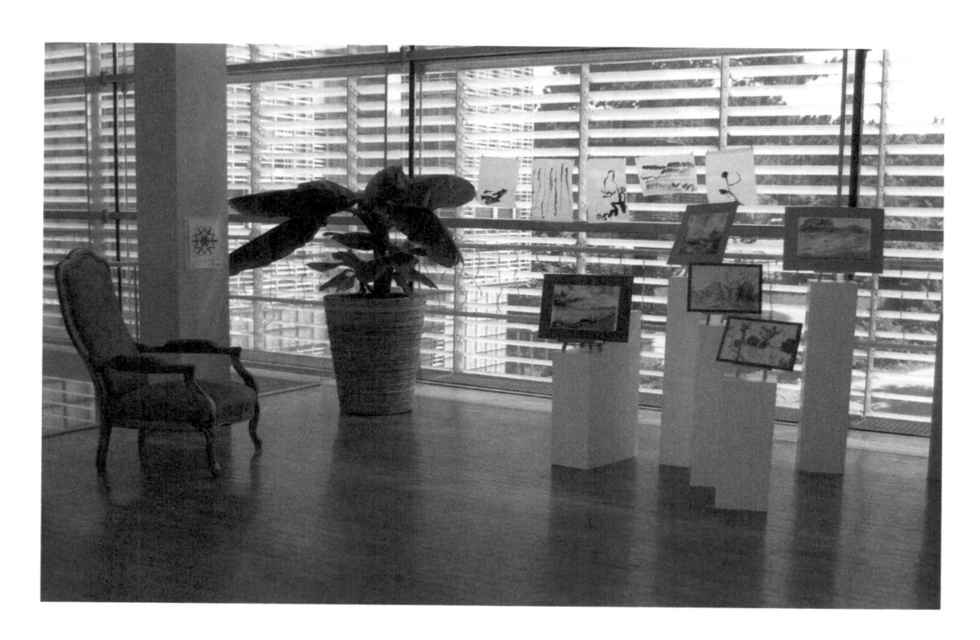

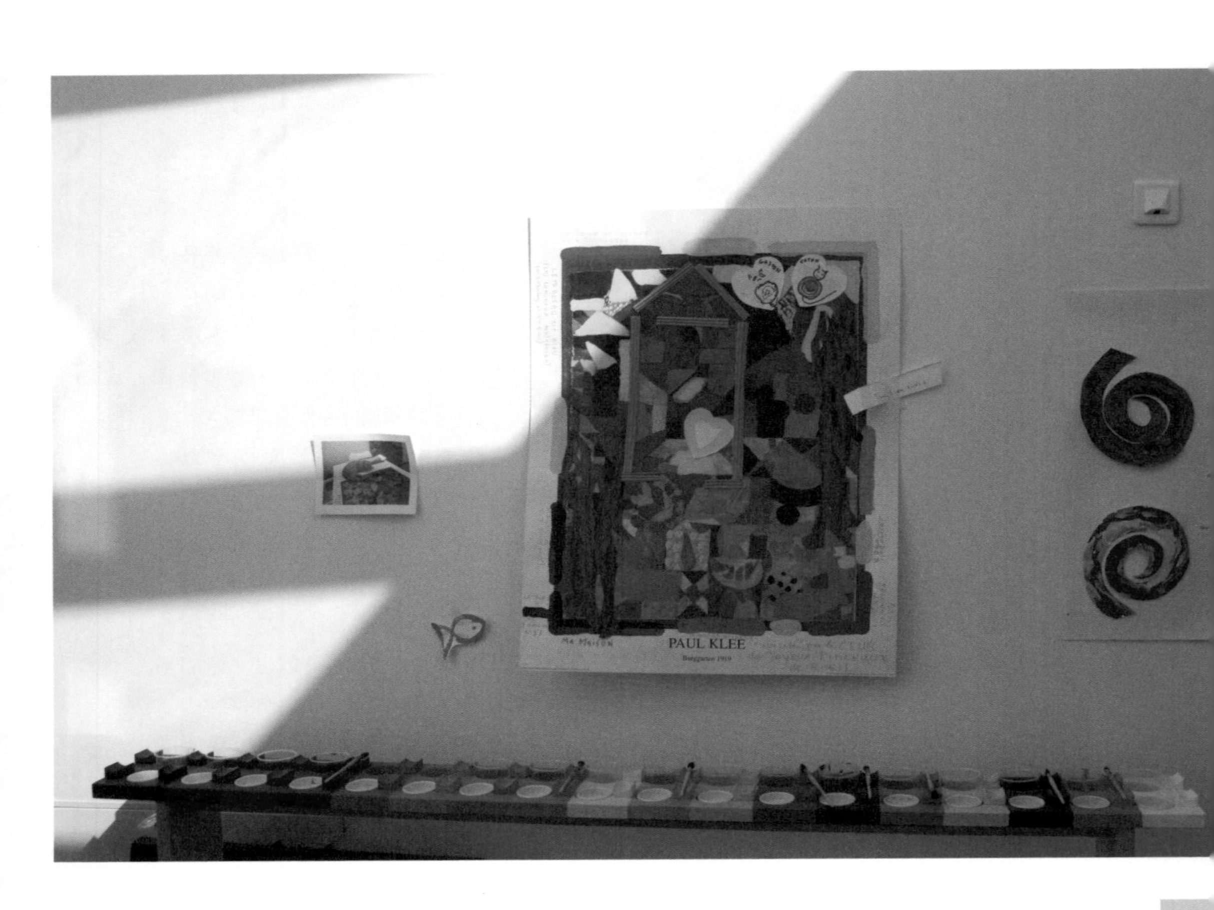

機構的藝術治療工作坊，以開放工作室及個別治療型態進行，每週兩次團體創作，接著視個案特質，擬定藝術治療策略，進行個別藝術治療，每次治療時間約六十至九十分鐘，個案參與時間由三到十個月不等。我以前述藝術操作理論作為治療分析的工具，確認治療主要進行的範圍以及治療目標，思考各階段之間的動力現象、所使用的機轉，擬定適合個案且有效率的治療策略。在過程中使用支持性會談，引導個案藉由闡述作品進行自我敘事，進而回饋到自我的認同。

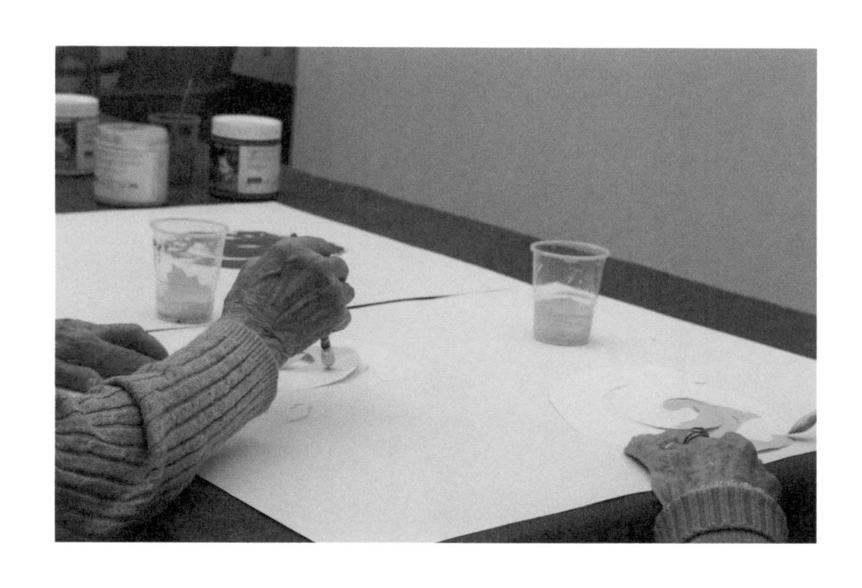

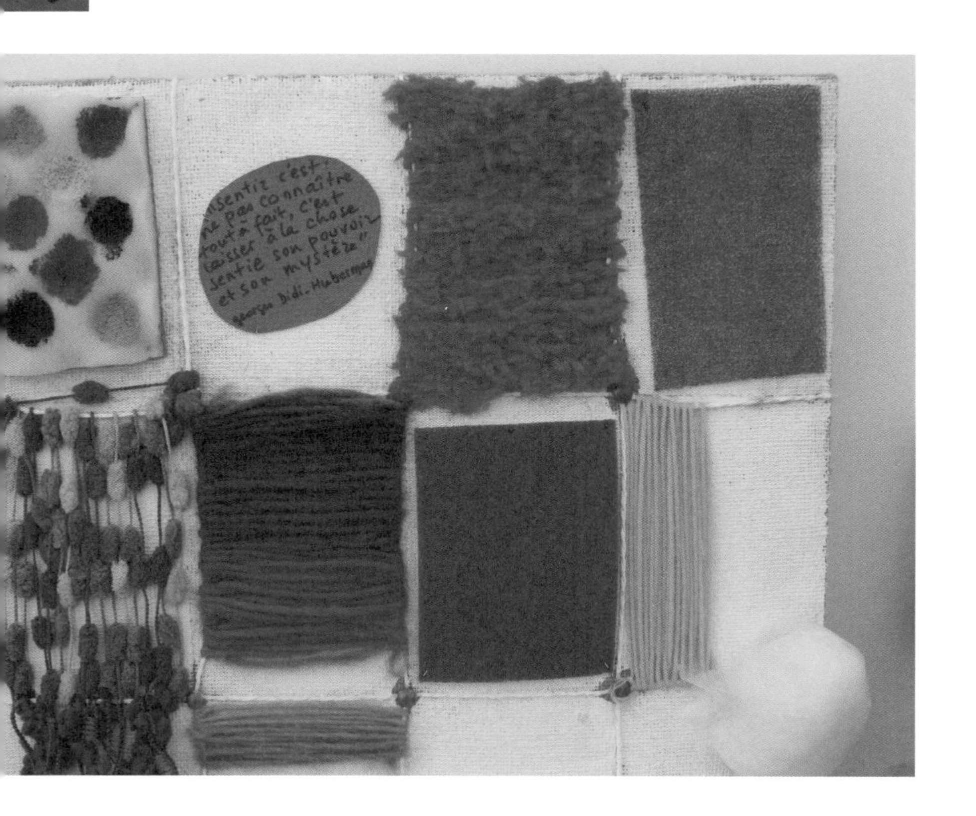
sentir c'est
ne pas connaître
tout à fait, c'est
laisser à la chose
sentie son pouvoir
et son mystère"
Georges Didi-Huberman

個別藝術治療案例

／ 休想騙我動手：啟動想像力，找尋生活樂趣 ／

Annie雖然已經六十九歲了，但她生氣咆哮的力道讓人難以招架。如果早上進入機構看見一片混亂，很可能是她在發脾氣、亂扔物品，讓工作人員頭痛不已。幾年前確診為阿茲海默症候群的她，因記憶力減退、情緒起伏大、被害妄想、社交退縮症狀，無法再單獨生活，因此在社工人員安排下轉至機構居住。Annie會參與團體活動，但「只坐不做」，坐著看別人但拒絕動手且常尖刻地評論他人的作品，使得其他人無法忍受而提前離開。藝術治療師試過種種方法鼓勵她參與，她卻總是酸溜溜的提高音量，氣憤地說：「**別說了！我豈不知道你們是想騙我動手，我這輩子已經工作幾十年，好不容易撐到退休，不會再上當了！**」有一次，她在鼓勵下拿起筆塗色約五分鐘後放下筆說：「**這是已經有的圖案，我只是塗色，就像小孩子，這東西完全不是我自己的。**」

某個晴朗的日子，Annie的心情不錯，我再次邀請她畫畫，她說：「**我不喜歡畫畫，這讓我想起小時候在學校被老師要求畫畫的痛苦，我毫無創意，只會複製與模仿。**」原來童年美術課對許多人來說都是心中的痛，法國人也不例外，我傾聽並鼓勵她再度嘗試。Annie置之不理，靜靜坐著，數分鐘後默默拿起筆，隨手拿了影印紙，在上面畫了一間鄉村房子。完成後，她指著圖像說著童年與家人住在法國北方——煙從煙囪裊裊升起，母親正在廚房做菜，父親在客廳看電視的黃昏時刻。房子後面有條清澈溪流，Annie愉快地述說童年回憶，但提到河流時，表情瞬間轉變，她說：「**就是這條河，納粹沿著這條河，進攻到我家，我的家被納粹毀了，你們覺得叫人說出這種傷心事，是快樂的嗎？回憶！我討厭回憶！過去只有悲傷，痛苦！**」

這段意外提及的回憶，參雜著幸福與痛苦。數十年來，Annie還未找到面對的方式。我聽著她氣憤尖銳的語句，試著同理童年遭遇戰火摧殘家庭的苦楚。我們常會認為回憶是美好的，但當往事是帶著傷痛，且尚未準備好面對時，反而加重負面情緒感受。因此當我們在與個案討論時，也必須考量個案情況，以及我們是否有能力處理個案的負面情緒。我也因此重新評估 Annie 的狀況，將療程內容轉換為以刺激想像力為主，以色彩與形狀作為主要的創作策略，以此協助她找到生活中的樂趣。

春天，工作室窗外的花園充滿新綠，當她又說：「別想叫我作任何事！」時，我拿出一疊色紙，問她：「今天哪個顏色最能代表你的心情？」剛開始她很防衛，不願回答，我看著紙說：「這裡有太多顏色，我不知該如何選擇。」她冷冷地看我一眼說：「是嗎？這麼簡單的事你也不會？你看！現在是春天，風景很美，綠色是不錯的選擇！」我拿起紙摺了一下，接著剪邊，將它放在桌上。她說：「這是豪華餐廳使用的盤子。」我延續她的想像，與她討論後共創「高級餐廳雙人餐」，她高興地用手在空中擺出貴婦叫喚服務生的姿態，接著即興演出種種用餐情節。對於幾十年來都在工廠擔任作業員的她，這是否是她一直以來的嚮往呢？最後，我請她在作品上簽名，她有些遲疑，於是我賦予她藝術總監的角色，她問我中文的謝謝如何說，然後對著我高興地用中文說：**「謝謝！」**

因為 Annie 拒絕所有「動手做」的活動，因此我與她協同創作，由她擔任決策，我負責執行，創作過程中她由簡單的形狀與色彩想像豐富的故事情節，她在角色扮演過程中，神情愉悅，言語流暢。藝術創作提供我們一個進入「實現夢想」的舞臺，此刻，她不再是一位只能接收命令的作業員，而是可以悠哉享受美食的貴婦，或是發號施令的創意總監。

Annie 來自勞工階層，獨居，難有餘裕，晚年較少社交活動。機構的住民來自不同社會階層，當她聽到別人生活富裕或是家庭和樂時，總會嗤之以鼻。充滿攻擊性的言語有時是為了掩飾自己的不足，再加上她有被害妄想症，對周遭缺乏安全感，因此如何讓她感受被接納且保證整體環境的安全是首要任務。

來自異文化的我，不認識法國形形色色的沙拉葉，因此 Annie 成了我的老師，在教導過程中，讓她產生成就感。作品完成後，她對自己的色彩敏感度及「操作」能力感到自信，滿意作品也間接肯定自我。對於人際關係匱乏的 Annie 而言，藝術治療工作坊以開放式的型態進行，提供她與外界產生連結也提供練習社交技巧的機會。雖然過程中她從未動手，但是運用言語表達其需求與想法進行創作，讓她也能夠「產出」美的作品並對生活出現正向評價。

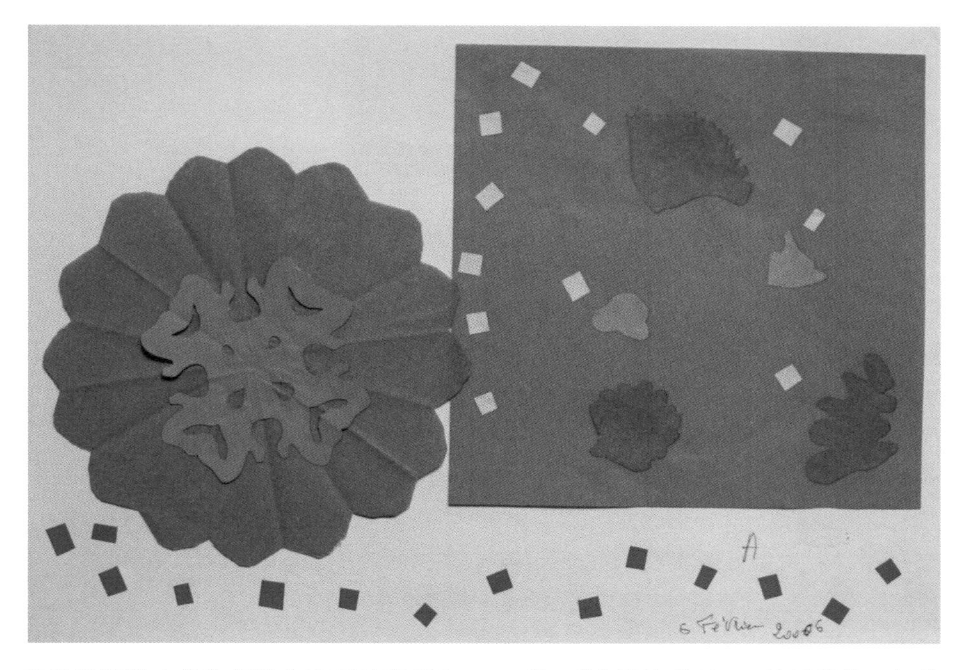

高級餐廳雙人餐的餐點內容是什麼呢？Annie 說：「冷盤沙啦吧！」於是我剪了紅蘿蔔、乳酪塊等，當我剪好沙拉葉時，她大聲說：「這是松樹，不是沙拉葉！」、「你竟然不知道沙拉葉的形狀！」我略顯無辜的表示沙拉葉並不在我的飲食文化裡，她愣了一下，態度變得溫和，就像老師般教我辨識不同的沙拉葉，叫我去向廚師要片沙拉葉，好好研究。重剪沙拉葉後，她滿意的點頭。

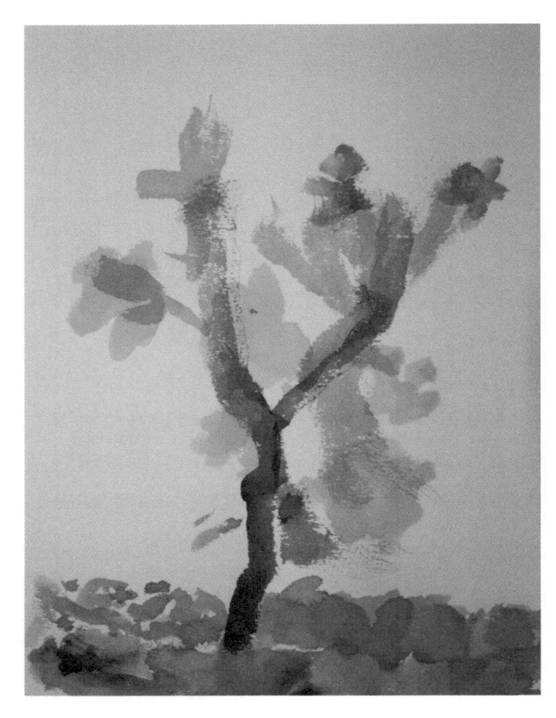

圖 L1

／ 在畫作中看見軟弱無力：從排斥到接受的過程 ／

Lucienne 是藝術治療工作室出席率最高的奶奶，一頭俐落白色短髮，戴著銀色鏡框眼鏡，白皙臉龐帶著笑容，坐在輪椅上，身體微微右傾，雖然年紀大了行動不便，但氣質高雅相當吸引人。她來自書香世家，童年生活無憂，經歷了第二次世界大戰，更在三十歲時因出血性中風必須中斷熱愛的國際社福工作，儘管如此她依然堅強獨立，將生活過得精彩。七十多歲時第二次中風，造成右側偏癱及失語症，使用右手的她必須由他人協助，因無法自理生活而入住機構，這對她而言是很大的打擊。儘管如此，她大多保持平穩的情緒。

閱讀與參與文化活動是 Lucienne 從年輕就培養的興趣，在工作室裡，她大多翻閱畫冊或是以壓克力顏料進行抽象繪畫，筆觸短促、較少變化，甚至有些粗暴。我在仔細觀看後，評估因使用非慣用手且肌力不足，力道控制欠佳，在慣性動作下產生如此筆觸。因此如何讓手的力量增加，將慣性動作轉變為精緻動作成為治療目標。考

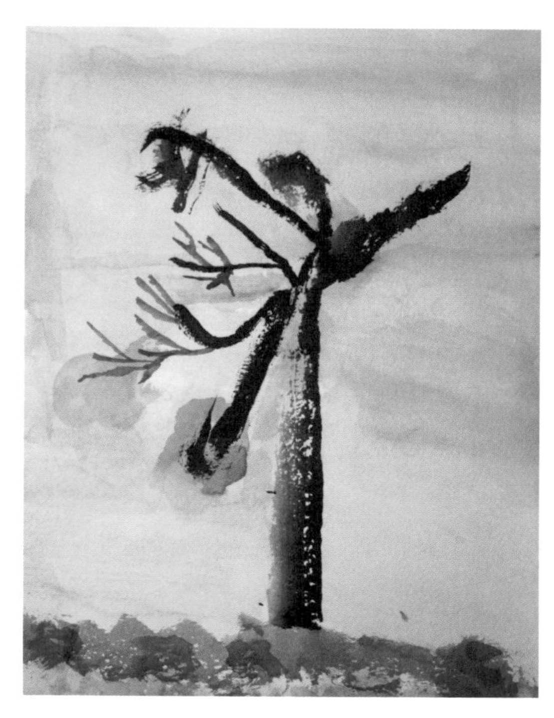

圖 L2

量 Lucienne 喜歡文化、學習新事物，因此我設計「寫意水墨」活動，以毛筆作畫，讓她感受並掌控手的力量與動作，僅將宣紙改為水彩紙，避免因力道過大或水分過多造成紙破的窘境。

第一次進行時，她跟著我的步驟畫出一棵樹，構圖平衡，色調溫暖，線條粗重少變化（圖 L1）。她很滿意這件作品，也對畫水墨有了信心。隔週由她自行創作，畫樹幹時手沒控制好，筆往右上方撇了出去，她因此嚇到叫出聲。然而，畫作完成時，在場的工作人員皆讚賞作品的獨特與美，她卻表情凝重直接離開，甚至不願再見到這件作品（圖 L2）。接下來幾週，她拒絕進入工作室，我則持續對她表達關懷。一個月後，她的態度轉變了。她緩緩地將左手抬起，用含糊的單字一字一字的說：「Je ne suis pas bien.（**我不好**）」我握著她的左手說：「**這不是一件容易的事，不是嗎？**」她嘆了一大口氣，我提醒她國畫是用來修身養性、沉澱心情，美是其次。她釋懷地笑著說：「**Ah, Bon？（是這樣嗎）**」

Lucienne 重新回到工作室，經過討論後，決定從最基本的線條開始練習，她不停地練習，重複畫線條，從粗到細，可以持續六十分鐘不中斷，好幾次她的汗直接滴到紙上，勸她休息卻仍執意繼續。

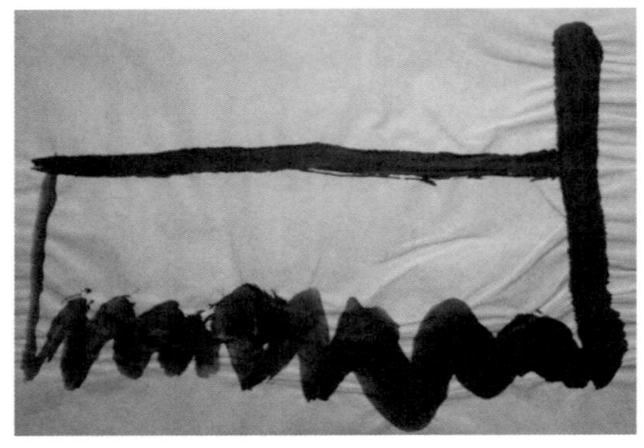

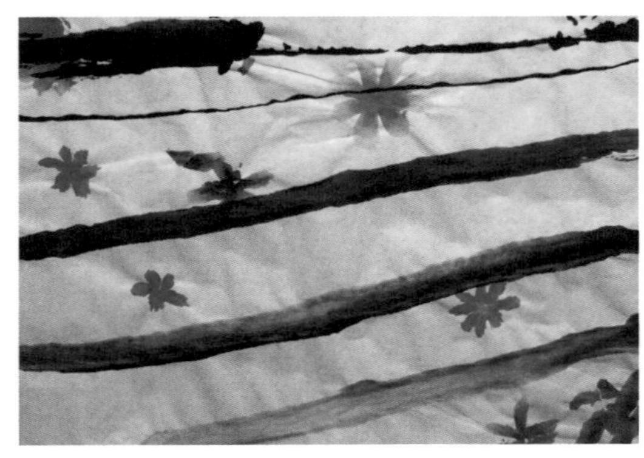

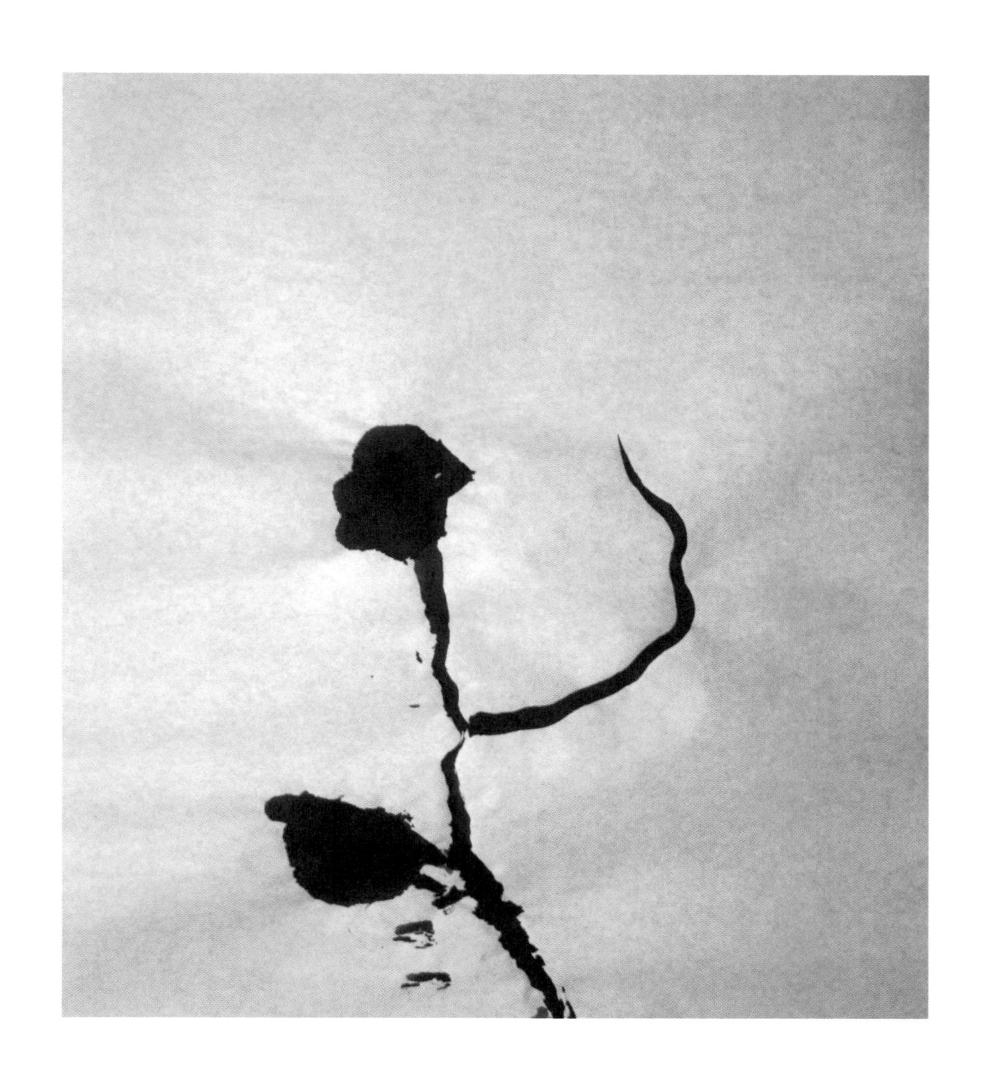

要將沉重的手抬起，讓軟弱無力的肌肉把持住平滑的筆桿，且對抗地心引力以運筆，當筆尖輕觸畫紙後，馬上將筆抬高離開紙面，才能畫出細緻線條。Lucienne 所呈現的強大意志力，令人折服。最後她畫出心中優雅的植物，當她畫下右邊線條，運筆動作輕盈宛若跳舞，看著作品，她深深吐了口氣，露出驕傲自信的笑容。

／ 以深度情感與反思進行繪畫 ／

九十二歲的 Simone 奶奶因失智程度轉為重度，需要較多的照顧，而住進社區的失智長者家屋，與十位左右長者共同生活，環境及人員較為單純。每次她總是堆滿笑容對我說：「Ma petite cocotte（我親愛的小寶貝），你來了！」她參與藝術活動時，常中途打瞌睡或如廁，坐在馬桶上幾十分鐘，忘了身處何方。雖然她總是帶著笑容，但情緒平淡，語言內容貧乏、片斷，經常忘了日期，也無法理解日曆上的資訊。離開一地便無法再循原路返回，我也發現她在「迷失被找到」時，表情略顯焦慮。

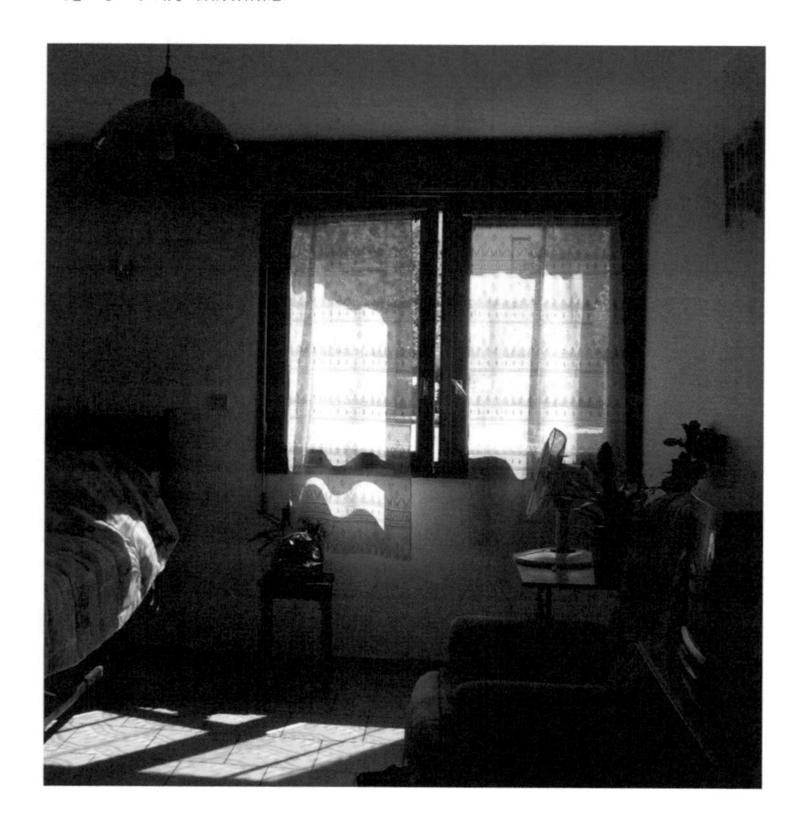

由她近半年來的曼陀羅塗色作品發現：顏色使用上逐漸減少，塗色範圍從原本的「面」漸成「描線」。可見她對邊界的識別度降低，在空間感受上也產生變化。此時的她，在藝術活動中專注時間約十五分鐘，有時她會在紙上畫小小的人物或植物。在觀察其個人特質及前述評估後，我決定發展「反思式繪畫」，也就是以具信任感的治療性關係為基礎，引導她「感受內在情緒」，以及「體會自己想畫什麼」，由情緒帶動身體並以圖畫表達。

初次面對白紙總是讓人焦慮不知如何下筆，她說：「**我的腦筋一片空白，我不知道該畫什麼？**」我在一旁陪伴、鼓勵她，學習「**不用腦去想，只用心去體會，讓筆順著感覺走。**」在將近十五分鐘的等待後，她畫下第一筆，筆開始碰到紙後，接下來的線條流暢許多，過程中雖有停頓遲疑，但尚可繼續。隨著次數的增加，Simone 啟動的時間慢慢縮短，後來她能在拿到紙筆後不久，就開始畫出圖像，也能在完成作品後述說圖像內容。這讓機構的臨床心理師感到羨慕，他直言面對失智個案，光靠言語會談相當有限，而在藝術治療過程裡，能獲得更多資訊，也因此有了更多的交流。

短期記憶能力缺失造成失智者在短時間內忘記所畫的作品，既然如此，提供藝術活動是否有意義？於是我紀錄下 Simone 自發性繪畫時的言談及想法，隔週再比對她對自己作品的看法，試圖找出答案。第六次活動時，Simone 以自發性繪畫方式完成作品，隔週進行第七次活動，她完全不記得自己的作品，但可以針對作品提出想法，我將她創作時以及鑑賞作品時的表達進行比較。

在兩次活動的比較中，我們可以發現 Simone 雖然已經忘了這是她的作品，但是她在創作時的想法及對藝術的見解，在不同的時間是相似的。這似乎也可以說明一個人對美的感知、實踐過程不會因記憶而改變。但在最後一部分，Simone 對於「女士」畫像較為陌生，是否也可以解釋為 Simone 是在我的建議下所繪，而非自發，故 Simone 對此圖像的熟悉度相對較低。

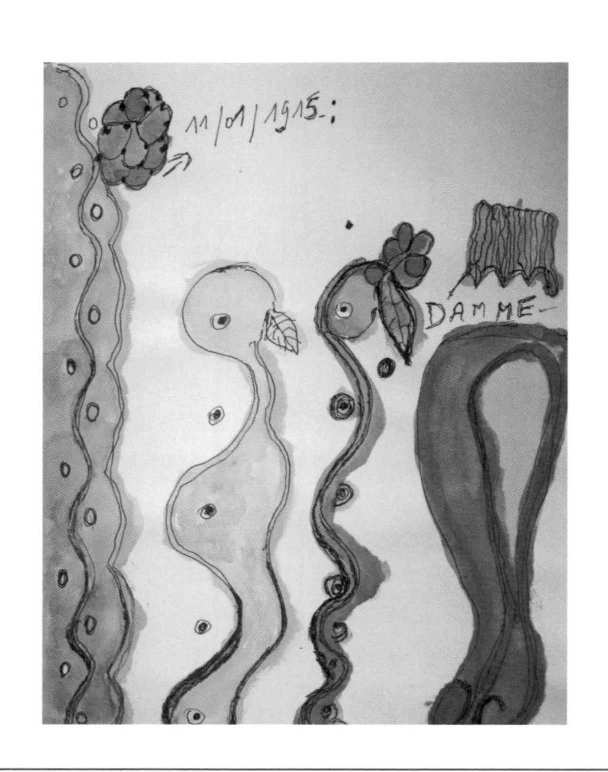

第六次活動		第七次活動	
自發性繪畫		欣賞第六次活動的作品並評論	
S的肢體動作	**S的口語表達**	**S的口語表達**	**S的肢體動作**
剛開始動筆 對著白紙表達想法	我想畫一個 與眾不同的繪畫 （hors de l' ordinaire）	這是一幅 很有趣的圖畫 這都是我們 不常見的東西 （hors de l' ordinaire） 但是有很好的呈現	注視作品 看著作品表達看法
繪畫進行約三十分鐘 指著左上方的花朵	這朵花很漂亮 我想在另外的部分 畫第二朵	我們看到作者將線條 和形狀重複 它們之間一定有著 某種關聯性	指著花跟人物的頭
在人的周圍畫許多 « 小圈圈 »	我畫這些小圈圈 是為了更凸顯人物	這不是奇特的圖案 但是它讓這個人物 更突出了	指著 « 小圈圈 »
指著右方空白處	「這裡空著有點怪 但我想不出該畫什麼。」 我建議她 畫上「Simone」的自畫像 她答應並且開始畫	很奇怪，這裡畫了兩條腿 而且在腿的上方寫了 「女士」	指著右方的腿的 線條與文字

Simone 的口語表達能力明顯提升，能說出自己的感受。有次她想畫蝴蝶但畫不出想要的樣子，說了：「真可憐！」她能欣賞自己的用色，能完成作品，也有了成就感，她說：「**好漂亮！我很高興，畢竟，我還能做一些事，不是一個沒用的人。**」圖像也勾起一些回憶及表達盼望：「**以前我的院子也養一隻狗，每次我孫子來，總喜歡跟小狗玩。**」「**我好愛我的孫子，很想念跟家人在一起的時光。**」

一天早晨，Simone 孫女在心理師的陪同下，告知 Simone 其獨生女過世的訊息，她沉默哭泣了約十分鐘，心情明顯低落。照顧人員建議她休息，但她表示想要畫畫。孫女向她道別後，她看著女孩的背影，對我說：「她是我心愛的小孫女，這女孩很可憐，她母親今早過世了。」接著講了許多她童年與兄弟姊妹於戰爭中躲避納粹、饑餓的日子，卻從未提及女兒。她說：「**不知道為什麼今天特別感到孤單？全世界的人好像都離去了，我不知道為什麼會有這種感覺？**」如果感覺說不出來，那畫得出來嗎？ Simone 在紙上畫了一朵小花，擔心它被風吹倒，因此在左方又畫了更高的植物和人來保護它，「**我好像聽見有人在哭，就像剛剛有人哭一樣。**」我很好奇畫中大小身高差距頗大的兩個人是什麼關係？發生了什麼事？ Simone 說：「是大人跟小孩在說話……」約五分鐘後（她忘了我剛才的問題），我問相同問題，她指著高大的人物說：「她對她吼叫，她想趕快把事情處理好。」作品完成後，我再問相同的問題，Simone 平靜的說：「**她對著她的孩子說她很愛她，小孩跟大人說，希望她能抱抱她！**」活動結束時，Simone 笑著對我說：「**我很高興可以繪畫，畫完感覺輕鬆很多，這是一種快樂。**」

Simone 因著藝術治療方式的改變，表達及注意力集中時間明顯改善，在顏色使用與圖像表達上也有進步。雖然疾病讓她定向感與記憶出現障礙，但是她能夠反思並在體會內在情緒後，喚起部分記憶。Simone 對圖中人物關係有截然不同的說法讓我驚訝，但是心理師卻很鎮靜地說：「沒錯，失智症讓 Simone 的個性變得平易近人，但其實她在罹患失智症前個性要強，親子關係的衝突就像畫中的情形。」

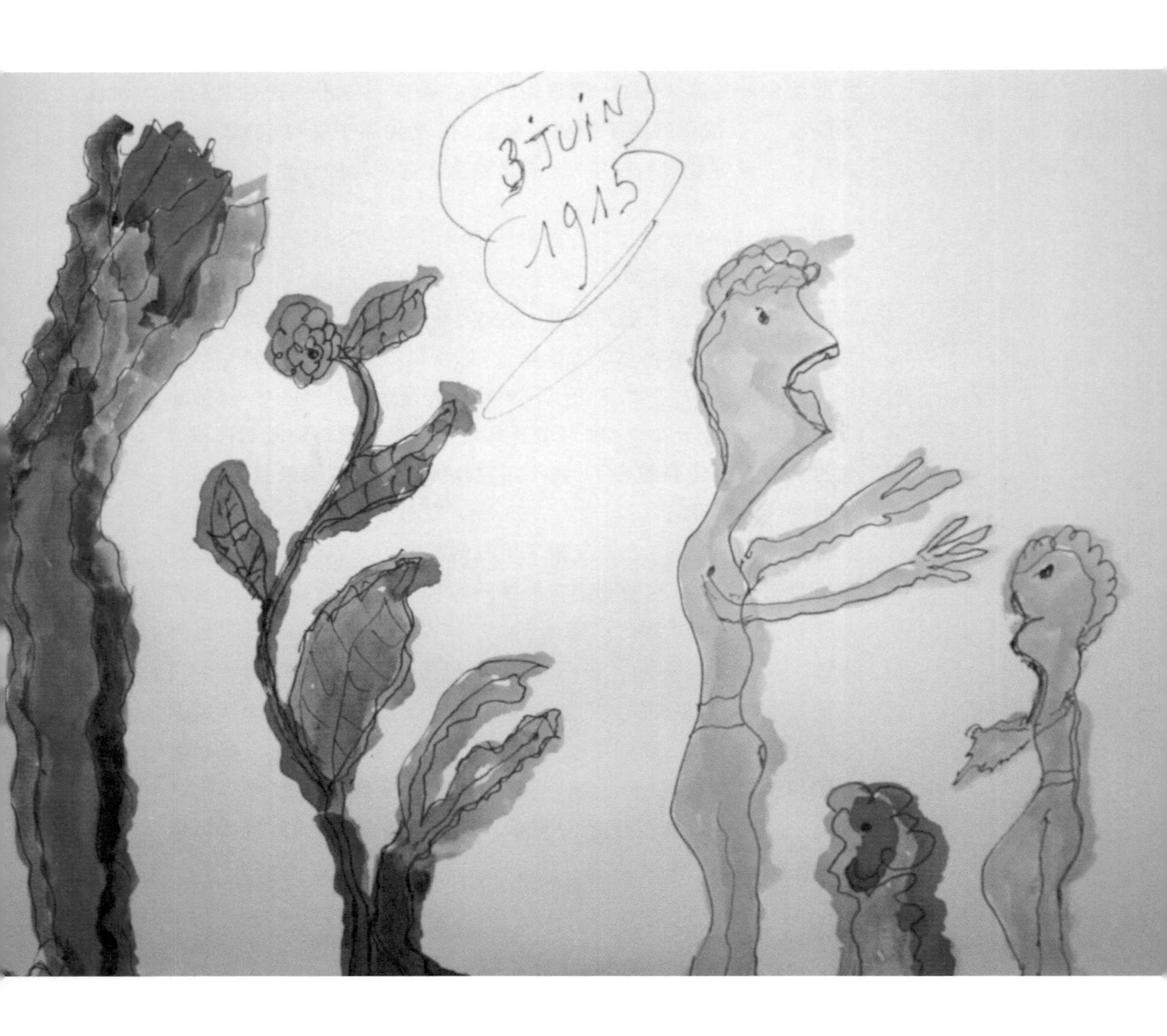
3 JUIN
1915

失智帶來的記憶減退，使 Simone 在聽到獨生女過世的消息傷心流淚，幾分鐘後也就忘了這個事件，但是喪女帶來的悲慟仍然持續，所以她感覺孤單。而孤單的感受又觸發了生命經驗裡的其他相關記憶，許多在潛意識裡或埋在心底許久的影像因而浮現。關於記憶，事件相關的資訊與事件觸動的情感，儲存的路徑是不同的，當事件伴隨強烈情緒時，記憶將以另一途徑儲存於身體記憶裡，日後可能因類似情緒而被觸動、提取。所以你可能還記得考試考得很差，被師長處罰的恐懼或羞愧情緒，但是很少人記得考試的成績或科目。

Simone 忘了獨生女過世的事實，但是感受到世界上的人都離去了，感受到心裡的孤單，憶起親子、手足關係的種種，這就是情感與認知之間的差異。

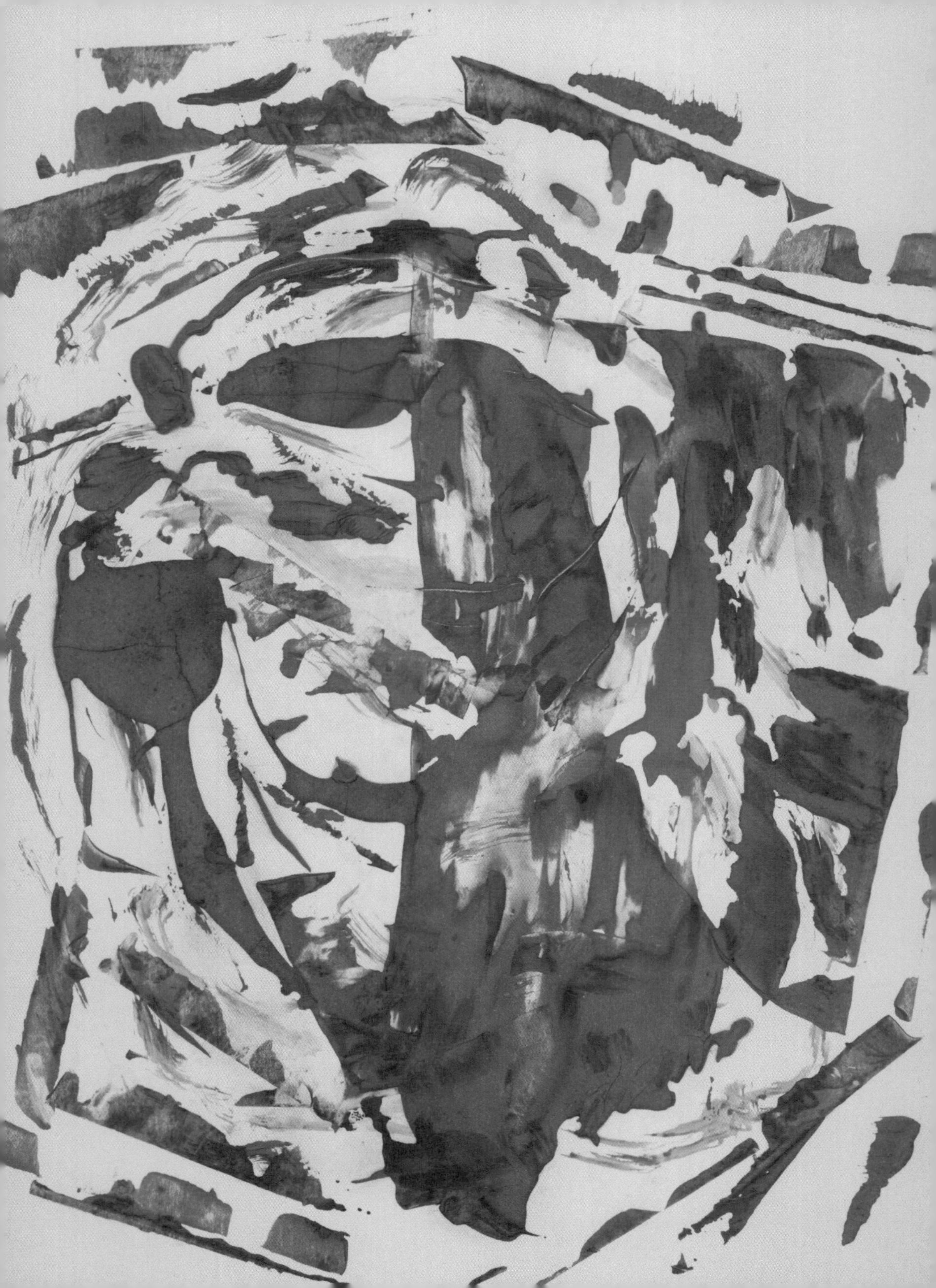

3

參

共融藝術專案：「此刻・我在」

失智長者藝術團體計畫

為何藝術可以作為介入失智照顧的方式之一？因為視覺藝術能夠超越語言，藉由**色彩、線條、造型與質感**等元素表達意念，讓溝通形式更多元且不受拘束。語言溝通需要高度的神經元功能，對於語言發展尚未完全或有缺損的人來說，是很大的挑戰，而運用藝術作為溝通方式則成為解決方法之一。

在藝術創作中，「選擇」與「做決定」是必要元素，透過了解自己的想法、喜好與感受，才能做出決定。這種賦權 (empowerment) 的過程增加了自身存在感，並促進與社會互動之可能，因為人類使用象徵符號賦予作品意義，以藝術表達人與外在世界的界線，產生「身為一個人——自身存在」[18] 的身心感受。藝術作品本身產生非言語表達，創作者分享及闡釋作品的過程中進行言語表達，在藝術團體中則可透過動手做及團體分享，增加安全感和自我存在感，同時建構與社會交織的脈絡[19]。

基於前述考量且評估臺灣高齡照護領域較少藝術介入，我在 2011 年返臺後，主動向臺北市私立聖若瑟失智老人養護中心提出合作計畫，希望能發展屬於臺灣在地的藝術介入模式。在與王寶英主任洽談過程中，看見她對失智照顧的熱情，也給予藝術團體高度肯定與支持，因此打開合作的序曲。隔年在國藝會補助下進行「藝術介入老人照顧空間的在地實證研究」，每週帶領長者一次，為期六個月的藝術團體。期間曾遇群聚感染，因此暫停，直至感控需求解除才得以繼續。

在計畫執行過程中，發現失智長者透過藝術活動有助表達，情緒也較為穩定，隨著參與團體次數的增加，長者的社交互動也明顯改善。我將長者在團體裡的言語／非言語表達，以及其作品，透過質

---

[18] Morriss-Kay, G. M. (2010). The evolution of human artistic creativity. *Journal of Anatomy, 216*(2), 158-176. doi:10.1111/j.1469-7580.2009.01160.x

[19] William, K. & Tripp, T. (2016). *Art therapie group in Approche to art therapie: theory and technique*. Routeldge.

性研究的方式分析、歸納主題為：文宣似的圖像表達、集體文化中的儀式、將生命中的勞苦轉為記憶、想要自由的心與禁錮的身體，以及自我與家庭。此研究結果與法國「文化在醫院」政策主張相呼應，藝術創作帶來的美感經驗及身心活動，不僅使個案感官知覺的敏感度增加，正向情緒及自我存在覺知能力也有所改善，藝術使失智個案與外界連結得以強化，照顧者也因此改善與個案之間的關係，整體照護環境更因藝術介入產生改變。

2018 年，國藝會呼應臺灣高齡社會需求，提出「共融藝術專案」徵選，當時我的身分多了「失智症家屬」。工作、學業與照顧之責全放置一起，讓我身陷水深火熱當中。照顧的苦、被遺忘的衝擊，令人難以承受，但都不及得不到回應的失落。因在追求交流與連結的片刻中找到力量，我決定盡全力找出打開失智者心裡深鎖的門窗，構思「『此刻・我在』失智長者藝術團體方案設計」計畫。

計畫最初，我進入機構進行田野調查，並帶領機構照顧人員參與藝術工作坊，體驗藝術創作、分享照顧經驗。藝術家、藝術治療師及醫療照護人員（職能治療師、護理師、照服員）交流、討論，形成「藝術方案設計小組」，逐步形塑適合長者之藝術團體內容。接續，分別在養護中心（全日住宿）及日照中心進行每週一次，為期十二週的長者藝術團體，養護中心長者藝術團體由我帶領，蔡汶芳藝術治療師帶領日照中心長者藝術團體，照顧人員擔任觀察員。每次團體結束後針對長者創作過程、生活狀態及團體活動成果，進行討論與方案修正。

「心流」、「生活品質」和「賦能」作為藝術措施設計的主要元素，藝術團體運用繪畫、雕塑或攝影等多元創作方式，引導長者紀錄生活片刻，轉換方式體驗所處的生活空間，以各種方式（言語、書寫或圖像等）表達片刻中的感受。長者透過藝術活動進行的當下，感受己身的存在，照顧者也能透過藝術與其同行，更加認識長者並賦予照顧意義。期間，我們看到長輩的變化，除了笑容外，更多是表達內心想法。透過間接或直接的話語，我們發現，在華人社會中「家的連結」至關重要。機構長輩對家的想望、渴望子女的探視，「家」的聯繫是不可或缺的一部分。

我們意識到：疾病，讓所愛的人難以再溝通、難以再相處，安置在專業養護機構是為了雙方好，但「回家」也成了最深卻也難以完成的想望。「安置在機構」有著無奈，卻也有著來自家人及機構照顧者的愛。除了因病居住機構的長者外，臺灣有著另一群難以返家的長者：在大時代動盪之際來臺的第一代榮民及榮眷，他們又是如何遙望對岸的家？如何著眼於自己在這塊土地建立的家，在這即將凋零的世代，我們希望藉由藝術工作坊，引導藝術創作，紀錄詮釋長者對個人、對家國的情感與想法。「機構安老」是高齡社會難以避免的趨向，也是國際性議題，在重視家庭的華人文化中更有深入探討的必要性。

緣此，「 此刻・我在 PART II 」－長者藝術創作工作坊於 2019 年展開，我們深化藝術團體的內容，聚焦於個體與家的連結，在藝術方面持續引導個體增加表達，且更多思考身心與情感之關係。本計畫由我與臺灣藝術大學美術系黃純真老師共同設計活動內容，將主軸放在「藝術－塗鴉」、「觸覺－雕塑」、「集體－合作」。由自由塗鴉開始，建立工作的自由和自信；繼之由「觸覺－雕塑」連結身體和觸覺的關係，並從平面到立體的歷程，逐漸擴大身體感知；「集體－合作」則是從自我延伸到集體合作，促進共融共好的創作能量。三個主軸因應長者的創作需求及身心反應，隨時調整課程。我們視長者為一起創作的夥伴，建立具信任感的環境，一起玩各種媒材，激發創作能量和探索各種可能，進行貼近心靈的創作之旅。

計畫執行之初，遇到新冠肺炎第一階段的機構探訪限制，終於盼到疫情平穩，開始踏入聖若瑟失智中心展開第一階段的藝術團體。然而，活動結束後，新冠肺炎疫情大爆發，醫療長照機構陷入危險之境，計畫被迫停止。這三年來，長者與外界聯繫減少、退化加速，更有些長輩已成天使；而我在醫學中心的護理工作也因疫情更加沉重，一切都令人沮喪。直到 2023 年底，疫情終漸緩解，我們得以在板橋榮民之家失智專區與第一代榮民長者，進行第二階段的藝術團體。在此過程中，我們深刻體驗時間的進程及疫情造成的身心負荷，隔離及各種措施對長者及照顧者的影響，雖略顯沉重但不也是人生的一部分。

對於因著疾病或是種種原因，被迫離開家園的人而言，「家」意味著什麼？記憶逐漸消逝的長者，又是如何透過藝術表達感受與想法？機構失智藝術團體要啟動並非易事，但看到長者浸潤在藝術當中，純真的笑容、深藏已久的渴望浮現時，高齡似乎只是共同特徵而非阻礙。儘管疾病讓記憶漸漸消逝，但他們仍保有強韌的生命力，漫漫人生歷經苦難後依舊寬容與幽默。

人生中的「不得不」一直存在著，時空或許會混淆，記憶或將消逝，但那最深的情感永遠存在，不必在意過去如何，未來總是可以想像，而更重要的是：此時此刻，我在這裡！

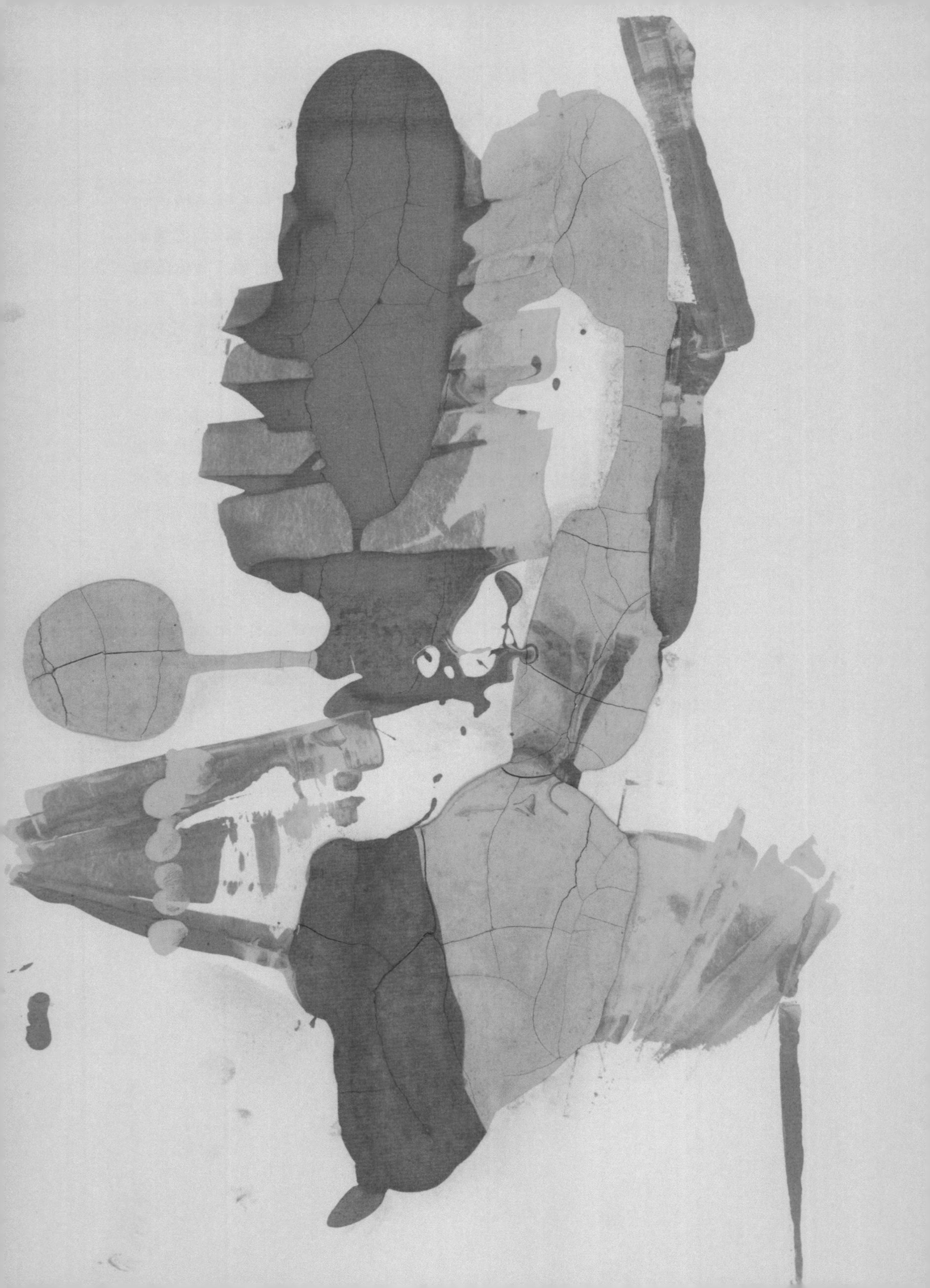

4

肆

失智長者藝術團體

我與我自己

你多久沒有好好看看自己了？

多久沒跟自己說說話？

「自畫像」一直是我個人生活的一部分，也是我在藝術團體中希望能引導個案進行的創作。從注視鏡中的人開始，我們從塵囂中抽離，鏡中那既熟悉又陌生的臉孔，彷彿在無聲地傾訴。雙眼注視，看見了什麼？在時間凝結的片刻，內心深處的情感將慢慢浮現。在與自己相遇的這一刻，或許會流淚，或許會有一些負面情緒，但最終仍要給自己一個溫暖的擁抱，對著鏡中人微笑，致如此勇敢的存在。

「注視自己」是非常不容易的。人生多數時候都在觀看他人，留意人際關係的維繫，而忘了心裡最深處、一直陪伴自己的「我」。當畫筆慢慢描繪鏡中臉孔時，需要的是專注力。當專注的時間持續增加，心流逐漸產生，腦內的血清素及多巴胺濃度上升，幸福感也隨之而生。自畫像的過程中除了經歷獨處、專注帶來的平靜，伴隨畫筆從潛意識裡帶出的情感更是令人著迷。一個人的自畫像在不同時刻會有不同面貌，因此這也能成為自我關照的一種方式。當畫像完成時，將自己與畫像的距離拉開，你會發現「那個人」正在經歷的情緒，或許也會讓你更明白一些關於「我」在此時此刻的狀態。

／ 自畫像團體 ／

長者的「自畫像」是接近本質、真誠的表現，無需言語，畫作自然流露強烈的吸引力。很多人對於長者如何創作自畫像充滿好奇，我透過某次活動紀錄來回應這個疑問。

長輩有些步履緩慢地走進房間，有些坐在輪椅上由工作人員推入，他們靜靜地坐著，不發一語，少數幾位稍微看一下工作人員，但大多數的目光注視前方或桌面，表情平淡。我用明亮的聲音問候長者以開啟活動，只有兩、三位回應，其他人仍保持沉默。接著，我介紹紙張、炭筆，鼓勵用手觸摸、說出感受，有些長輩慢慢的將物品拿起觀看，有些則略顯遲疑，僅輕輕觸碰物品。

「炭筆是由什麼做成的？」我舉起手中炭筆詢問道。長輩看著炭筆，在我漸進引導討論下，生命中與「煤炭」相關的記憶慢慢浮現——兒時被要求扛著沉重的煤塊卻不敢抱怨；母親在灶前用煤炭生火的背影。原本只是繪畫的媒材因此與生活產生連結，似乎也減少了他們對繪畫的恐懼。然而，對於在紙上畫直線仍有些遲疑，於是我指出具體的起點與終點，請長輩讓筆「從這裡走到那裡」，「就像開車一直往前」，這種描述讓事情簡單易懂，長輩開始動筆感受這「細長煤炭」的魔力，投入到繪畫活動中。

每個人的桌上都放了一面鏡子，有人稍微瞄了一眼，但沒有什麼回應。我請長輩拿起鏡子看看自己。最初，大家顯得有點害羞、侷促不安；有些人等其他人都開始看了，才慢慢跟進；有人覺得自己很醜而遮住鏡子不願意再看；有人拿著鏡子，左看右看，梳理頭髮，把領子拉順；有人對著鏡子做鬼臉，發出動物的叫聲，好像自己是隻怪獸；也有人邊看鏡子邊大聲笑道：好像一隻猴子，好像一隻猴子；有位爺爺略顯嚴肅的說：鬼樣。

自己看自己總是不滿意，那麼別人如何觀看你呢？

「鏡子裡面的那個人，哪個地方最好看？」當每位長輩注視著鏡子時，我拋出提問。

建達對著鏡子舉起左手，往左臉頰做抓癢動作，接著用右手做抓癢動作，再用雙手同時碰觸鼻子，沒說話。

李老師看著建達，笑著說：「他的嘴巴很好看。」

建達顯得害羞，停下動作笑了笑。

建達看看李老師後，說：「我看了她一下，她太好看了！」

大家笑了起來，贊同建達的觀點，美秀大聲說：「她長得很清秀啊！」

欣賞他人、給予讚美，柔和了原本有點拘謹、遲疑的空氣。

接著我引導長輩觀看、觸摸自己的五官，長輩用不同的方式觀看自己，有些人遠遠的望著鏡子，有人貼近鏡子，仔細的看。建達將臉湊近鏡子，雙手食指在眼睛周圍做出圓弧線條，比劃眼袋與眉毛的位置，說：「我現在看，很像一個眼鏡掛在眼睛上面，（雙手食指比畫眉毛位置）這就是鏡框啊，那眼鏡就是這裡頭啊！（用拇指跟食指在眼睛前面筆劃）」

陳爺爺對著鏡子擠眉弄眼，嘟嘴、嘴巴往左、往右，將鼻子皺起來、張嘴，整個人沉浸其中。後來發現大家在看他，將頭抬起轉向左方：「那個不好看！」此時建達靠近鏡子，皺眉、將眉頭展開，看自己。秋雲雙手趴在桌上，靜靜的看鏡子。陳爺爺面部表情放鬆，對著鏡子笑著點頭。

當有勇氣看自己時，也是在嘗試慢慢認識自己，
學習接受「當下的我」。

當長輩們習慣看鏡子裡的人，我進一步引導他們描繪五官，再以粉彩畫衣服及背景。四開畫紙提供足夠的空間讓手掌、手指在畫紙上盡情塗抹粉彩，這是增加長者觸覺刺激的方式之一，也在自由之中釋放其隱藏的壓力。

每次團體的最後時段是分享活動，那是長者能夠重新觀看自己作品並表達想法，同時也是他人給予回應並學習接收的時刻。在這些過程中，長者們建立了與他人的互動，從我到他人，社交網絡漸漸形成。

我在多年的藝術團體經驗中發現，長者剛開始對於「觀看自己」多是不太好意思或是不願意，但在引導後能細細端詳自己，一旦提筆後皆能持續至最後，而完成的畫像帶給長者的多是正向情緒。我們發現自畫像也能詳實表達創作者的神韻或特質，而這都是讓長者或照顧者喜出望外的，當你看到長者拿著自畫像開心的笑，那是長者自我肯定、獲得成就感的展現。

退休前是幼教老師、單身的純如，溫柔細膩，平常都帶著微笑，自畫像裡憂愁的表情，鮮少在她的日常出現。

在入住機構前她獨居，**「會覺得孤單嗎？」**我曾這樣問她。

她笑著搖搖頭說：**「很習慣一個人的日子，過得很自在，現在住在這裡也不錯，可以認識朋友，一起聊天、做點事，覺得都很好。」**

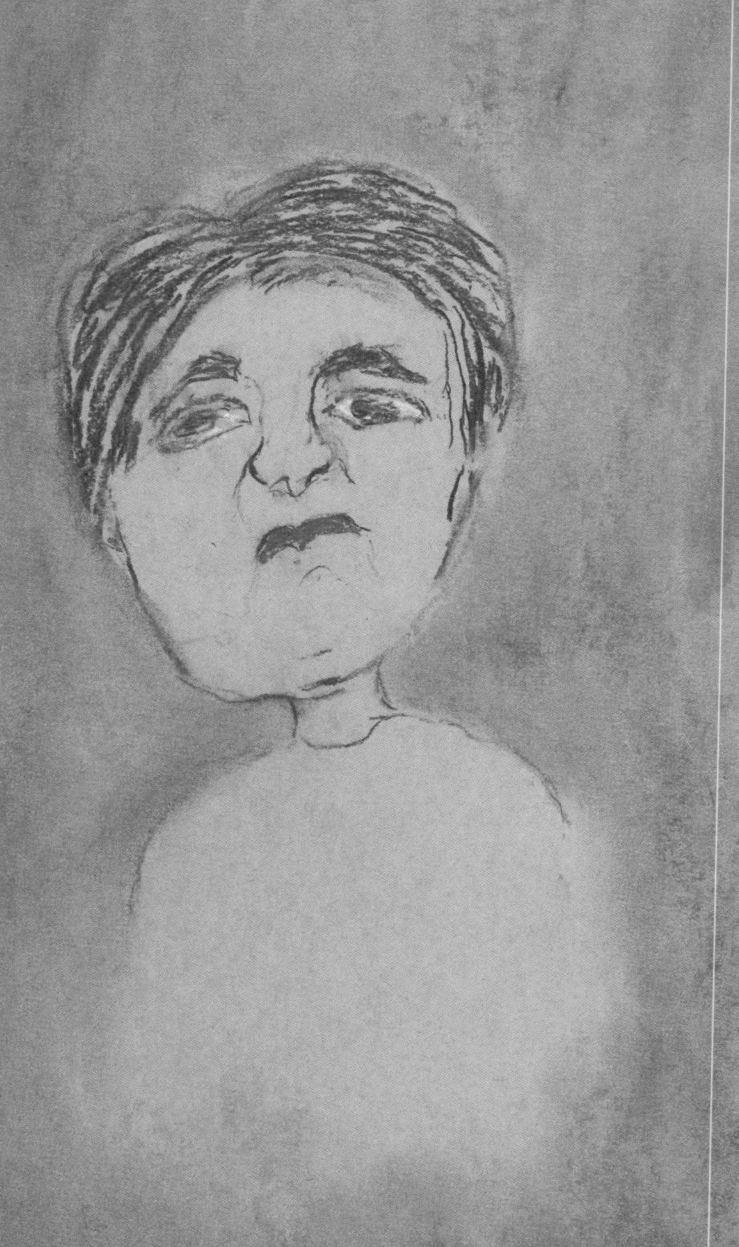

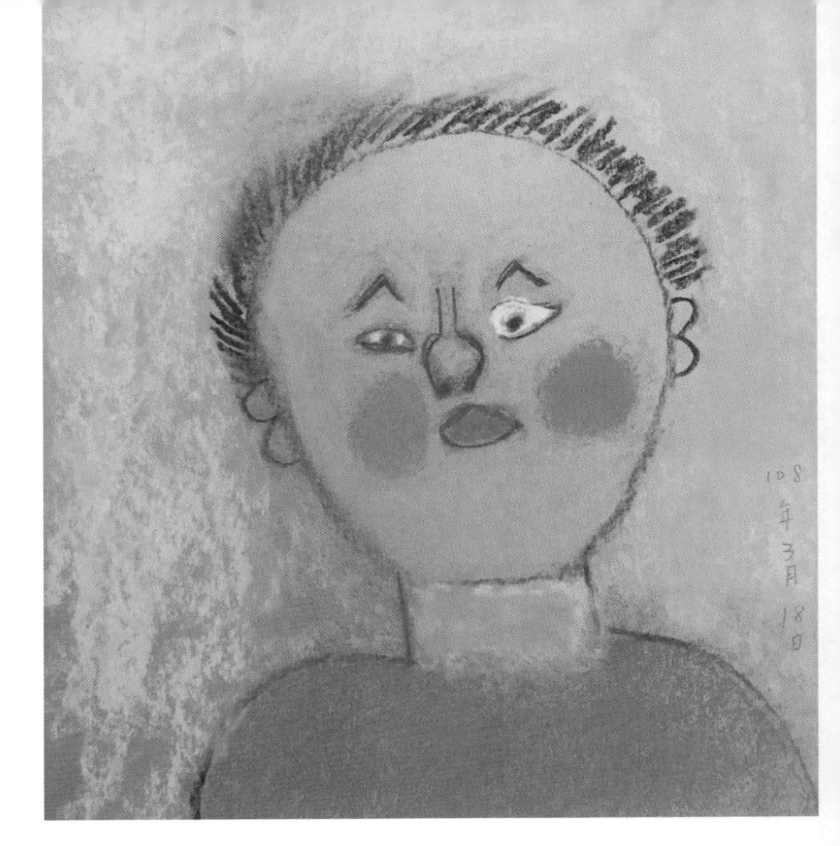
108年3月18日

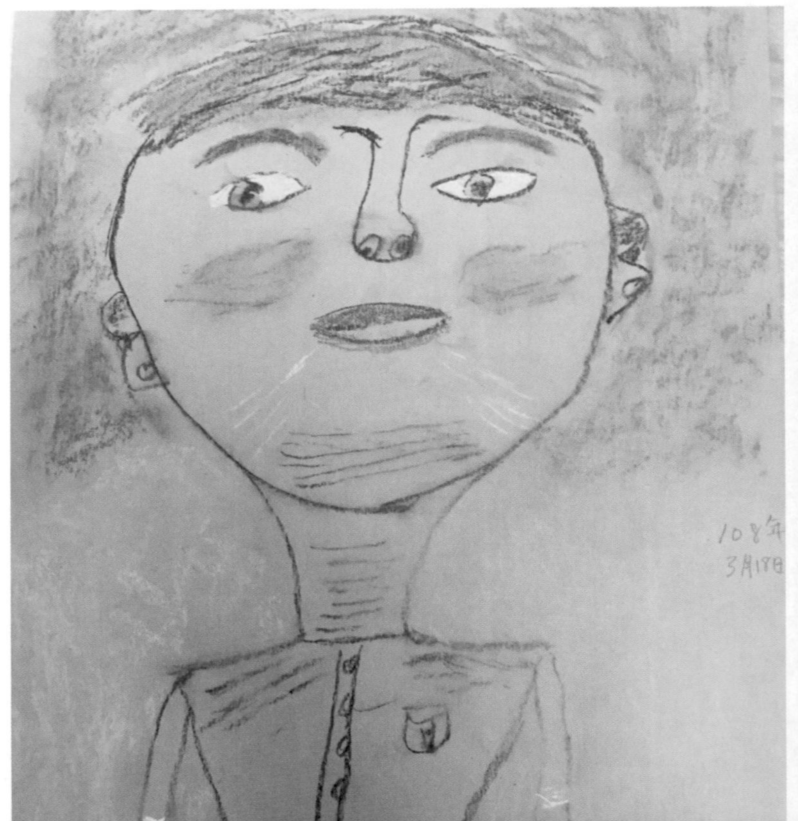
108年
3月18日

美秀阿嬤看著鏡子梳理頭髮
頗有感觸的說：「**每天都在忙著做家事，哪有時間好好看自己？**」
幾位阿嬤也附和著。

美秀又說：「**家事都忙不完了，哪有時間看鏡子？哎！哪像有的女人，把自己打扮的漂漂亮亮，結果家裡都不整理，呀呦！廚房髒的跟什麼一樣！女人還是要把家裡打理好……**」

李老師用堅定的語氣，緩緩的說：「**這我不同意，女人還是要把自己照顧好，家事不能占據全部的生活。**」

氣質優雅的李老師退休前在國中任教，平常不太說話。
美秀看著李老師，微笑未回應。

李老師不疾不徐地說：「**把自己打扮好，不好嗎？我覺得一半一半。你把自己弄好的時候，本人就會很開心啊！假如說，看上去，就是…讓人覺得不習慣，那就讓人印象差一點。**」

其他的阿嬤聽了後，微笑著，未再爭論。

蔡媽媽說：「**各人有各人的看法，每個人的想法都不一樣啊！**」

儘管團體裡兩方言論，蔡媽冷靜地發表想法，然後將眼光轉回鏡子，繼續看鏡中的自己，將皺紋詳實畫下。

她很自在地說：「**老了，有皺紋是很自然的事情。**」

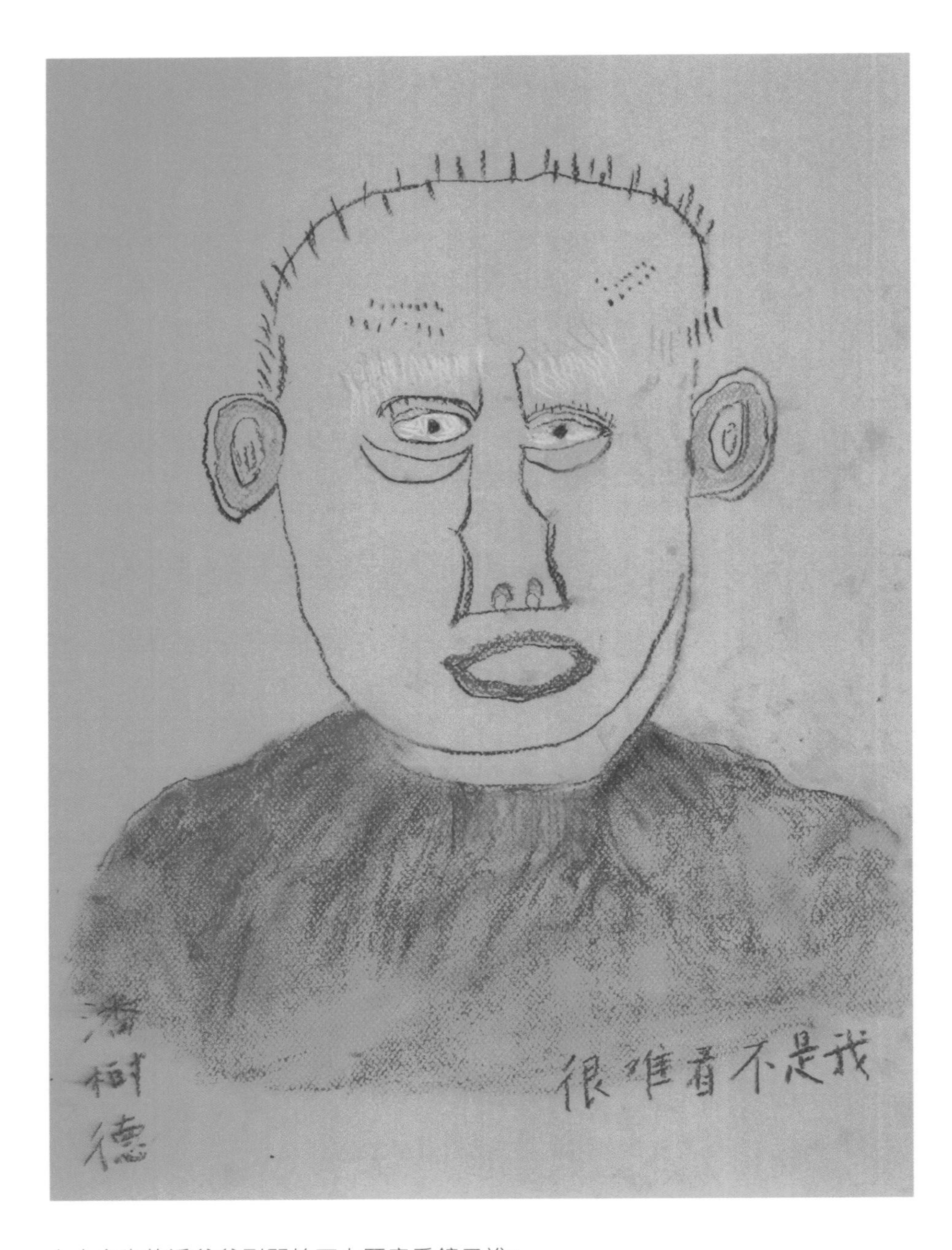

九十多歲的潘爺爺剛開始不太願意看鏡子說：

「現在很難看，我年輕時不是長這樣的。」

他常提及人生中的黃金歲月：一位意氣風發、高帥挺拔的軍官，

隨著政府來到臺灣，開展人生、建立屬於自己的家。

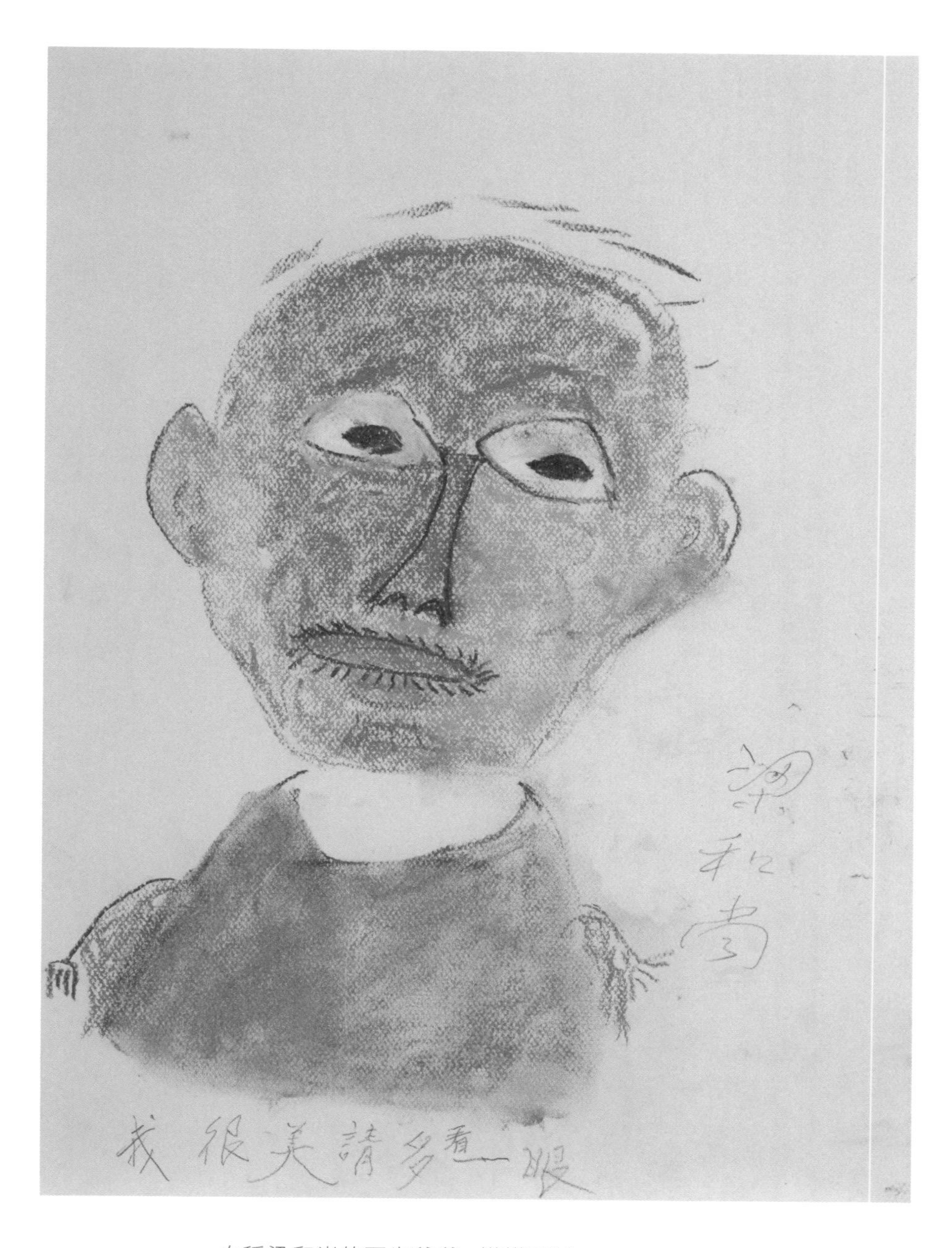

自稱梁和尚的百歲爺爺，摸摸頭說：
「因為沒什麼頭髮了，變和尚了。」
畫完自畫像爽朗的笑道：「**我很美吧！請多看我一眼！**」

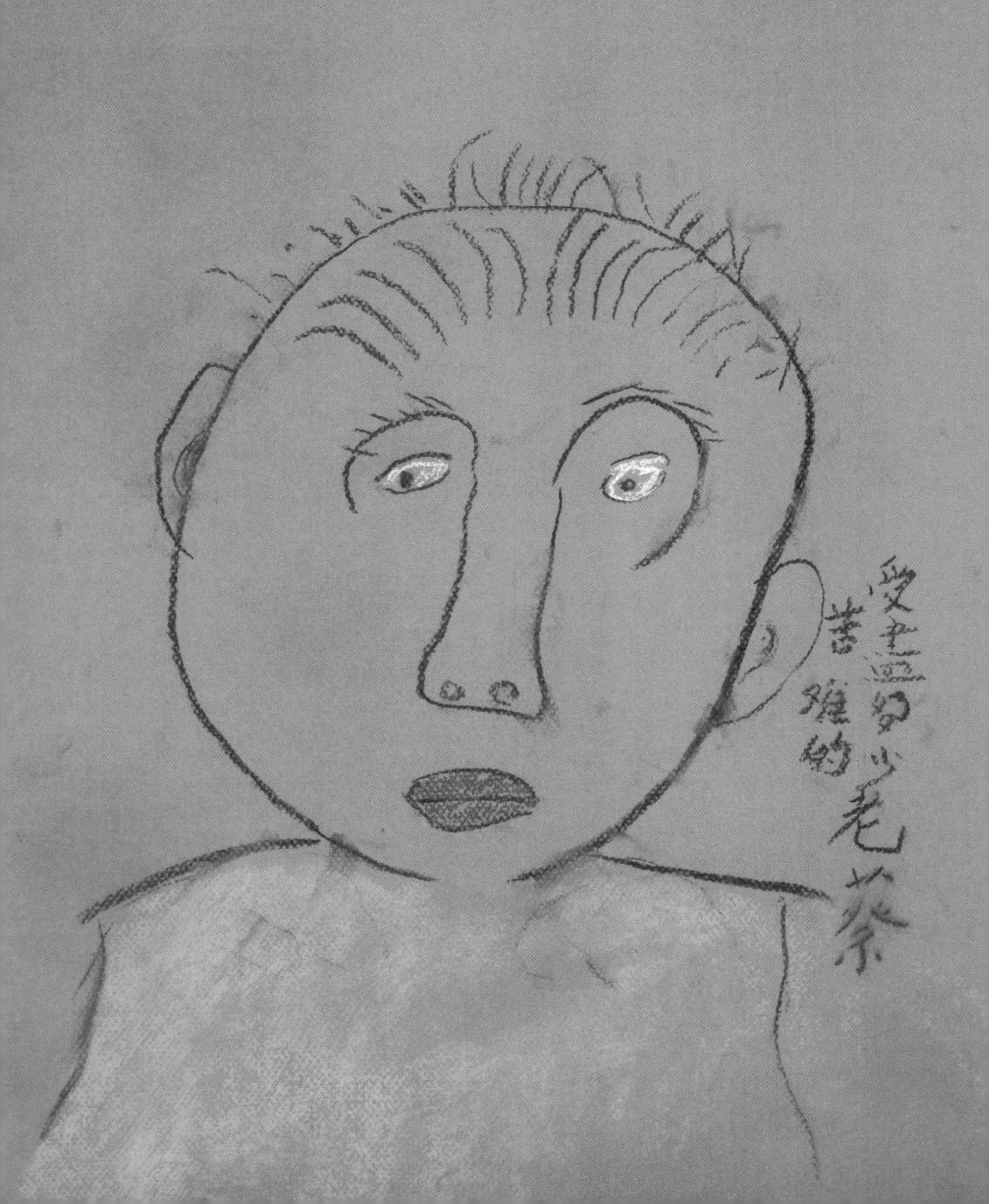
受盡多少
苦難的
老茶

少年時跟著政府來臺灣，
一心只想反共復國的蔡爺爺，
想要回鄉卻難以成行：
「走遍大江南北，受盡苦難，
最思念家鄉，但是回不去啊！」

畫像旁寫著「受盡苦難的老蔡」
我問他：「現在的心情如何？」
他說：「心情很好。」

我追問：「怎麼會感到很苦卻又心情好呢？」

他慢慢地說：
「心裡苦啊，可是把苦畫出來以後，
心裡就舒服許多了，心情好很多啊！」

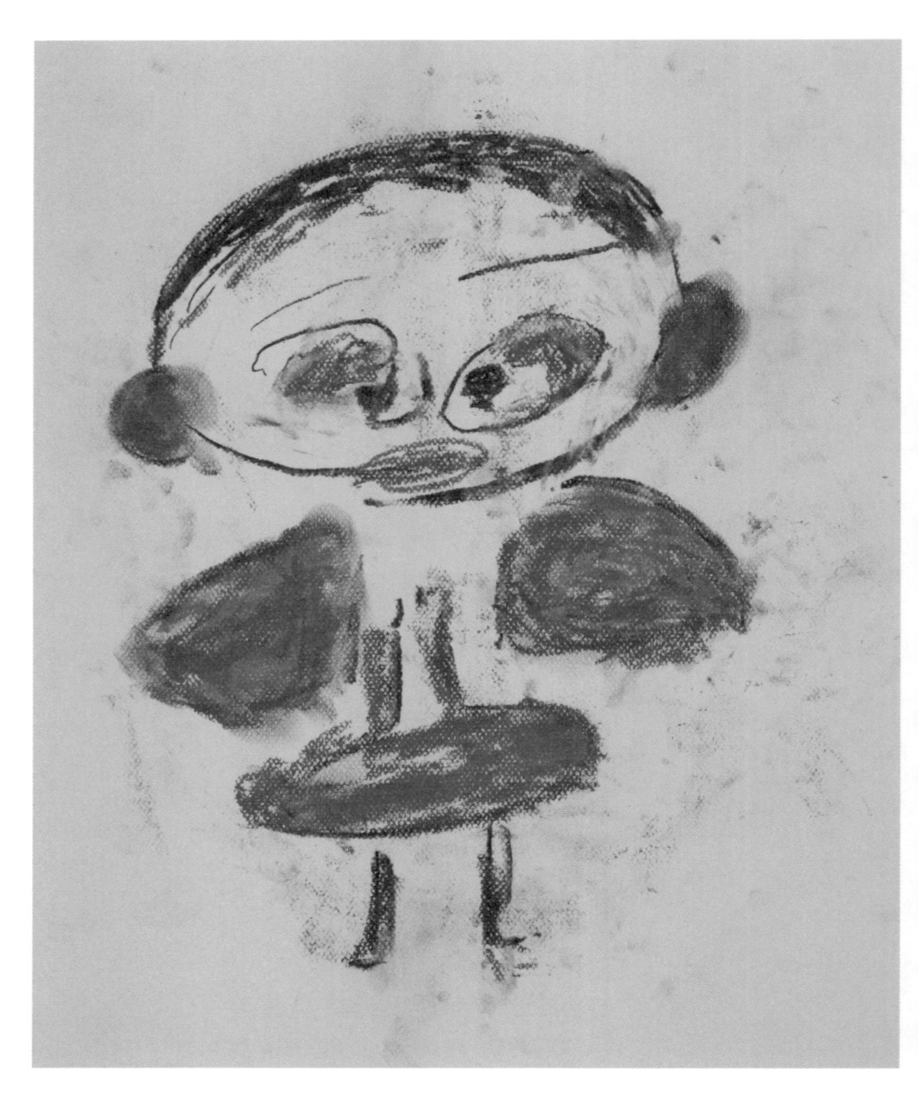

李爺爺每次參加團體總是笑容滿面，
聽到問題總是很快地回答：「**不知道。**」
對於中重度失智者而言，由於定向感變差，
難以定位，自畫像的細部描繪也因此受限。

雖然生病了，
但他有一個堅持：每天一定要穿紅色衣服。
這也反映在他的圖像裡。
雖然這個小人物有些細節沒有畫出，
但是畫作流露歡樂無憂的氣氛。

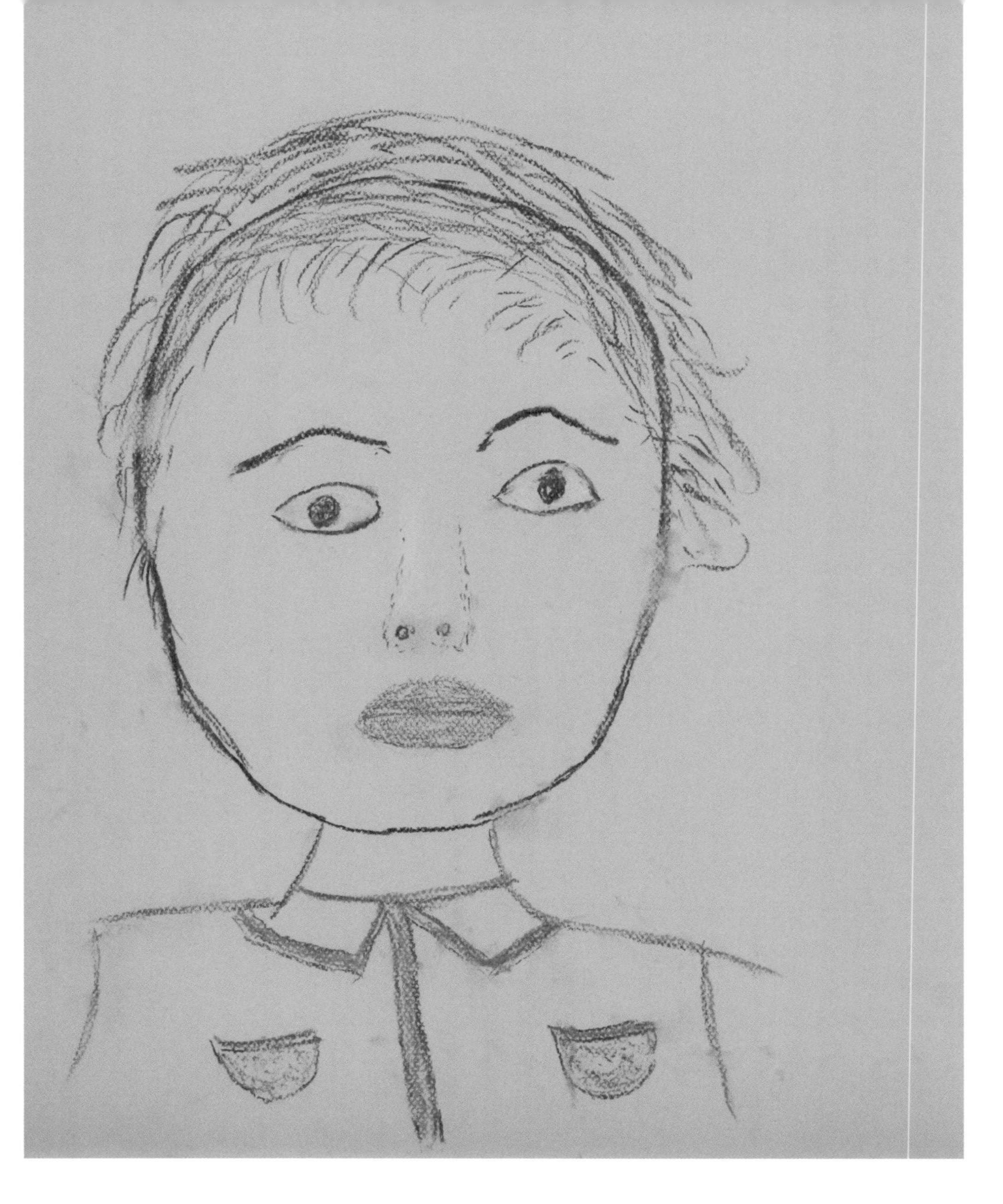

子女都在國外的譚阿姨常常數算著自己年紀，霸氣地說：
「頂多再活個三、五年，把自己生活過好就好，不想別的事了！」

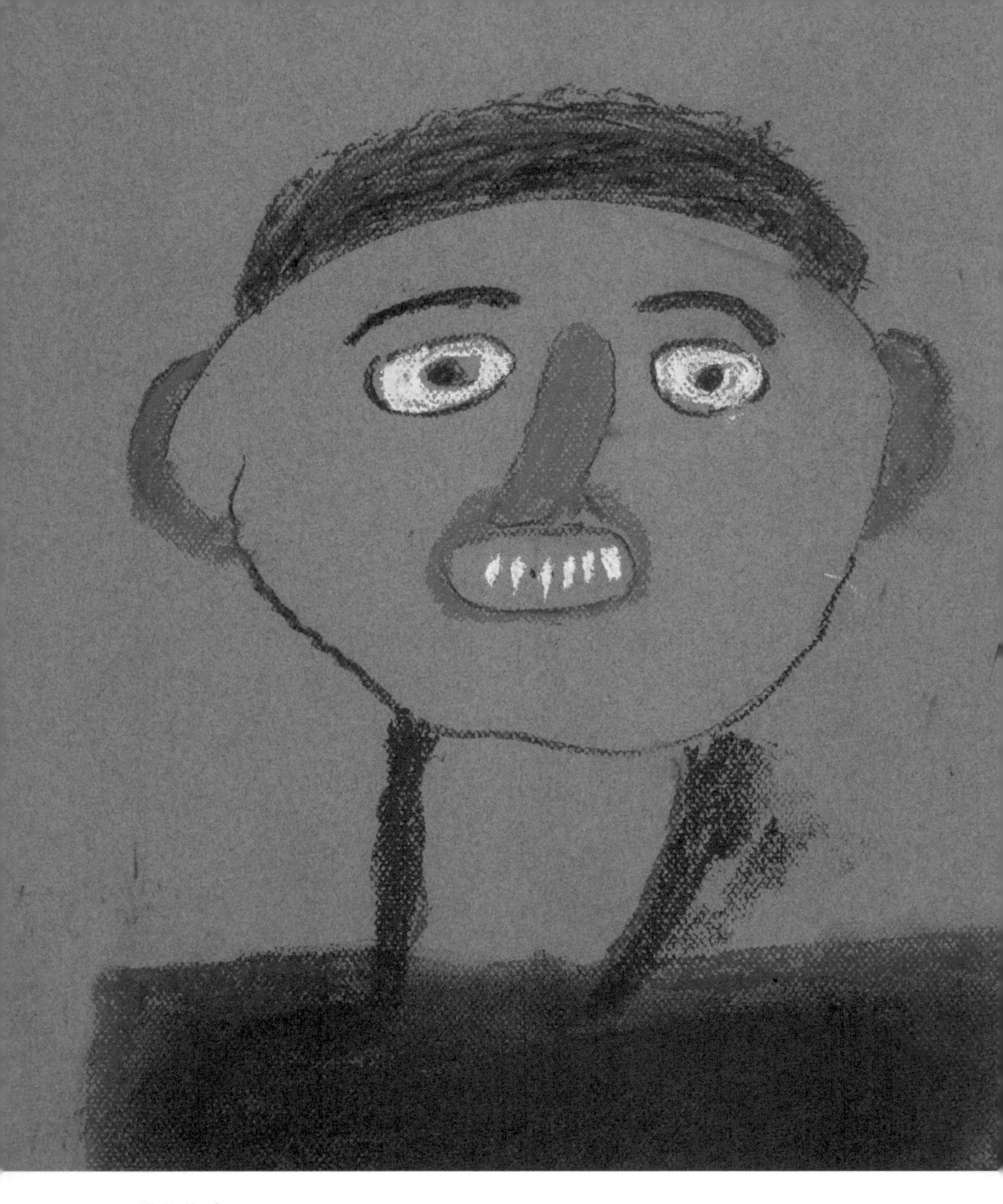

鐵爺爺 畫

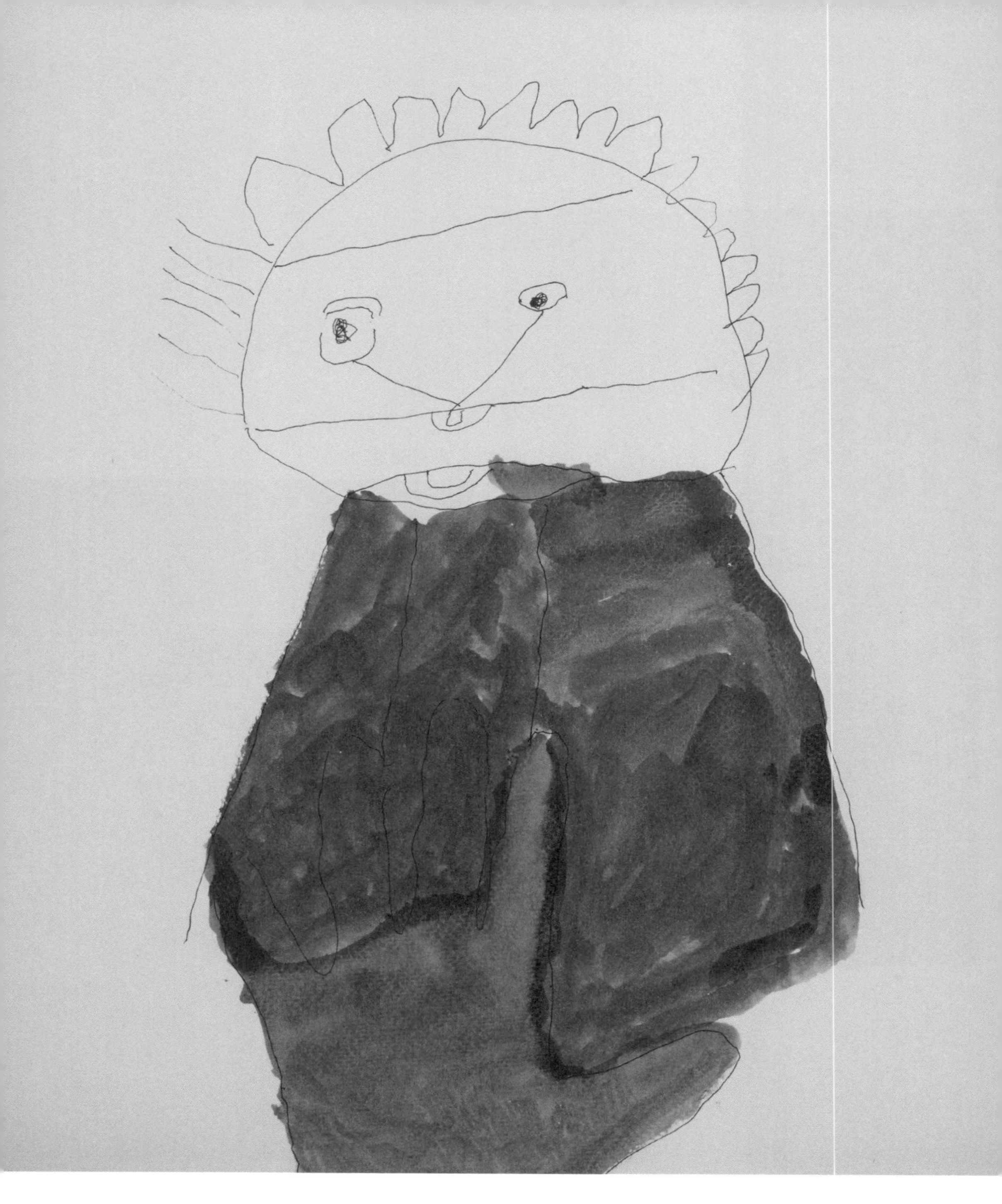

牟爺爺 畫

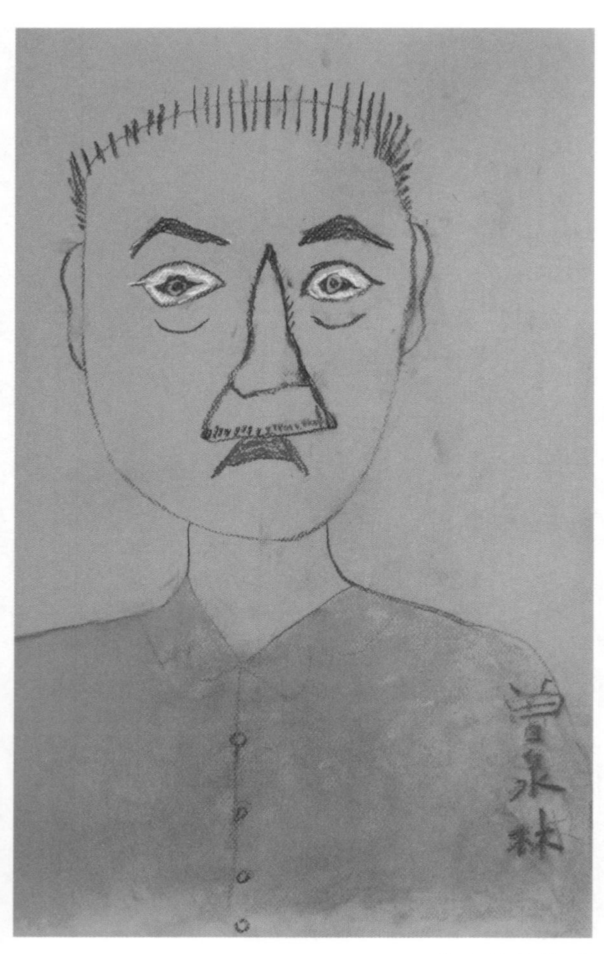

曾泉林爺爺 畫

玉貴阿嬤 畫

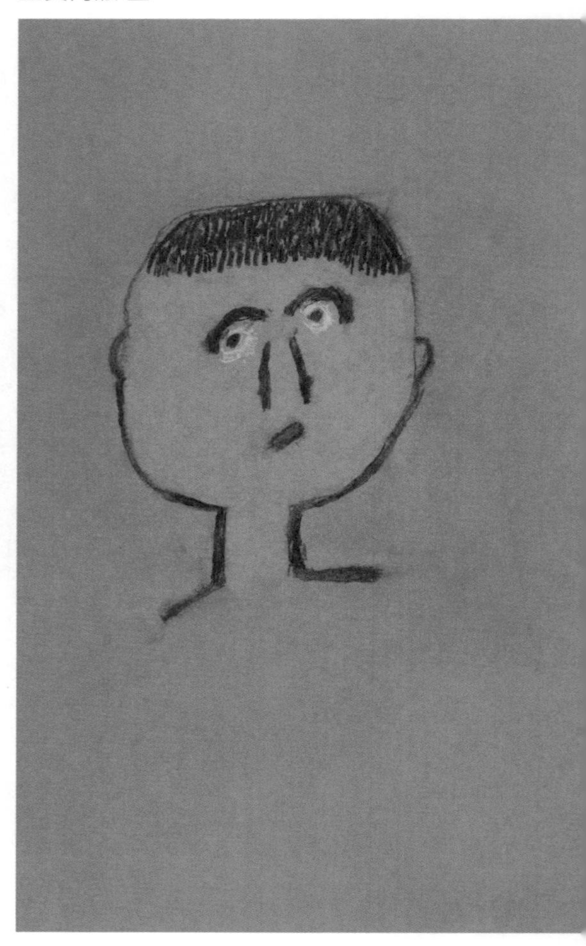

／ 時間與隔離 ／

不同時間的「自畫像」會有什麼差別？
有些長輩在參與相隔一年半的團體後，畫了第二張畫像。

在這段時光中，經歷了新冠肺炎剛發生之初的隔離階段，
長者與外界的互動被迫減少，病程同時也緩緩前行，
這些影響或許也呈現在圖像上了。

2019/3

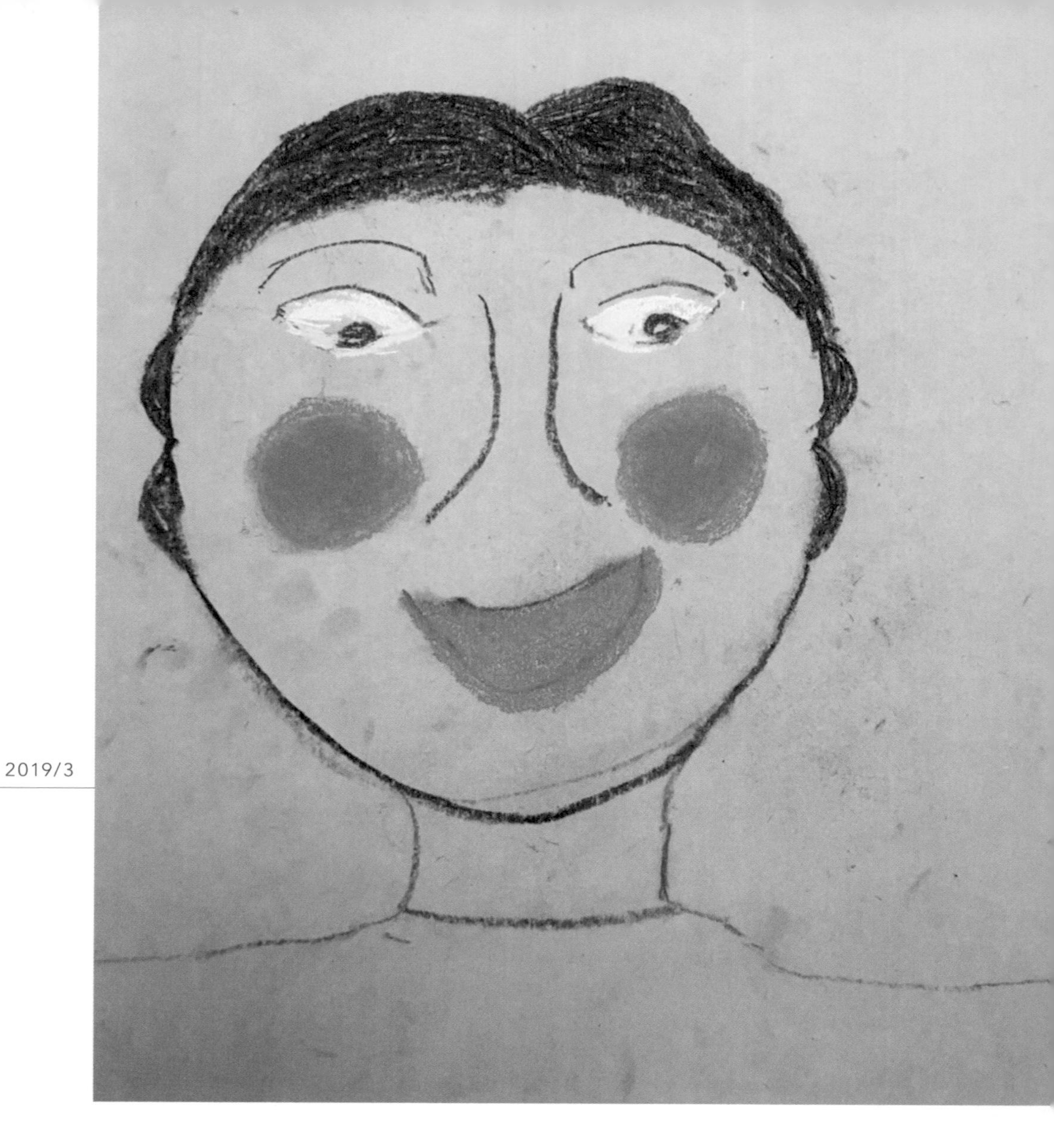

剛開始覺得自己很醜不敢看自己的秋雲，看到鏡子時，
馬上用雙手遮住鏡面，大聲笑喊著說：「**好醜喔！好醜喔！**」
接續跟著引導漸漸能仔細觀看自己的五官，
最後還為畫像塗上口紅與腮紅。
分享時，她對自畫像滿意地點頭表示很開心。
團體裡的其他長者說：「**那個笑容很像她。**」

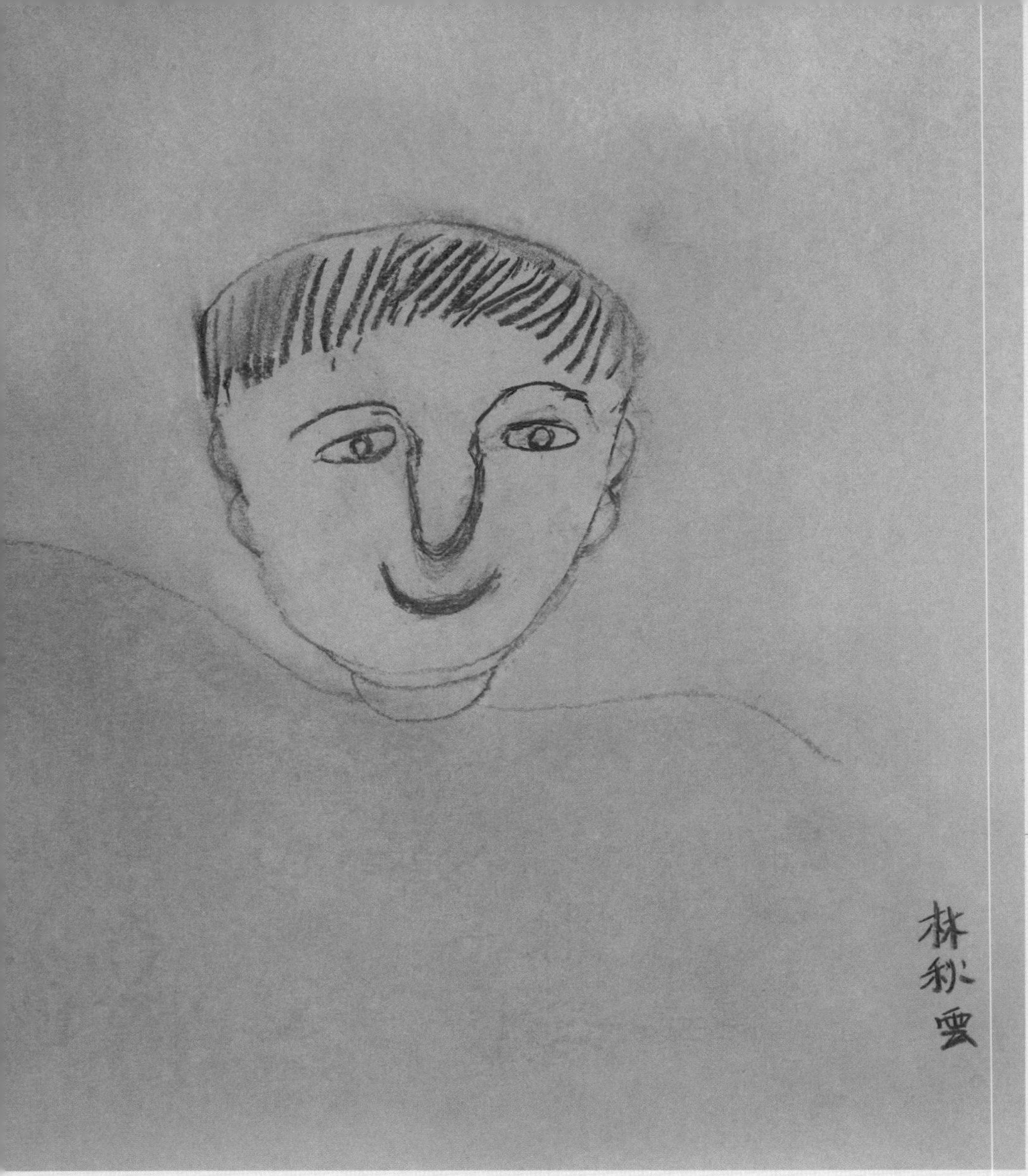

林秋雲

2020/10

一年半後，秋雲再度畫自畫像，
雖然細節變少，
不過多了浪漫氣息，
而那開朗笑容依然沒變。

2019/3

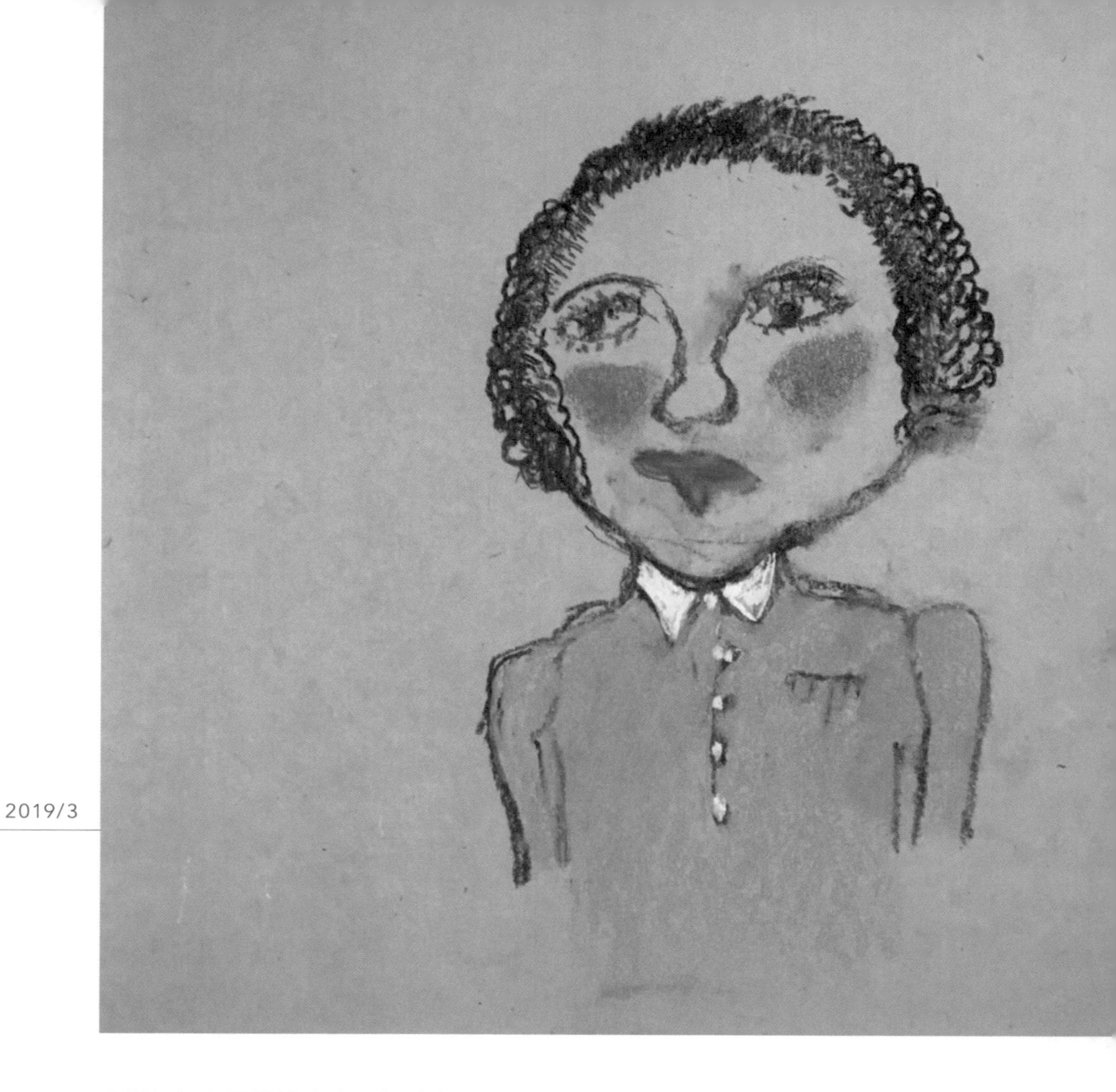

玉照奶奶在團體裡向來是沉默少言的，偶而會蹦出幾句話就是她很想要表達或是很想問的。

第一次畫自畫像時，剛開始她幾乎沒有動作。但是，當其他人動筆後，她也慢慢的拿起筆，輕輕畫下幾筆。當她開始作畫，便可以一直持續到她認為畫好為止，創作時間約四十分鐘。

玉照奶奶的第一幅自畫像仔細描繪了頭髮的捲度，畫像裡的女士穿著襯衫，認真篤定的眼神如同她本人。

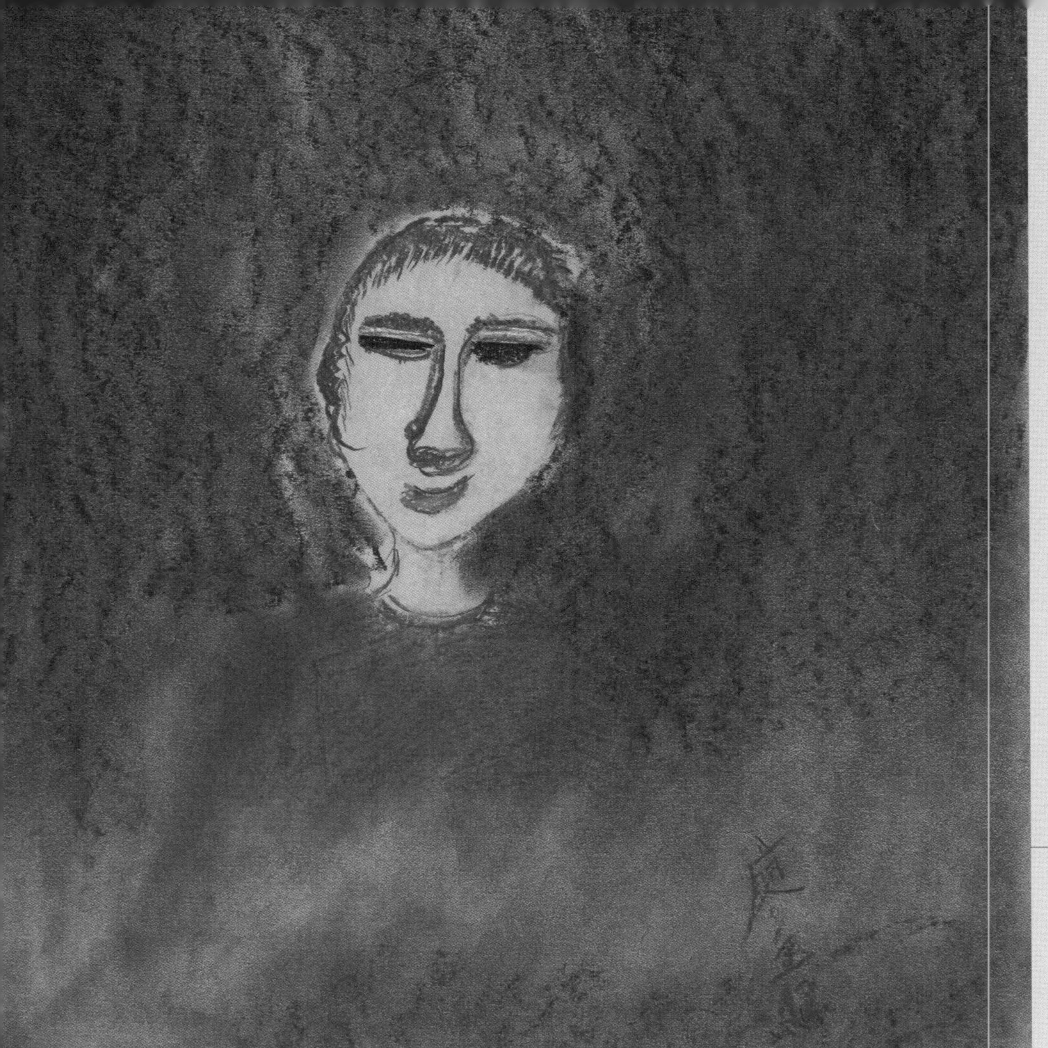

2020/10

第二幅自畫像是在相隔一年半後創作的。當時，經歷新冠疫情的隔離和病程的進展，她更沉默了，也出現行為症狀，每五到十分鐘重複行為，使照服員頗為頭痛。

但是，那天，當她開始畫自畫像，重複行為停止了，她專心地繪畫直到停筆，持續時間約三十分鐘。

當兩幅自畫像擺在一起時，我們發現後期的線條大幅減少，取而代之的是強烈的色彩，也流露出更多情感。

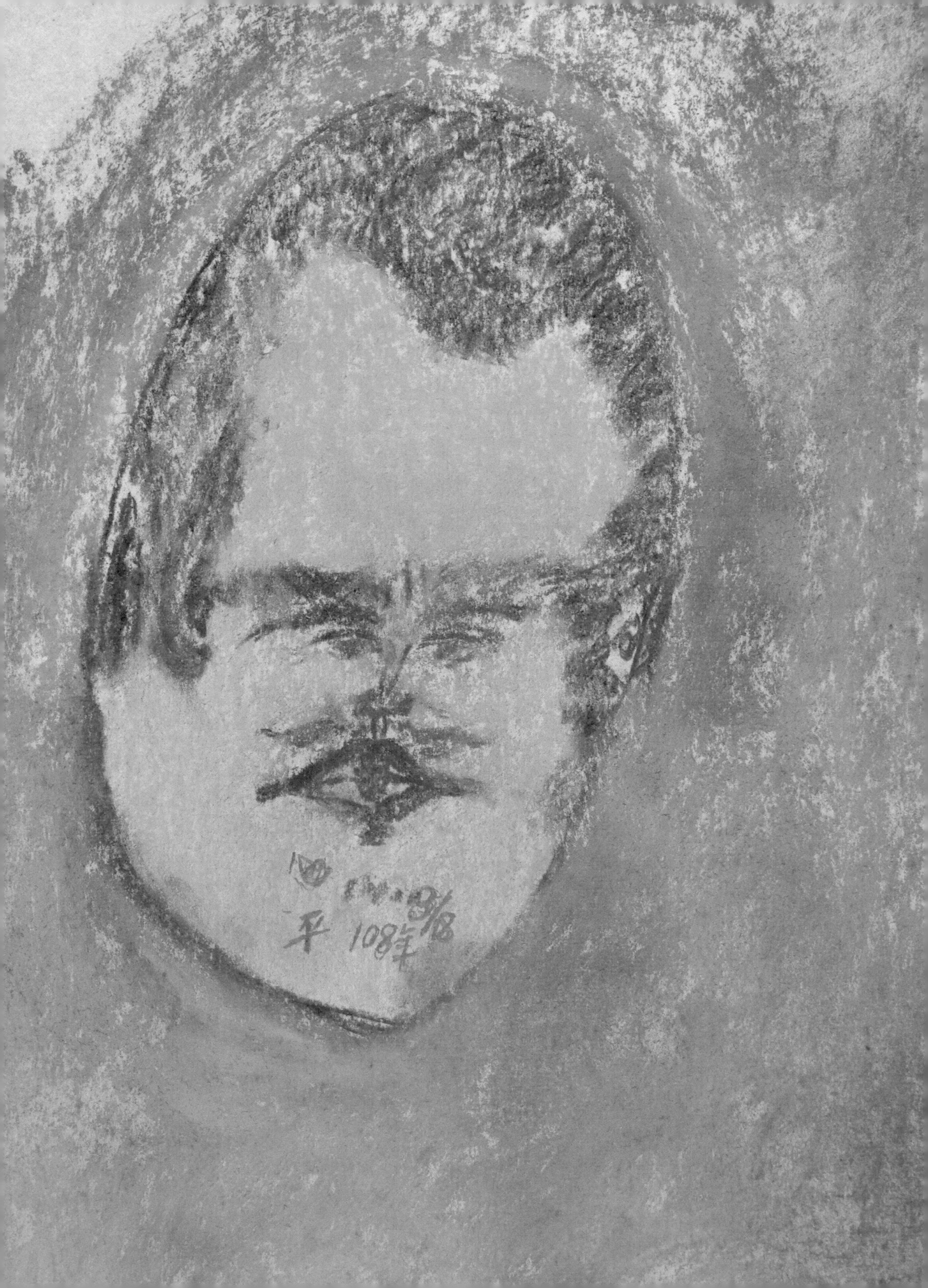
平 108年

／ 平靜與孤單 ／

藝術團體長者畫好肖像後，我請大家以粉彩著色背景，建達沒有動作，我試著引導他，他看著畫紙上的橢圓頭像，似乎有點陌生，他已經忘了那是他的自畫像，反而理性地說：

「這就是臺灣啊！一座島，島的旁邊是海，
那麼海應該是綠色或藍色。」

當他講述時，我心中浮現「孤島」的情境，於是大膽地問他：
「會覺得孤單嗎？」

他停了一秒，幽幽的說：
「不會想就不會孤單啊！」
接著，繼續將綠色的粉彩條刷在紙上。

那是帶著力道塗繪的海洋。

在分享作品時，他看著這幅畫，指著在畫像下巴位置寫的「平」字，說著：**「我也不知道在畫什麼，但是畫的時候覺得很平靜，所以寫上這個字。」**

／面對白紙與迷失／

當一張白紙放在失智個案面前時，猶如帶著個案走進一個毫無指標的空間，很容易讓他出現迷失感。因此，如何讓個案有安全感、有信心下筆，同時也能給予創作自由，都是面對失智個案時必備的思考與能力。敏銳的觀察、同理心與支持技巧，也是在帶領失智藝術團體不可或缺的能力；當團體中有個案無法達到預期目標而出現負面情緒，當下必須給予支持，並且與機構專業人員溝通，請求協助。當我們大聲說著藝術有多美好時，都不能忘記最重要的是「人」。

然而，若個案無法畫出自畫像是否就不能參與團體？倒也未必。王爺爺定向感欠佳，在自畫像活動中，他畫出抽象圖像，我們無法分辨五官的具體位置。但是，在創作過程中，王爺爺專注地畫線條，或許在他的腦海中，已經沒有「自畫像」這個概念了，取而代之的是他手中的筆如何在畫紙上隨著意念移動。

喜歡紅色的李爺爺也有定向感的問題，他則以穿著紅色服裝的小人物表現。縱使爺爺們無法回應既定的自畫像形式，但在創作過程中，至少他們表達出當下想要述說的圖像及情感。

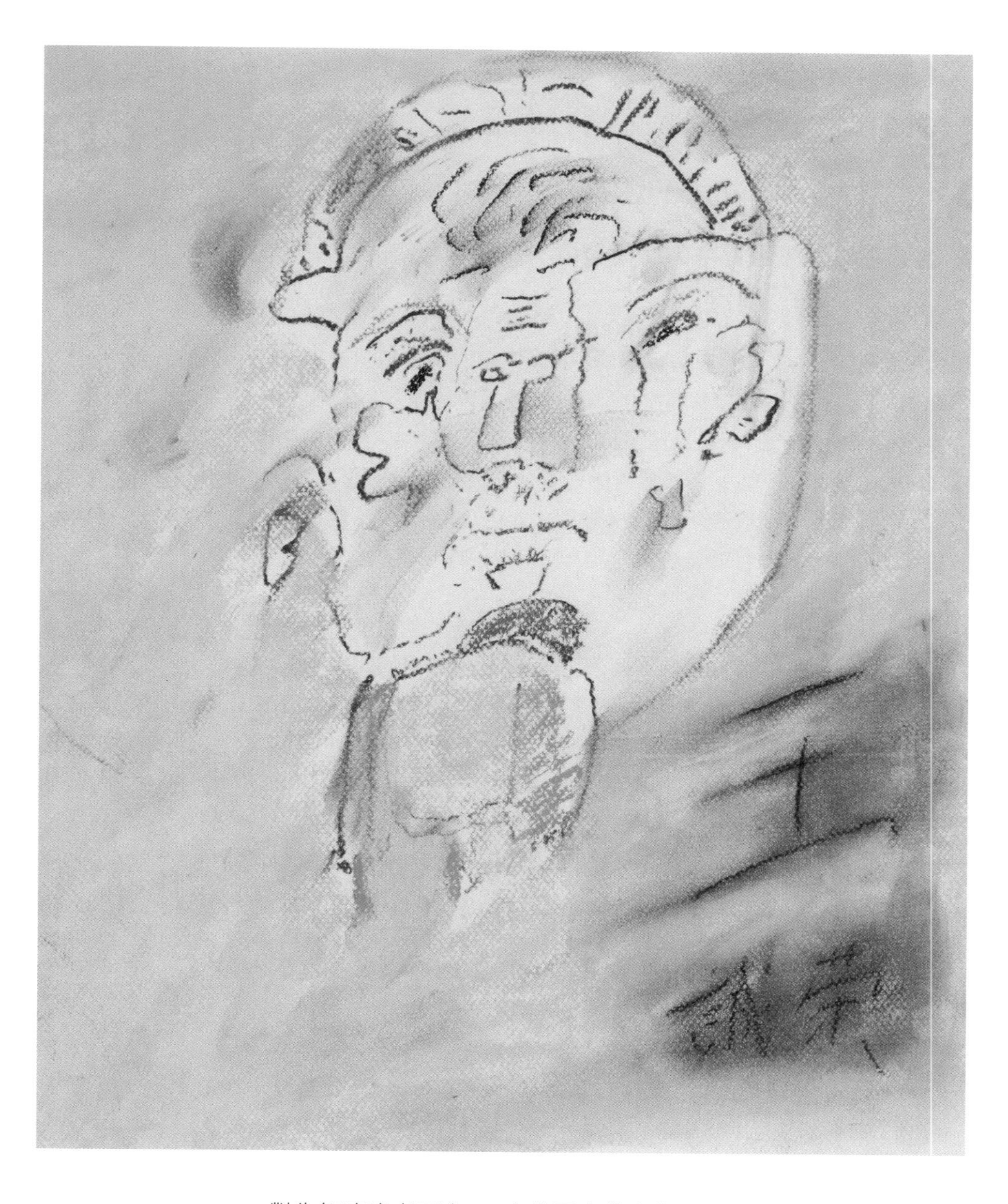

對失智症患者而言，五官位置定位有些困難，他們仔細觀看鏡中的自己後，再把視線移到紙上，就忘了該在哪下筆了。

王爺爺說：「**忘了要怎麼畫。**」
我說：「**那就隨意吧！想怎麼畫就怎麼畫！**」

隨意畫，平靜地慢慢畫，圖像裡帶著藝術的自由與隨性。

／自我逐漸消失過程中的藝術表達／

部分藝術治療師或照顧人員會認為，引導失智個案進行自畫像是不適切的，因為當個案無法面對自己時，將帶來更大的挫折，「為什麼要讓個案面對空白的自己？」因此，在整個藝術計畫中，自畫像都安排在中後期階段，亦即個案對團體已具信任感、對藝術創作不陌生，且經過團體帶領者評估整體狀態及能力後，才會進行。當個案無法畫出自畫像時，引導者要如何陪伴個案去調適、面對，是需要專業技巧來處理的。

「自畫像」帶出來的議題是「自我」，對於認知障礙的個案而言，「自我」也隨著疾病狀態有所改變，而時空定向感的減弱也會讓個體在定位上出現問題，繪畫是將三度空間壓縮為二度空間呈現，在腦部運作上尤為複雜，圖像的最終表現與其疾病進程及認知障礙具相關性。我在實務經驗中，見過多位個案將耳朵畫在臉頰部位，有些個案則出現上下兩對眼睛。不過，當我們將創作媒材由平面轉為立體時，個案的時空表現則會改善。

我們發現同一個案，畫自畫像時僅能以幾何圖案表現，當媒材轉為油土且以半立體呈現時，個案能將眼睛及鼻子定位。當創作方式改為立體，那麼個案在肢體的位置確認上則沒有問題，下述個案在完成人偶後，更是主動加上布料裝飾，並且能以唱歌的方式表達其正向情緒。

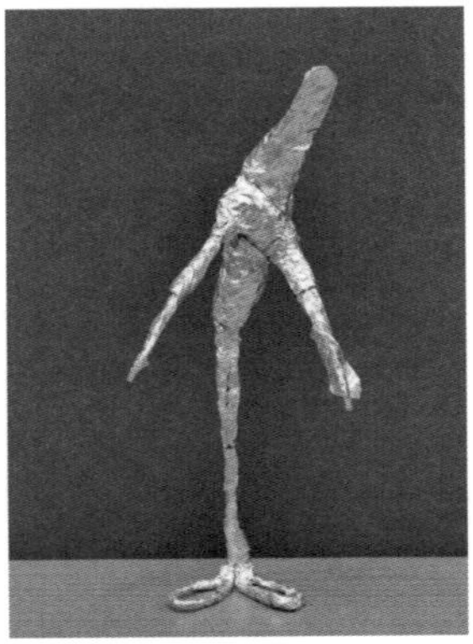

／ 鋁線小人偶 ／

「鋁線小人偶」是長輩很喜歡的活動。他們一手拿著鋁線，一手拿著麻繩慢慢纏繞，做出人體架構，接著挑選布料為人偶設計衣服，最後賦予人偶動作。

這些動作可以訓練專注力、手部精細動作和手眼協調能力；同時，選擇布料、設計穿著，牽涉到美感與決策能力。對於經歷過紡織業興盛時代的長者而言，這整個過程並不難。

當各種布料陳列在桌上時，他們伸手搓揉布料、研究圖案，展現專業的姿態。觸摸柔軟布料或纏繞麻繩，喚起了他們內心深處的感官記憶。纏繞動作刺激手部肌肉，訓練精細動作，也間接活化腦細胞。而原有的身體記憶也讓失智長者對這項活動輕鬆上手。

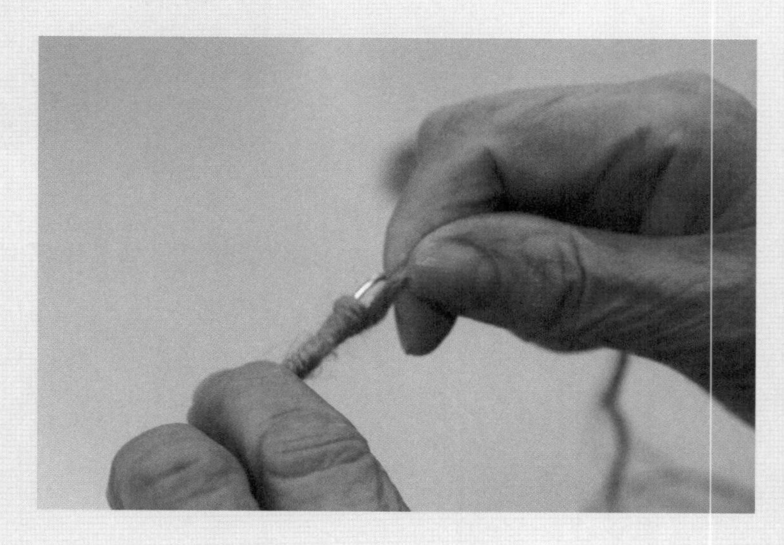

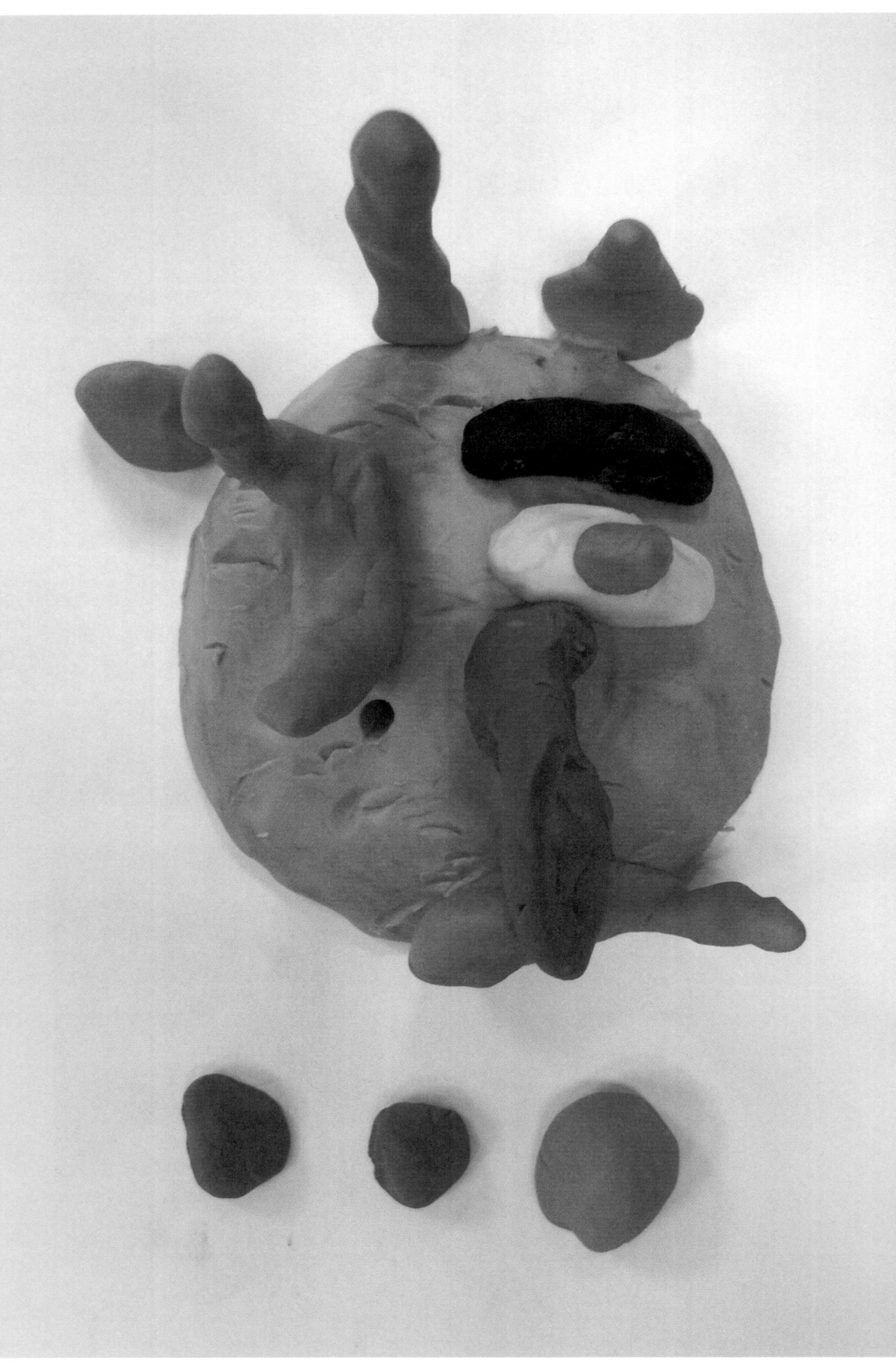

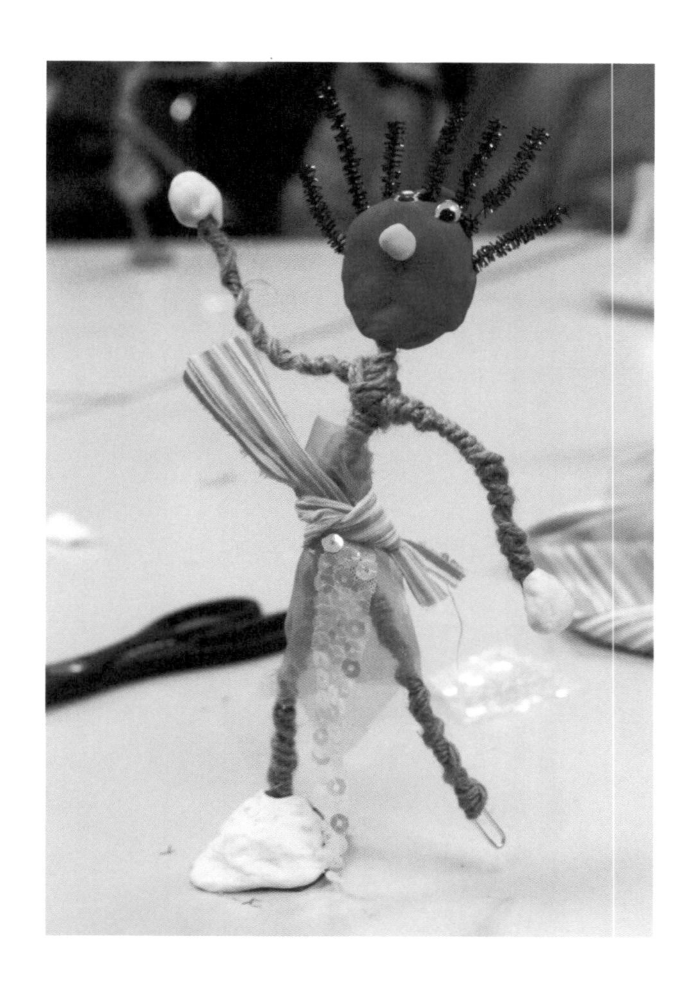

湯奶奶在畫自畫像時，無法清晰描繪五官，也難以準確定位，因此她重複繪製幾何圖形表達感受。

然而，當她使用油土塑造頭像時，能夠掌握並正確定位部分五官（左圖）。而在創作立體的鋁線人偶時，她不僅能夠完全回應主題，還在完成後主動添加裝飾，並且高興地對著人偶唱起了〈那魯灣〉。

在創作過程中，長者也將部分的自己投射在人偶身上。

有些人偶屈膝低頭坐著，

有些張開雙手挺直站立，

有的仰頭望天，

也有像孩子般張開雙手渴望被擁抱。

這些小人偶透過動作表達的情感或需求，

你接收到了嗎？

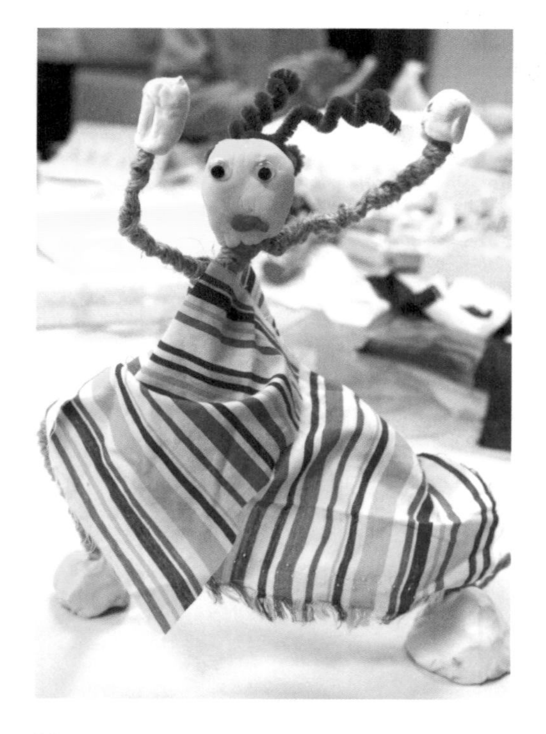

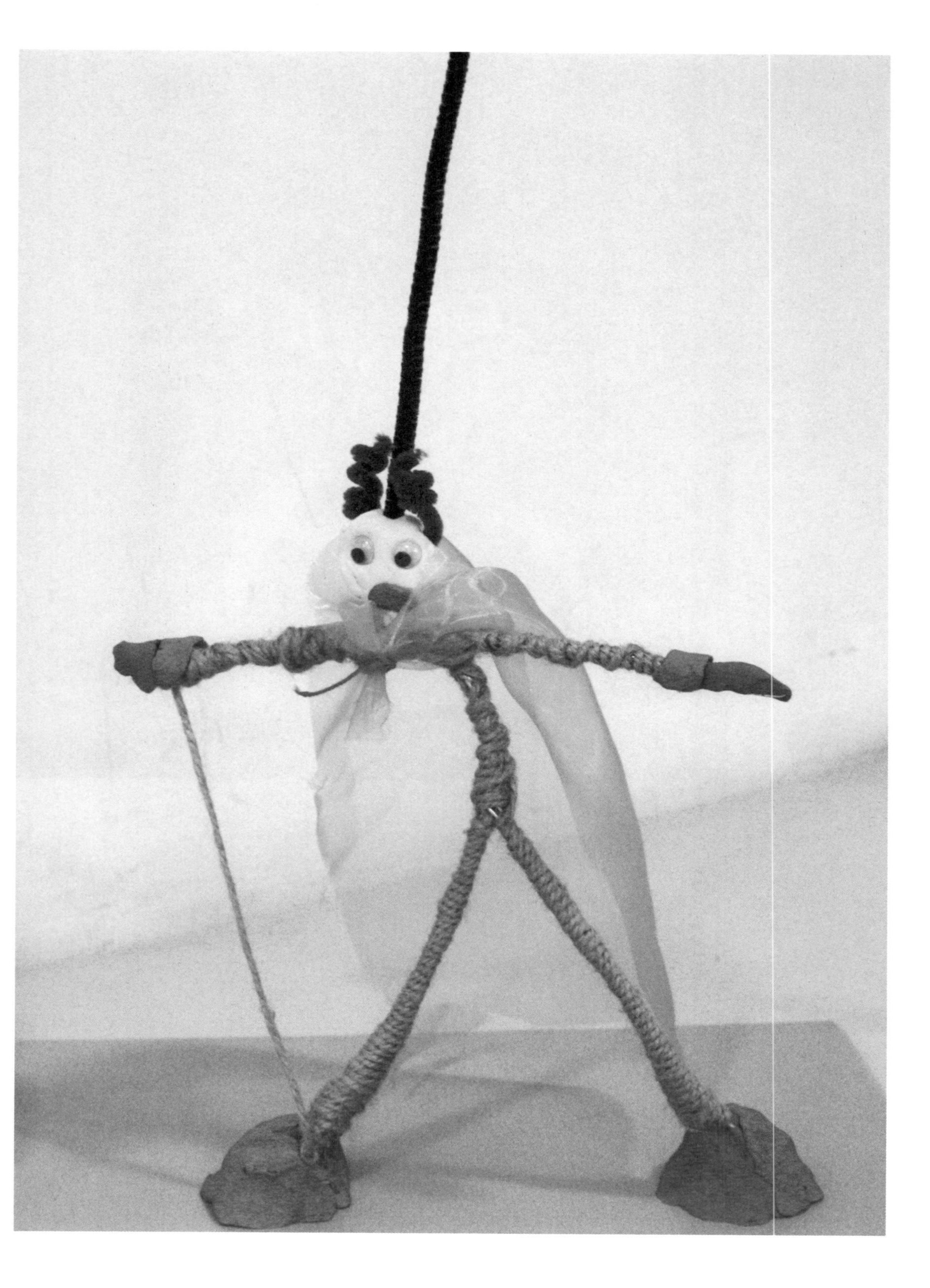

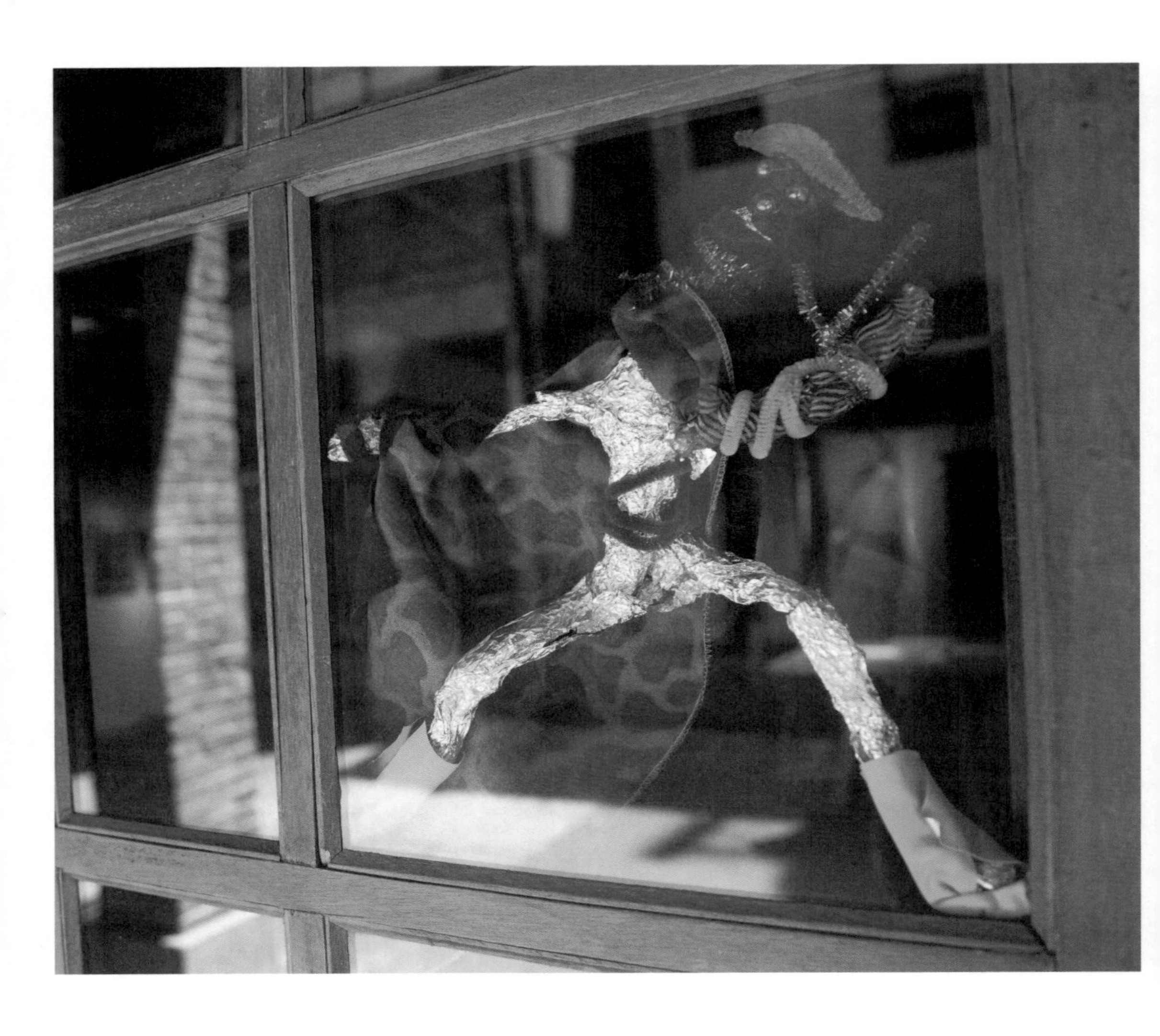

身材英挺高大的許阿公做的人偶，看來是位英雄，

阿公笑了笑，說：「**做一把劍給他，增加武力！**」

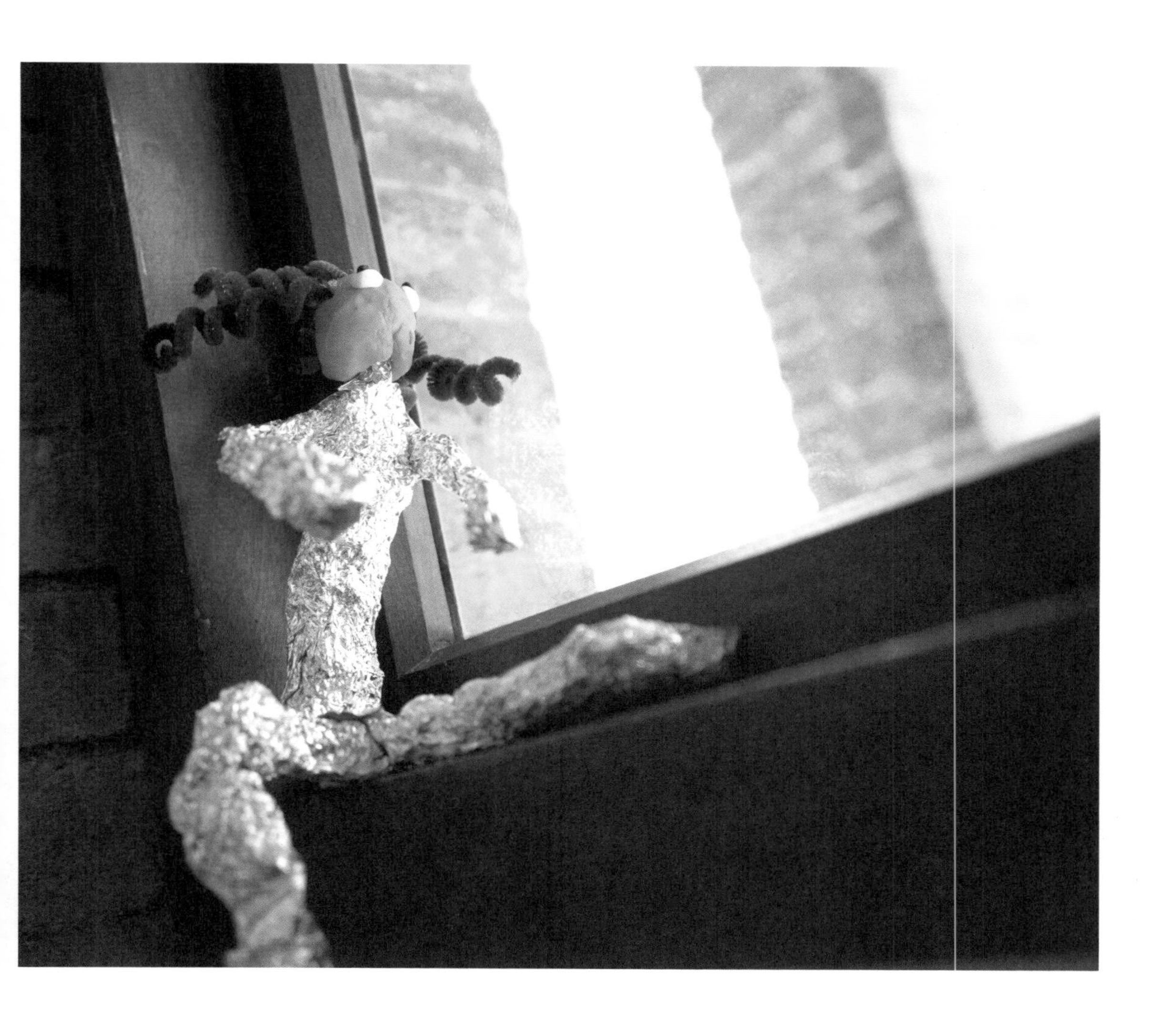

剛到機構不久的玉蓮阿嬤，還不是很習慣機構的活動，
常常在活動中途站起表示要坐車回家。

做人偶時她反而能持續創作，專注力可持續到完成作品。
她的人偶望著天空，而她望著人偶，會心一笑。

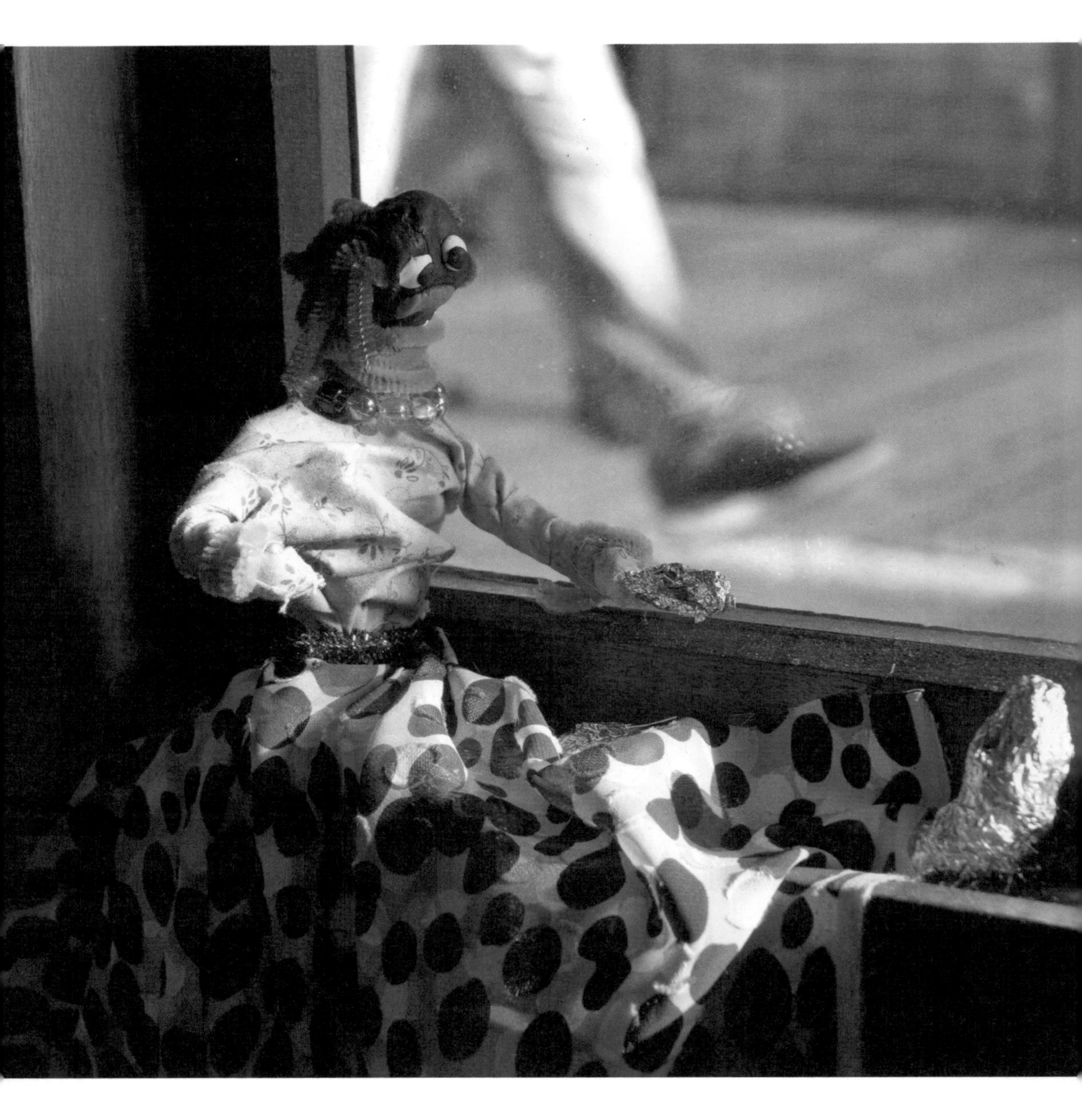

在眾多阿嬤當中，碧蓮是較年輕的，只有六十多歲，率直開朗。

有時會忘了事情，提醒之後，她會爽朗的笑著：「**哈哈！又忘了！**」

接著，就像什麼事都沒發生過一般。

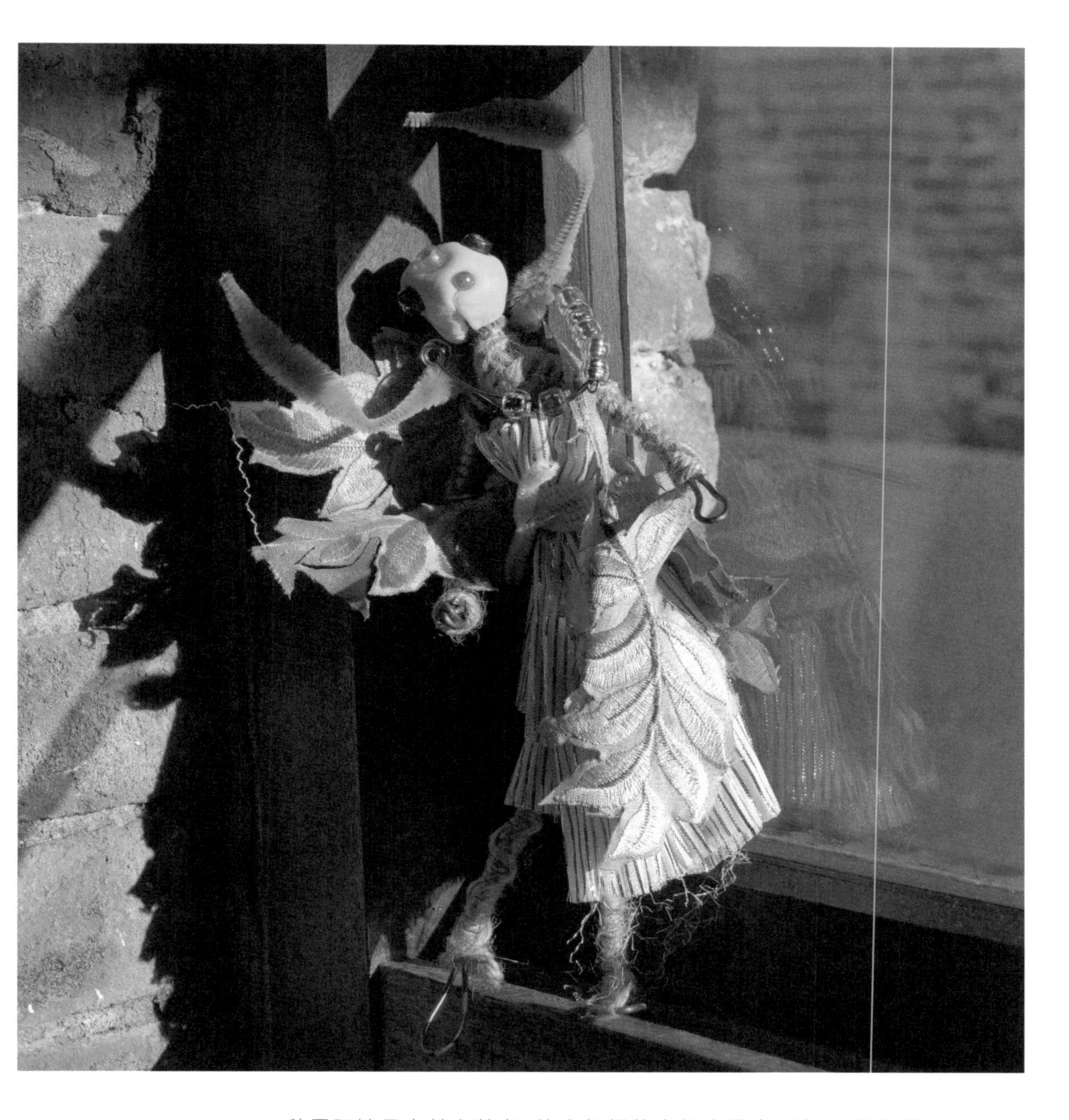

秋雲阿嬤是完美主義者，沒有把握的事都會猶豫不決，不過在做人偶時沒有太多遲疑，她很有定見的從眾多布料、配件中挑選喜愛的，慢慢配搭成這個帶點仙氣的小人偶。

近八十歲的阿嬤笑起來的模樣跟這俏麗小人偶有些神似。

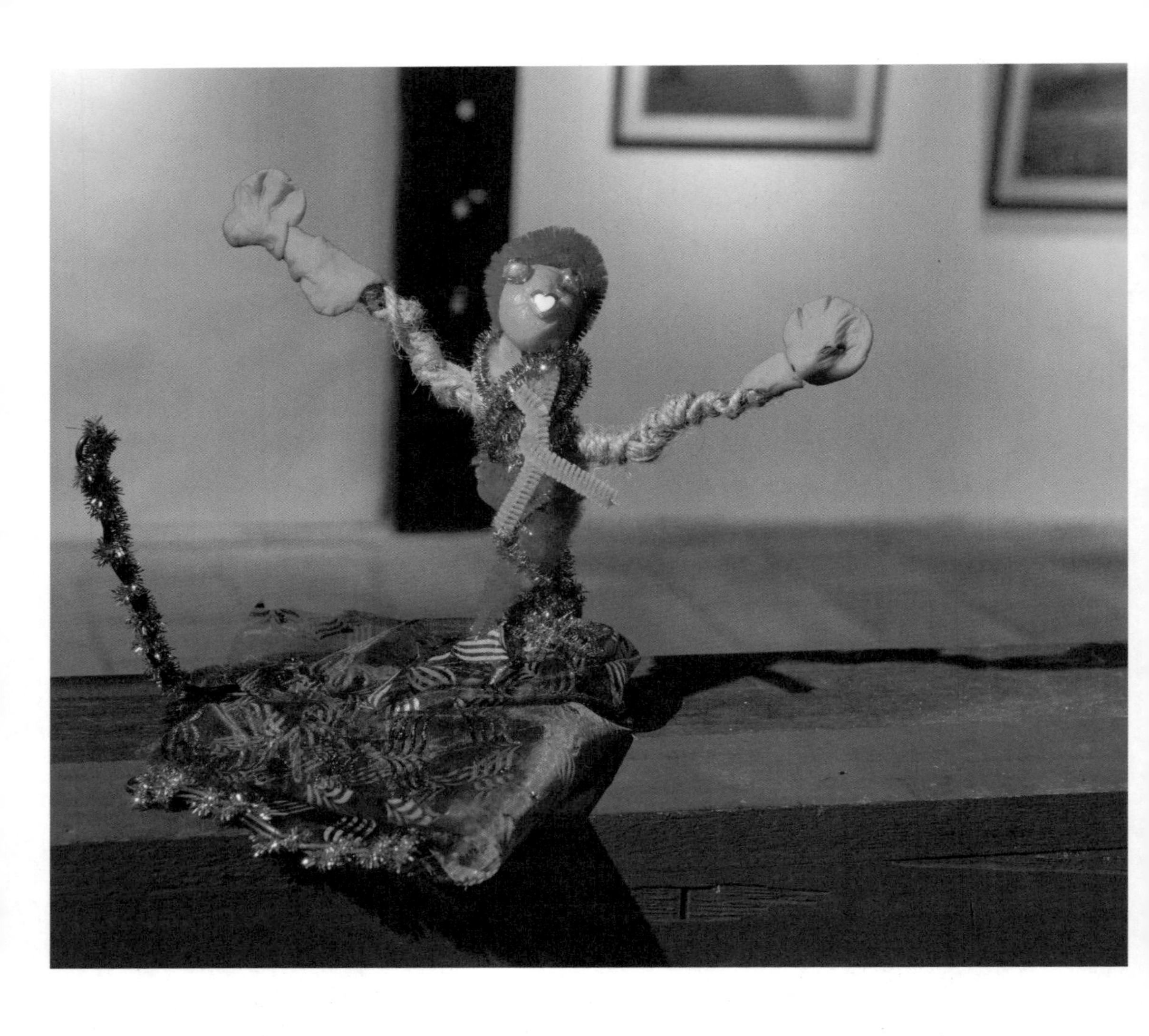

八十幾歲的玉照阿嬤用薄紗做了人偶的裙子，

我很讚賞她的品味，

她有點驕傲的跟我說：「**我年輕時候很會打扮，很多人追……**」

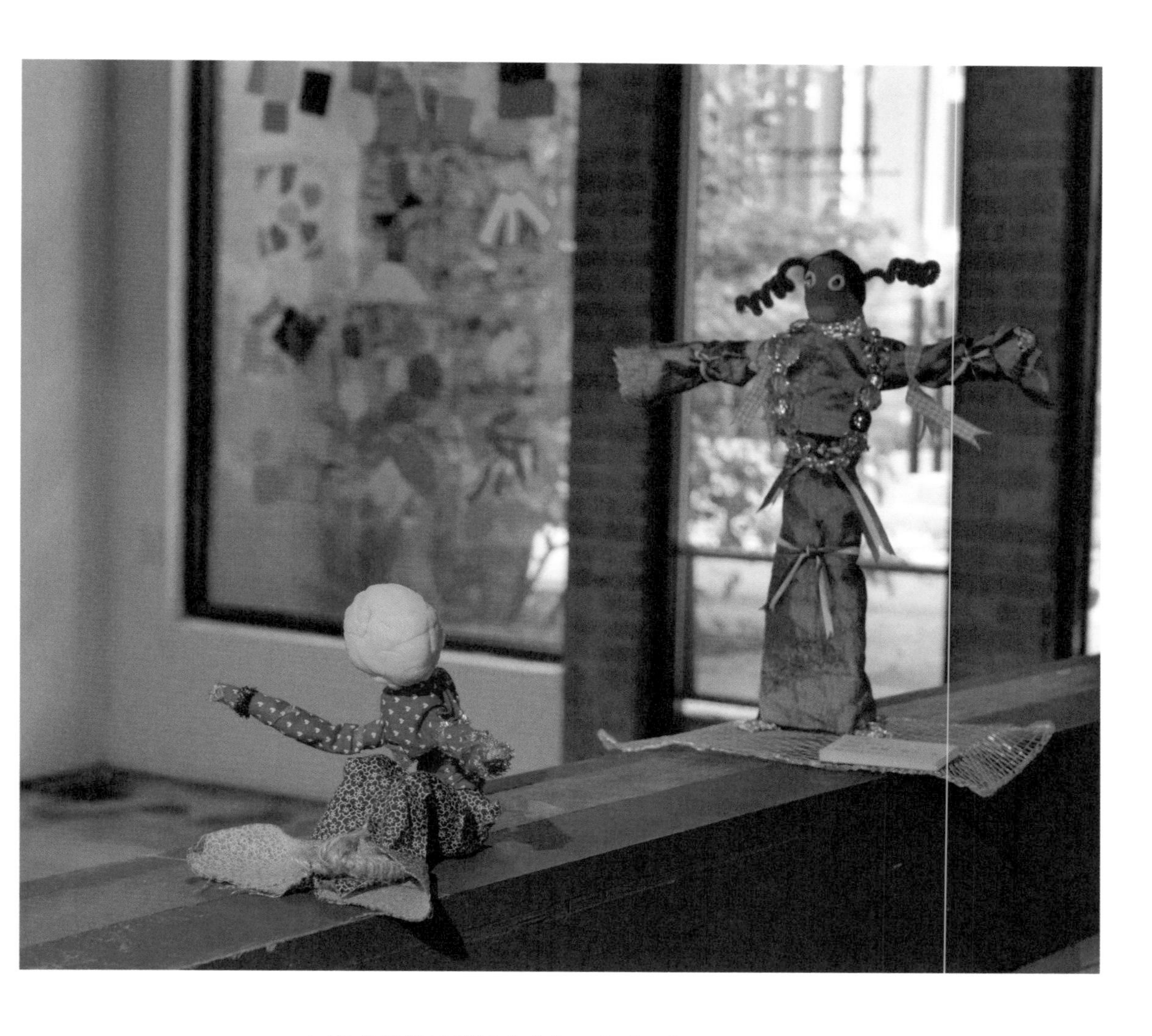

王爺爺常常說腦筋空空想不起事，覺得很頭大，黃色的大頭好重，人偶站不住，他索性讓人偶坐下，好好休息。

另一尊人偶的創作者是受日本教育的蘇阿嬤，做事有條不紊，連打結的緞帶都是仔細挑選並以對稱的方式呈現。

最思念的人

親愛的爺爺、奶奶

今天好嗎？心情美不美麗？

活到八、九十幾歲真的很不容易，

人生的大風大浪，都走過了！

您的人生經驗好豐富，也很寶貴。

漫漫人生中，有些人是永遠放在心上的，

那是誰呢？

你還記得他跟你之間相處的時光嗎？

試著把那最想念的人畫出來

不用在意好不好看，不用在意畫得像不像

最重要的是：他是你思念的人！

榮家藝術團體的爺爺奶奶們年紀約九十三到百歲之間，因為年紀大，也或許經過槍林彈雨的洗禮，他們的聽力欠佳，團體活動中我經常需放大音量或以筆談代替。

某天，在團體開始沒多久，我將事前準備的信送給每位長輩，有人一字一句地唸出來，有人靜靜地閱讀，接著，一片沉靜。

在繪畫過程，有些長者專注地畫著線條，也有人在畫好的人像旁寫下一行行文字。不同於在臺灣生長的長輩，第一代榮民長者多在十幾歲時因戰爭被迫離開家鄉，來到陌生的臺灣，建立自己的家；也有部分長者一生幾乎跟著軍隊，與國家連結在一起。

幾位榮民爺爺說：

「思念的人離開太久了，也都不在了，想不起來了。」

多數榮民爺爺最思念的人是妻子或兒女，這與過往的生命經驗有著重要相關性。

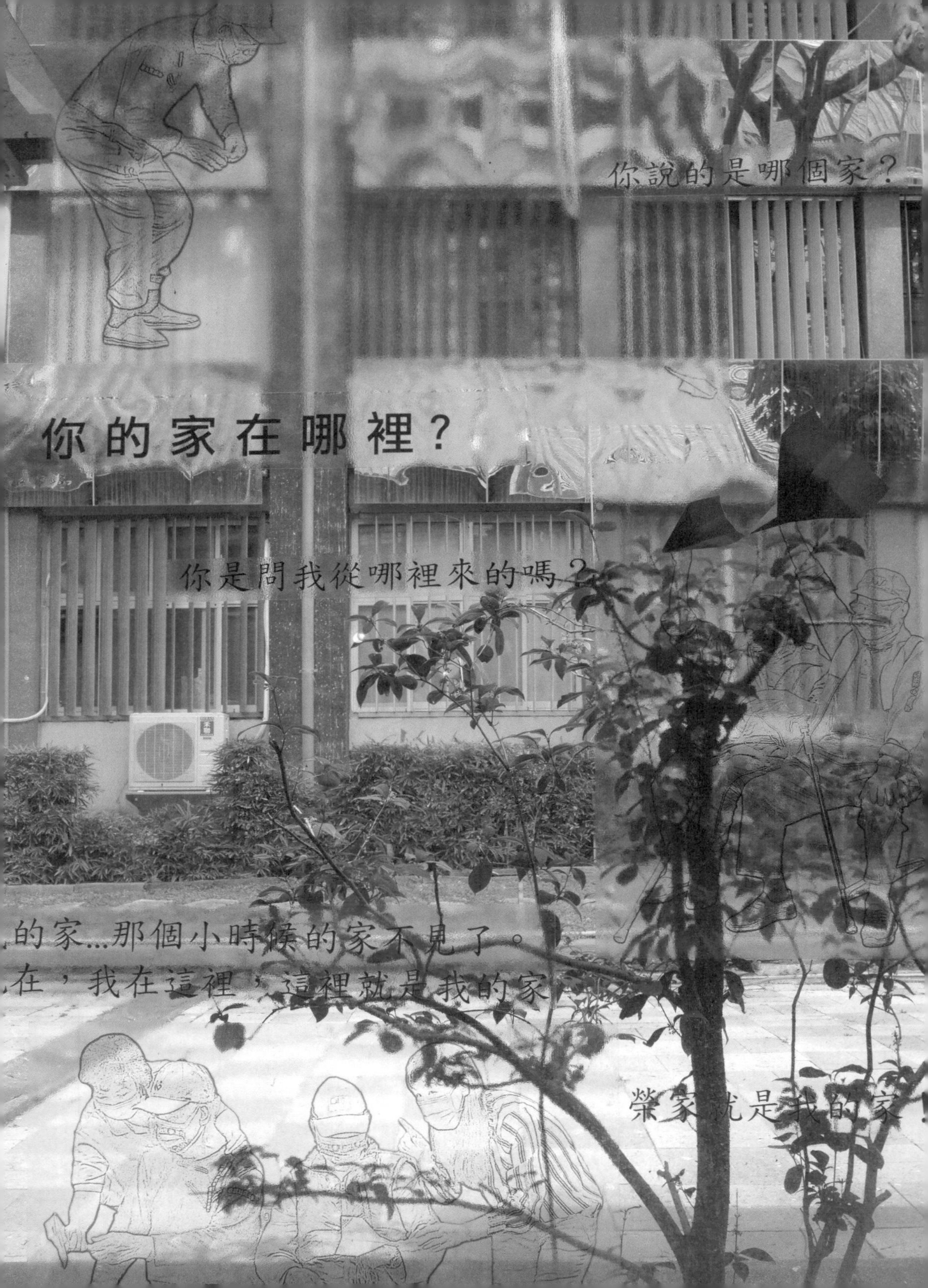
你說的是哪個家？
你的家在哪裡？
你是問我從哪裡來的嗎？
的家...那個小時候的家不見了。
在，我在這裡，這裡就是我的家
榮家就是我的家

家在哪裡呢？

王爺爺說：

「我一輩子幾乎都跟著部隊走，
嚴格上來說，沒有自己的家。」

牟爺爺說：

「很小就離開家了，記憶很模糊了。」

張爺爺說：

「有時想回去看看小時候的家，
但是，人都走了，就算回去也找不到家了。」

鐵爺爺說：

「這裡就是我的家，我的家在臺灣。」

陳爺爺仔細的述說著：

「小時候的家在北京，
跟太太的家在新北市，現在需要有人照顧，
住在榮家，榮家就是我的家。」

梁爺爺不假思索的回答：

「我的家在這裡，榮家就是我的家。」

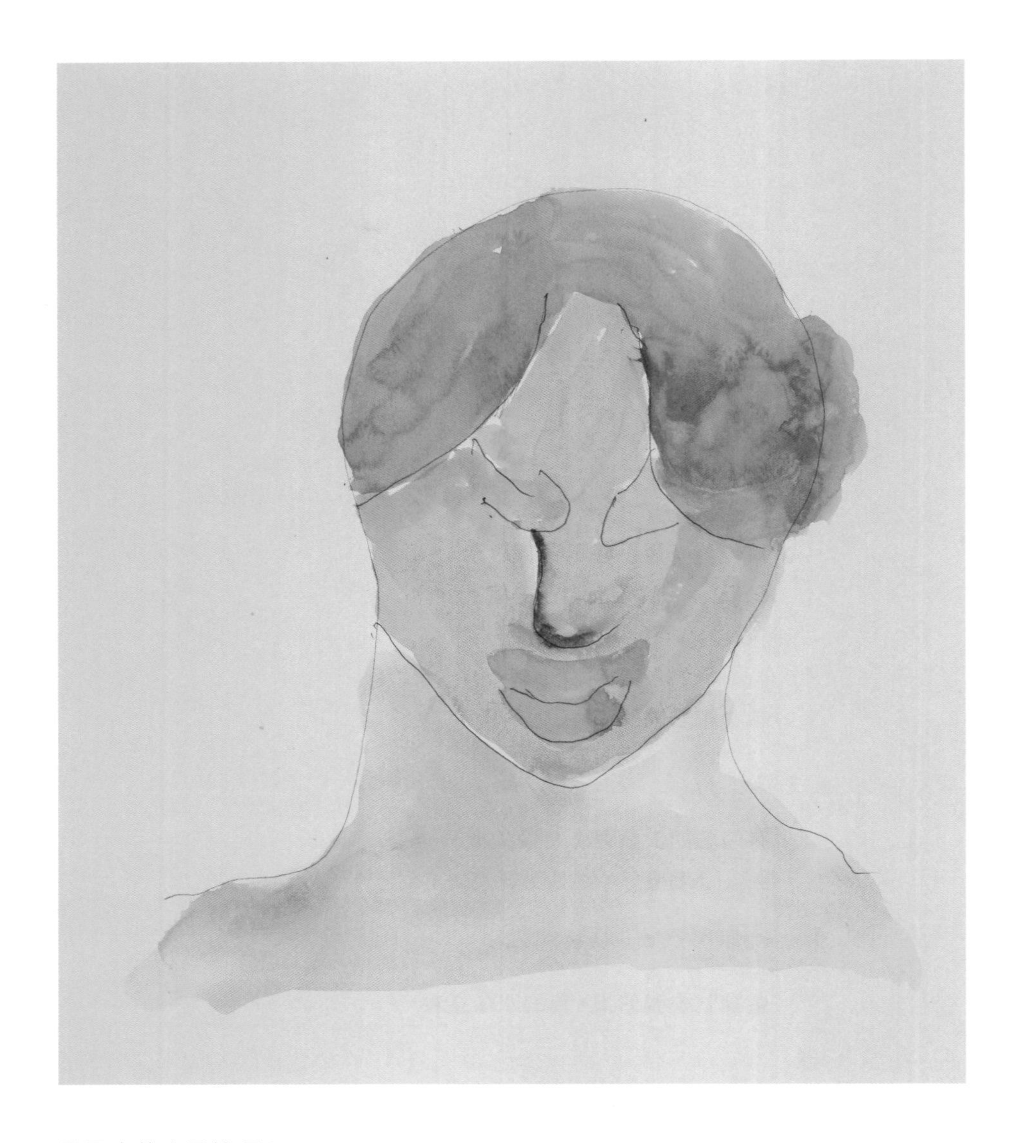

最思念的人是誰呢？

重聽嚴重幾乎不語，表情常顯平淡的張爺爺，
畫了女兒的畫像，分享時摸著長長的白鬍鬚，
露出溫柔笑容，表示：「**想約女兒一起喝下午茶。**」

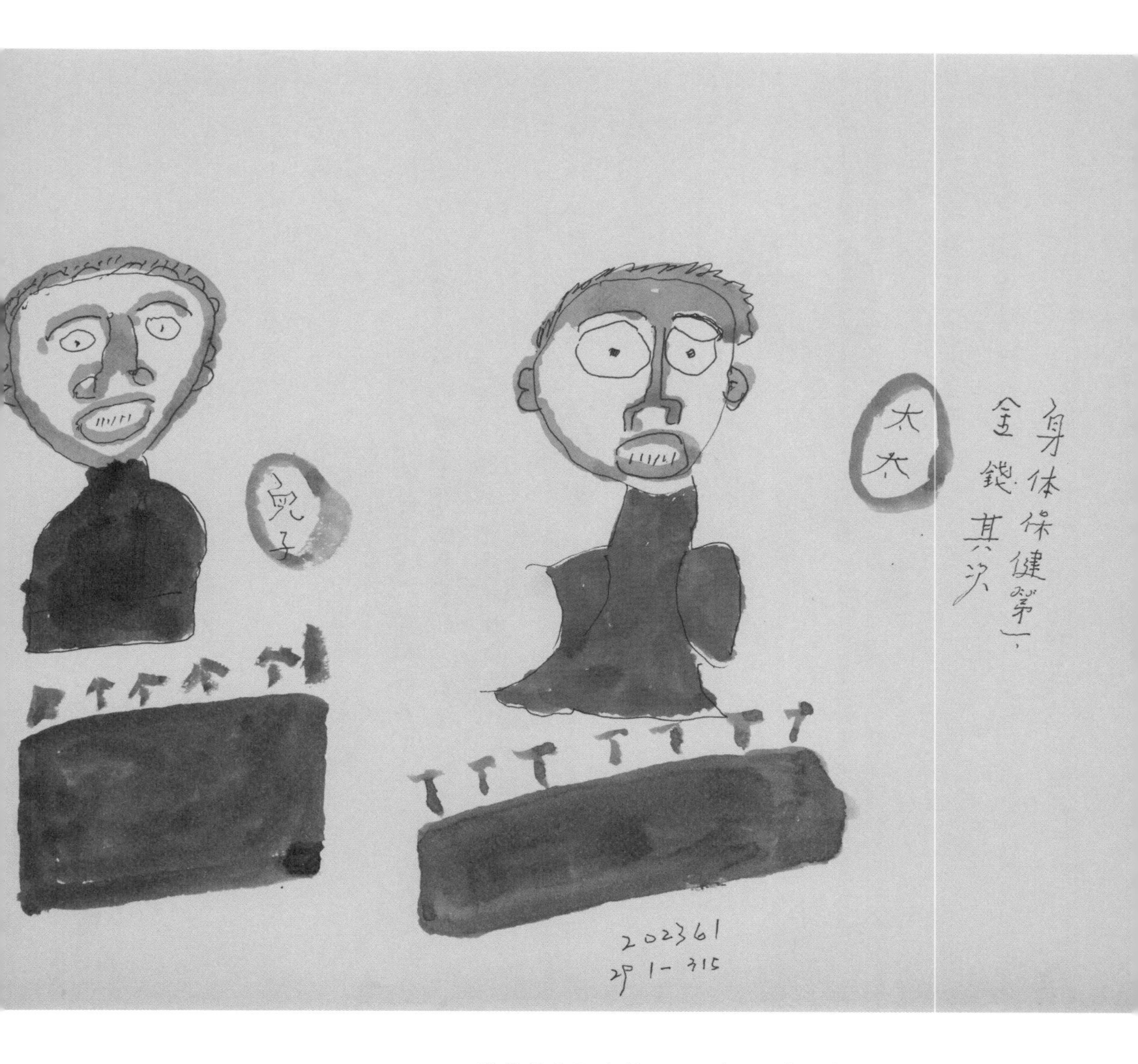

鐵爺爺的圖畫著一男一女，是妻子與兒子。

他說：

「自己住在這裡很好，太太跟孩子在家裡，
要提醒他們健康第一，金錢其次。」

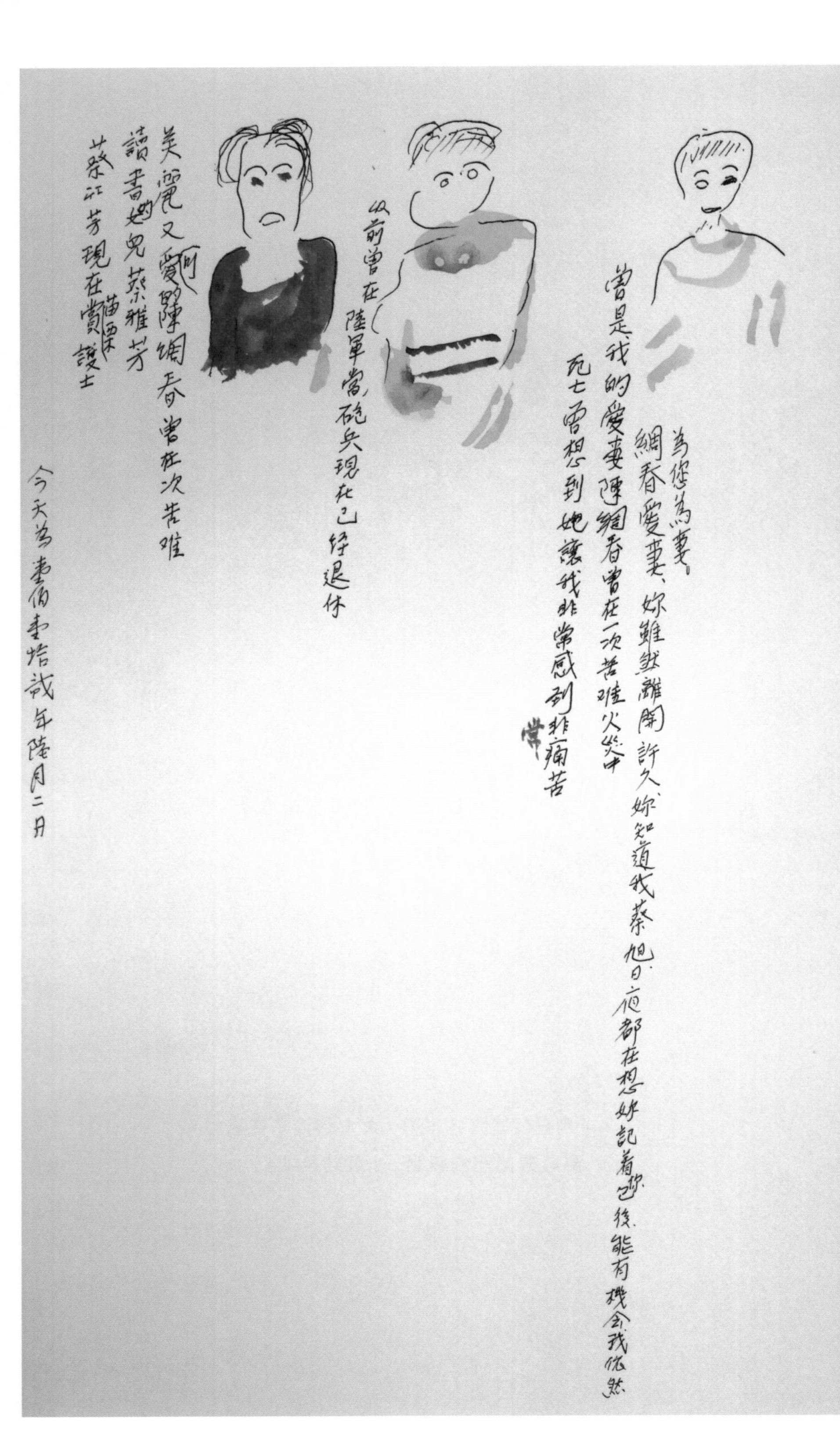

為您為妻
絅春愛妻、妳雖然離開許久、妳知道我蔡旭日夜都在想妳記着妳後、能有機会我依然
曾是我的愛妻陳絅春曾在一次苦難火災中
死亡曾想到她讓我非常感到非常痛苦
從前曾在陸軍當砲兵現在已經退休
美麗又可愛的陳絅春曾在次苦難
讀書的女兒蔡雅芳
蔡江芳現在苗栗當護士
今天為壹佰壹培貳年陸月二日

蔡爺爺在圖畫紙的上方簡略描繪三位人像，
旁以文字註解，說明名字、年紀、職稱。

爺爺談起女兒臉上盡是滿意的笑容。
最右方的人像看來年輕，
但一旁密密麻麻敘述愛妻於火災中過世，
多年過去，仍時常在夢裡相遇。

爺爺大聲說：「**儘管歲月流逝，**
從未忘記，希望來生可以再續前緣。」

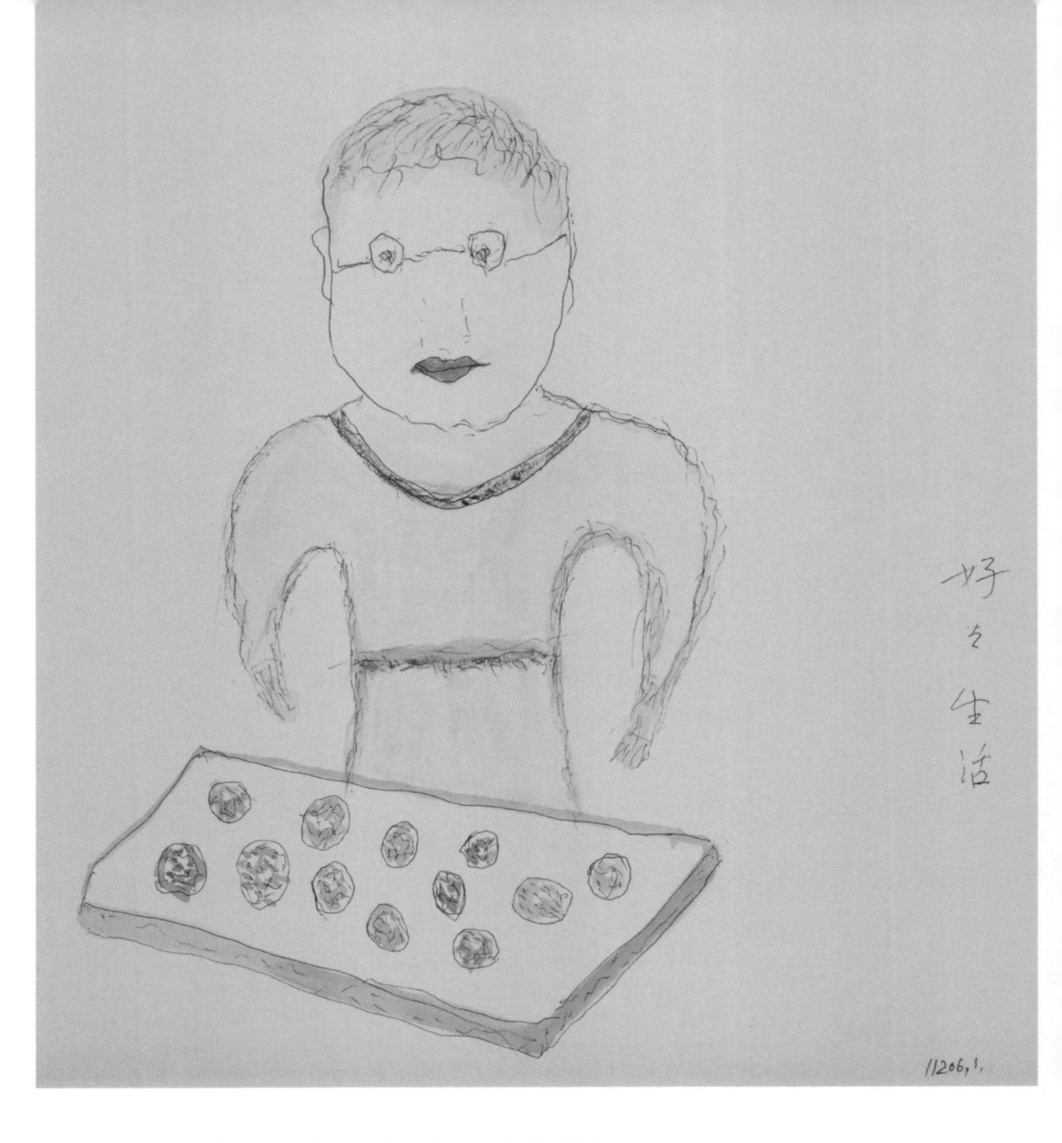

譚阿姨拿著與子女聚餐的相片，畫下兒子吃飯的模樣。

她很理性地說：「**我都這把歲數了……哎，只希望他好好生活，好好活著吧！**」

最思念的人
母親
祝一切平安我好想妳
2023.06.01.

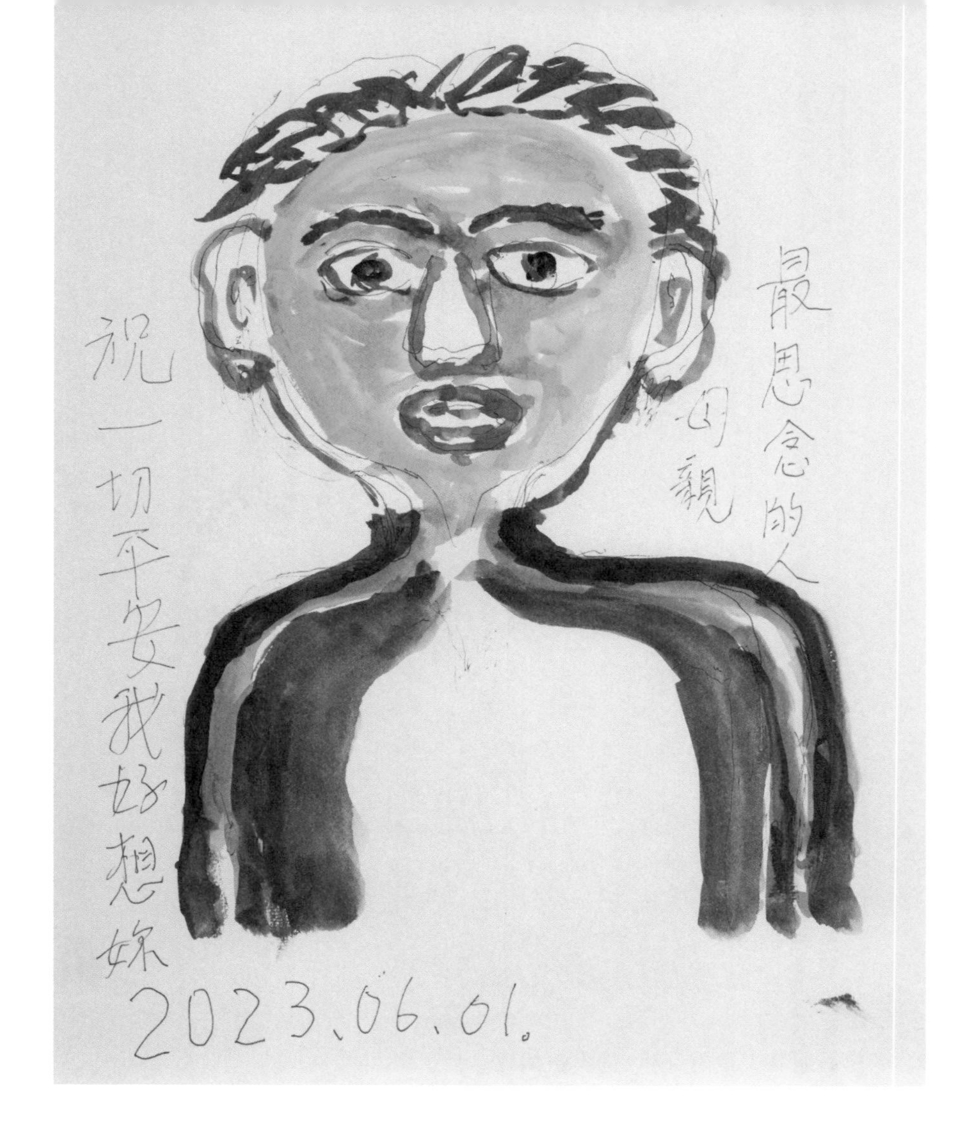

「最想念母親……八年抗戰，爸爸去打日本人，媽媽把整個家扛下來，她很辛苦」。陳爺爺看著畫，指著畫裡的文字：**「都寫在這裡了，最思念的是母親。」**

「哎！那是三十來歲的母親，我那時十八歲，她為了我的前途，帶著我來讀陸軍官校，在校門口跟我道別。**哎！她那時兩眼淚水縱橫，我們哭得唏啦地道別，四目相望！」**

說完嘆了一口氣：**「我永遠忘不了那一天。」**

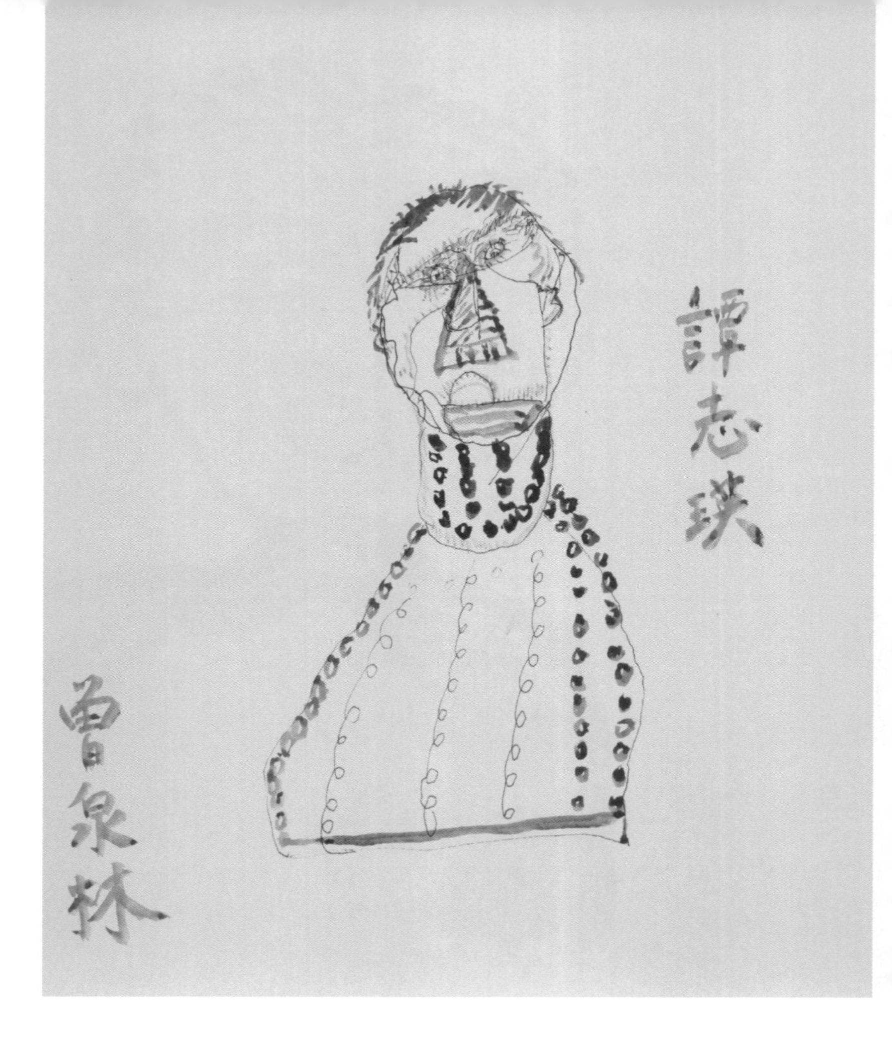

寡言的曾爺爺今天更為沉靜，他看著相片，
直挺挺地坐著，不語也不動筆。
約莫三十分鐘後，他看了一下其他人，
才慢慢拿起筆描繪相片中的女士，
過程中沒有中斷，
最後他寫上對方的名字再簽上自己的名字。

他說畫的是「**愛人**」。

我問：「畫畫過程的心情呢？」
他聲音略帶沙啞、態度堅定的說：「**難受**。」

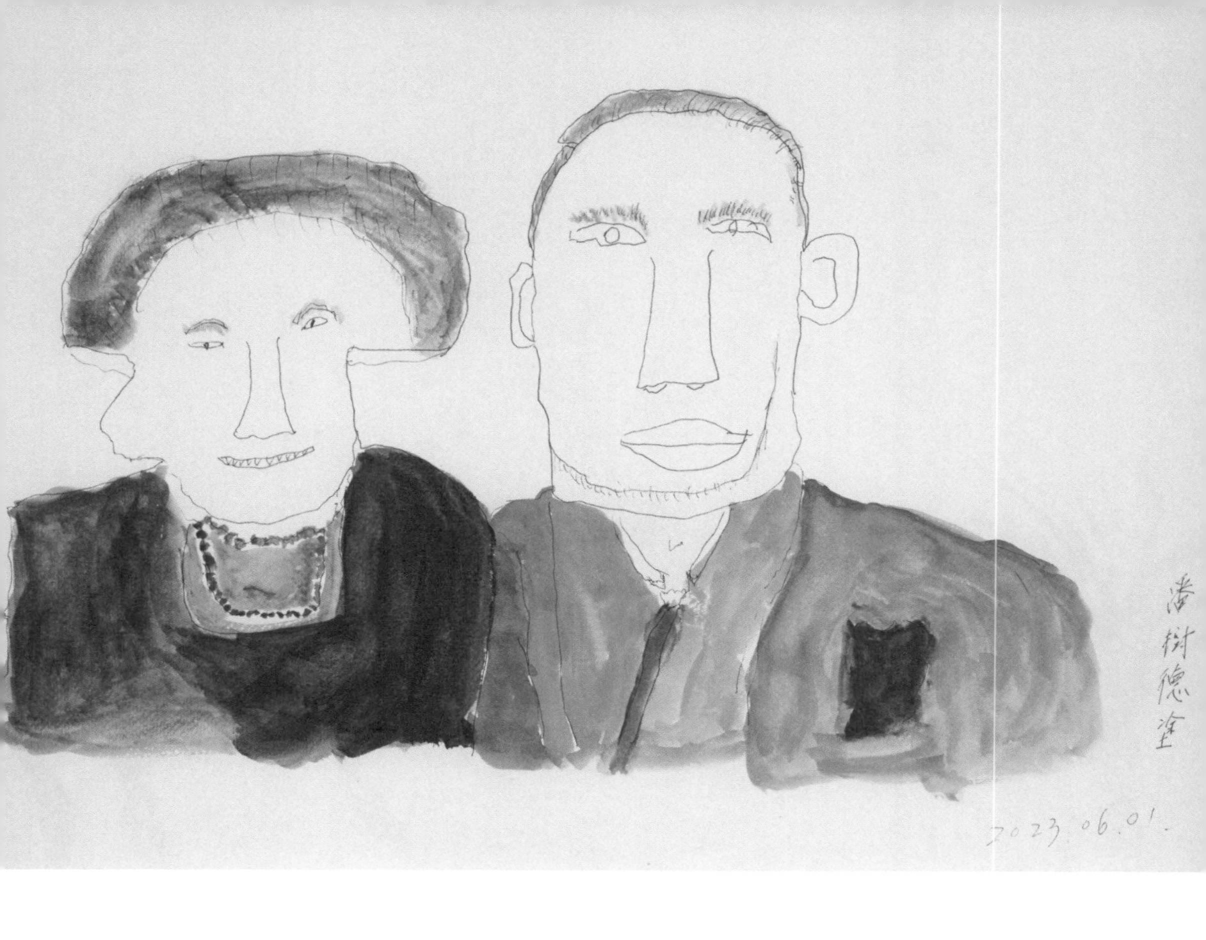

潘爺爺是拿著結婚照仔細描繪的，畫完後，彷彿打開了記憶之盒，他神采飛揚、鉅細靡遺地描述，在大屯山與妻子一見鐘情的場景，結婚幾十年感情很好，但是妻子在幾年前過世，很想念她。

潘爺爺看著畫中的妻子，沉默數秒後說：
「我要跟她說對不起，我把她畫醜了……」說完，兩行淚流了下來。

團體中的鐵爺爺跟張爺爺聽聞，也覺得自己把太太畫醜了在旁拭淚。

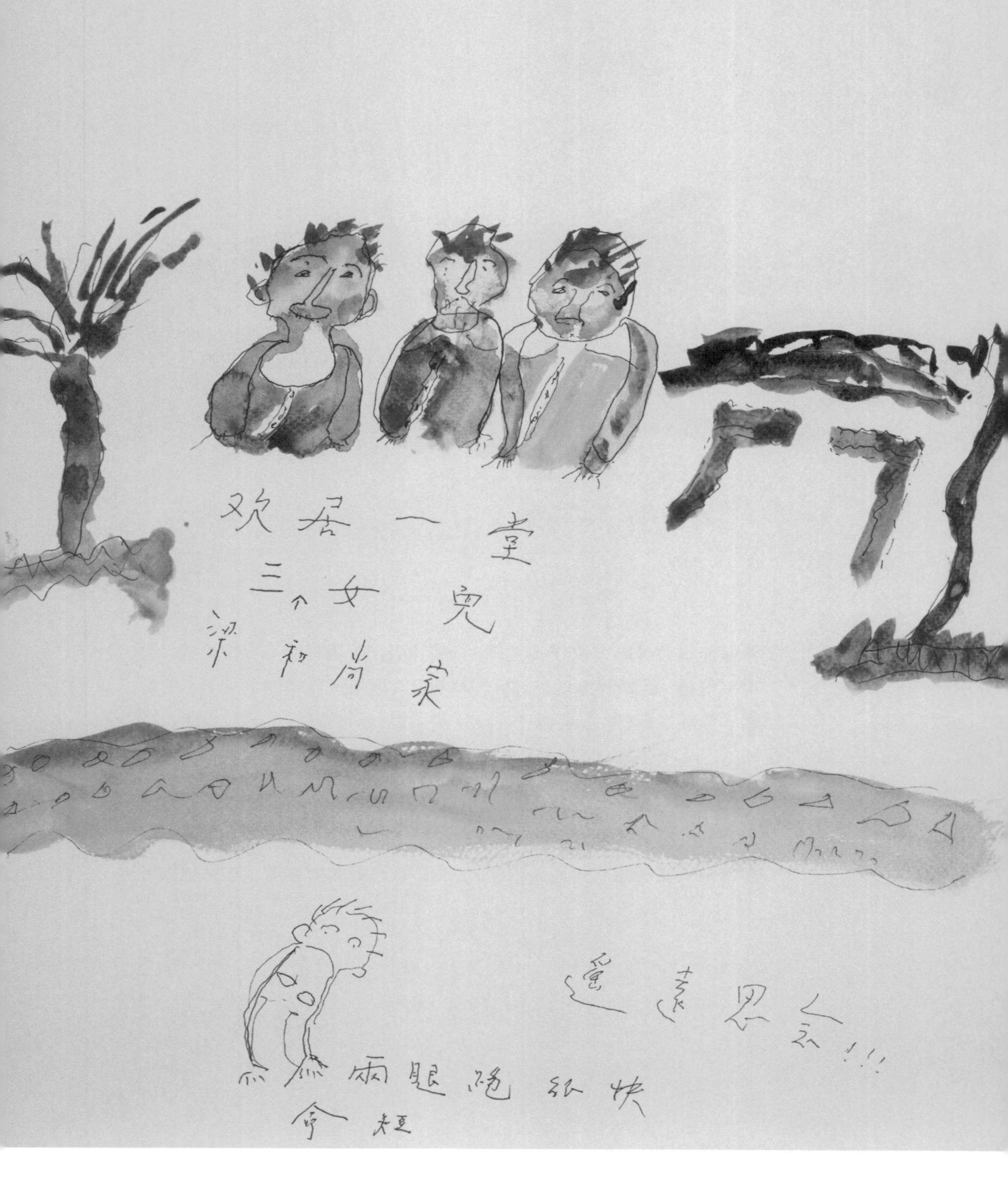
欢居一堂
三个女儿
梁和尚家
遥远思念!!!

長輩在引導與鼓勵下漸漸畫出思念的人，每幅圖像都有著獨特氣質，令人驚豔。 他們慎重仔細的畫著，總覺得自己畫的很不好。

分享時，他們可以很具體的說出思念，潛藏在圖像與簡單詮釋之下的，是說不出的深厚情感。

部分團隊成員不理解我的作法與堅持。我作為失智藝術團體的計畫主持人，試著向他們說明：藝術團體的目標不在於視覺作品的呈現，而是在過程——如何透過創作，與更深處的自已相遇、相處。

團體中長輩的心靈正與思念的人相遇、對話，他們的畫像永遠都達不到目標，因為心中的那個人是如此美好。

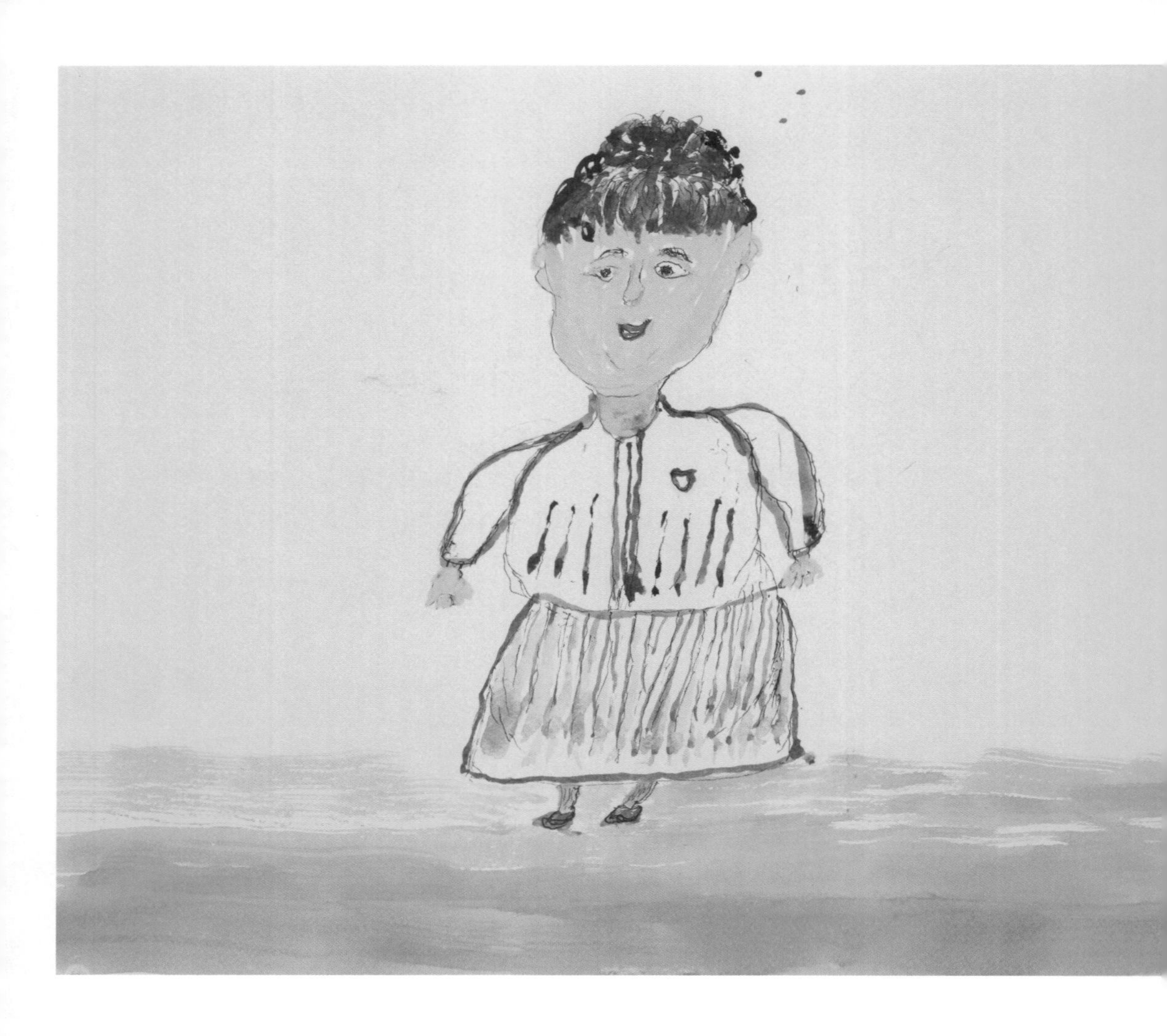

純如微笑著，帶著些許遺憾，用溫和的語氣說：

「很想念母親，她很溫柔……」說完看著圖中的畫像，安靜許久。

那是一位氣質婉約，穿著線條襯衫與百褶裙的年輕女姓。

分享畫作時，她說：**「這是老扣扣的母親，很溫柔的母親！」**

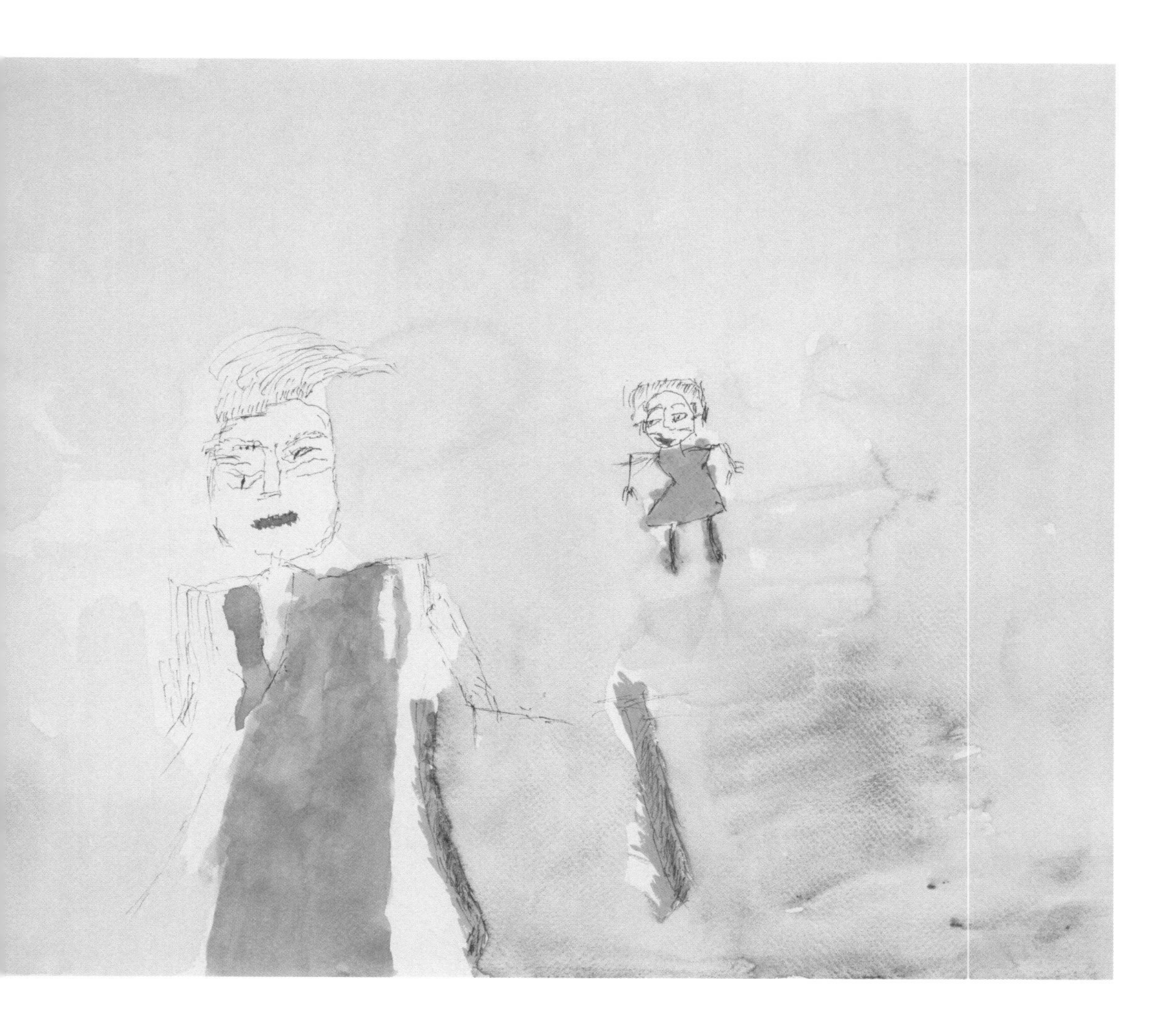

金鳳說：

「我是和媽媽一起來住這裡，我想媽媽，想跟她一起回蘇澳。」

金鳳剛開始先畫小的人物，後來發現太小了再畫一個大的人物。兩者之間的大小、距離與姿勢似乎表達某種關係。

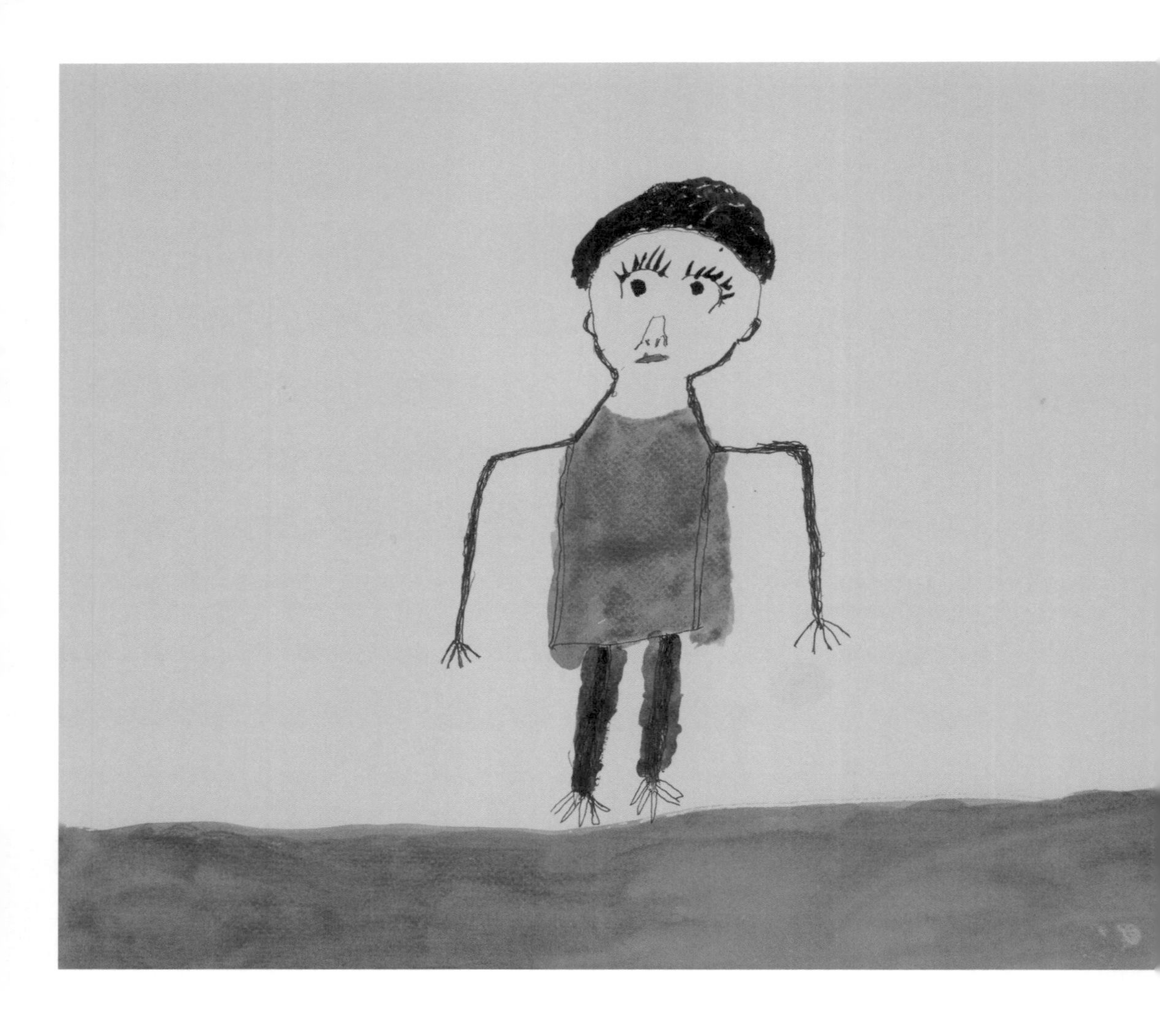

「我九歲的時候，扛九十公斤的煤。」

玉貴用手比著九，講述童年的辛苦：**「我的媽媽很嚴格，我很怕她生氣，所以很聽話……雖然她脾氣好大，好凶，可是我還是很想她！」** 她仔細、專注地畫下母親的樣子，是站在草地上的女性。

玉貴指著圖像表示那是被風吹動的頭髮。

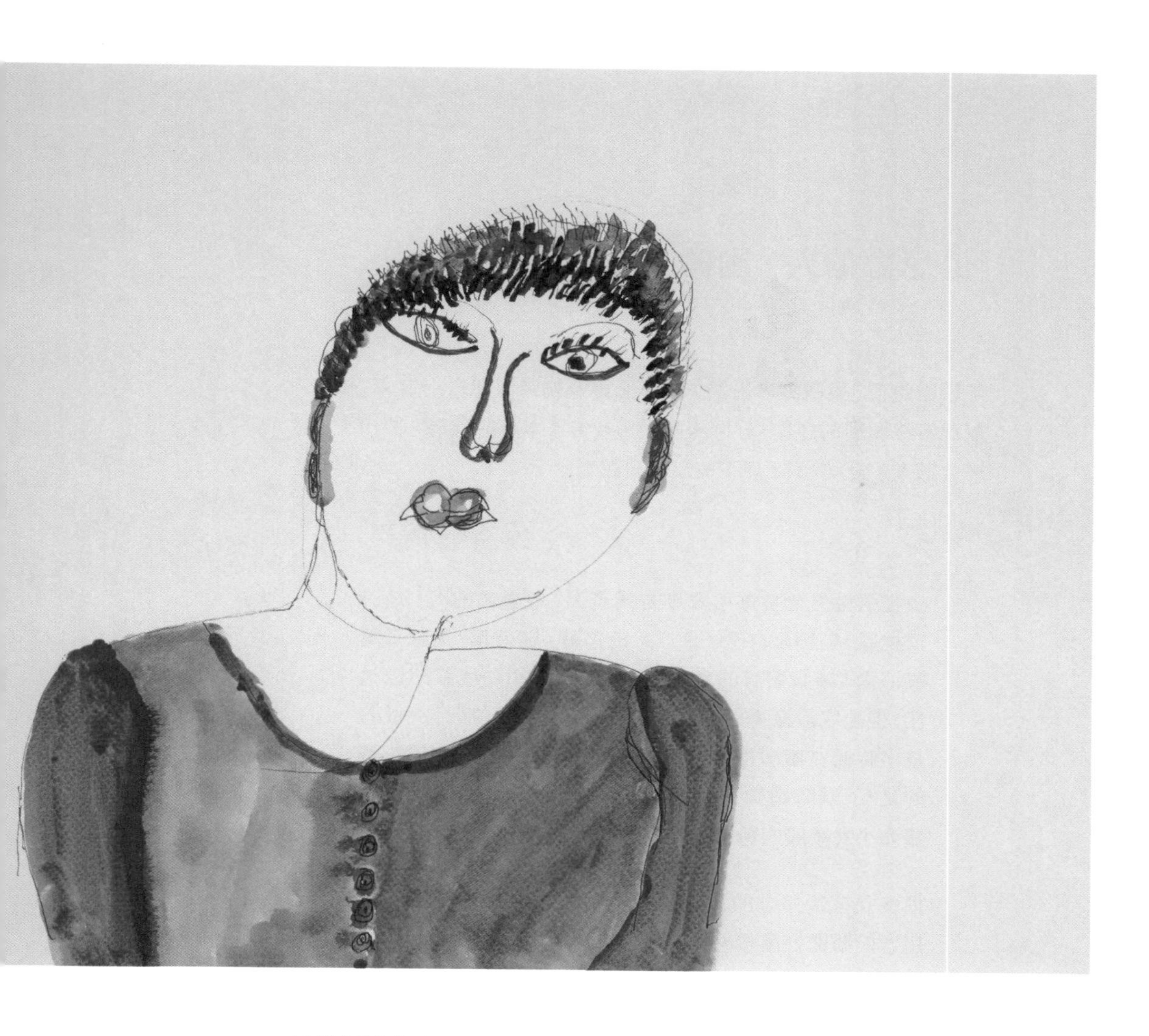

她將紙推向我，像個孩子似的跟我說：「我不會畫，你幫我畫……」

「那母親是怎樣的人呢？」我試著引導她。

她回答：「**很普通……就像一般的媽媽……很認真的媽媽。**」

玉照一向沉默，在引導之後，她沒有動作好一陣子，後來慢慢拿起筆，安靜地畫出線條再用水彩上色，注意力持續三十分鐘。這對重度失智個案來說是很不容易的。分享時，她說不知道畫的是誰。這是可理解的，畢竟疾病影響短期記憶力。

我再度嘗試引導她談談最思念的人，她說：「**是母親。**」

「最思念的人」團體反思日記

帶領團體後，與觀察者討論、進行紀錄及書寫反思日記是必要的，以此審視團體的運作、分析團體動力及自省本身的狀態。在引導「最思念的人」後，我寫了以下的反思日記：

> 決定引導失智長輩用線畫方式畫出「最思念的人」是一項挑戰，但卻是自己一直以來的堅持。這幾年，無論臺灣或法國，讓我驚訝的是，一個人儘管認知功能或記憶欠佳，但心底最深處的想念一直都在。曾有一位阿公，畫的是小時候在廚房裡看著媽媽在灶前的背影。有位阿嬤畫的是，下課時媽媽在大宅院門口看著她在庭院玩耍，阿嬤如小女孩般回憶道：「那是充滿慈愛的眼神。」
>
> 很多長輩最思念的人是「母親」。團體中，有長輩說，很想念但離開好多年，沒什麼記憶了。語罷，一股深深的遺憾讓團體動力停了下來。於是，我用爽朗的聲音說：「我的母親也在天上好幾年了，我只能思念。」比長輩年輕幾十歲的我，說出這句話時，好像就讓思念轉化為重逢的方式。
>
> 當我翻閱手稿，發現自己在母親去世半年後，用極簡單的線條描繪她帶著微笑的睡顏，旁邊寫著：「你睡著了，離開我們了，再也沒有痛苦，沒有擔憂。我必須放手讓你離去，雖然有著無盡的悲傷。」常常，在深夜騎車經過中正橋，尤其在充滿壓力與挫折的時刻，看著河畔沉睡的城市，河面的涼風吹拂，天空似乎出現母親溫柔的笑容，靜靜的，彷若未曾離開過。

式畫「最思念的人」

自己一直以來的堅持.

是法國. 讓我訝異的是

記憶能力欠佳. 但心底最

在.

小時候在廚房看門母在

有他們幫畫的是媽媽

在大舍陪門口看她在廚房

小孩般的回憶說:

的眼神」

的人是「母親」.

很想念但離開好多年.

語氣. 一股深深的遺憾.

下來. 於是我用爽朗的語氣說:

天上好多年了. 我只能思念.」

十歲的我. 說出這句話時.

思念轉化為畫筆的方式.

手稿時. 發現自己在母親過世後

簡單的線條描繪她帶著微笑

旁邊寫著:

「你睡著了. 離開我們了.
再也沒有痛苦. 沒有擔憂.
我必須放手讓你離去.
雖然有著無盡的悲傷.」

常常. 在深夜騎車經過中正橋.
尤其在充滿壓力與挫折的時刻.
看著河畔沉睡的城市
河面的涼風吹拂
天空似乎出現母親溫柔的笑容.
靜靜的. 彷若未曾離開過.

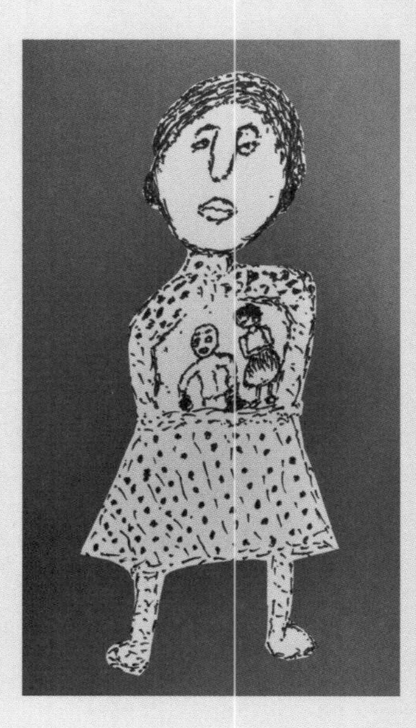

身與心

／ 練土：身體動作與情緒 ／

陶土是來自大自然、與人親近的的媒材，當指尖、掌心碰觸到冰涼的陶土，加入水用手反覆揉捏，土的質地與柔軟度開始改變時，感知細胞的訊號傳遞到大腦，身體記憶也啟動了，「練土」隨著動作與時間慢慢產生療癒功能。

考量長者手臂肌肉的狀況，我會事先將土練好，視參與長者的體能狀況，在暖身階段進行「觸摸與感受」陶土，或是讓長者搓揉小塊土，若空間允許，我會示範「用力丟土」：站著，將手中的土快速、用力地丟向桌面。長輩剛開始會遲疑，不敢「丟東西」，當我再次示範，並且說：「把所有的不愉快丟出來！」長輩笑了出來，開始有人慢慢站起身跟著做。漸漸地，他們的動作越來越大，從開始有點膽怯，到後來邊摔土邊笑。他們的笑聲就像被壓抑許久後釋放能量，就像孩子被允許肆意玩樂、沒有界限的快感。

丟土，是在玩遊戲，也是讓手部肌肉與關節有更大的活動角度，在身體用力的過程中，也同時訓練身體平衡，讓情緒與能量隨之釋放。

在創作主題部分，則以與長者生活有連結、易產生感受為選擇。「鳥」是居住在城市或鄉村都能見到的動物，與人親近，且鳥的結構易於操作，飛翔或歌唱的特點也能讓長輩在創作時發揮聯想。評估長者的手部精細動作及視力退化較難處理細微的表現，在塑形時，以表現鳥的身體線條與大的結構為主，同時配以樹葉、花卉等自然素材，讓長者們能憑直覺自在創作。

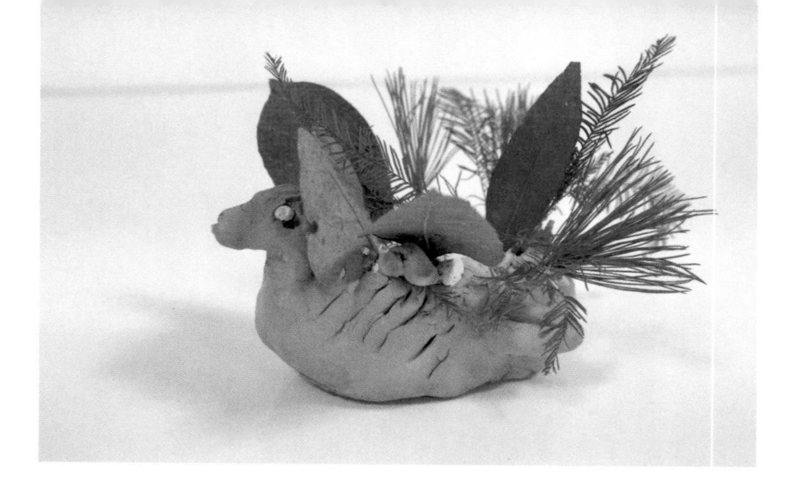

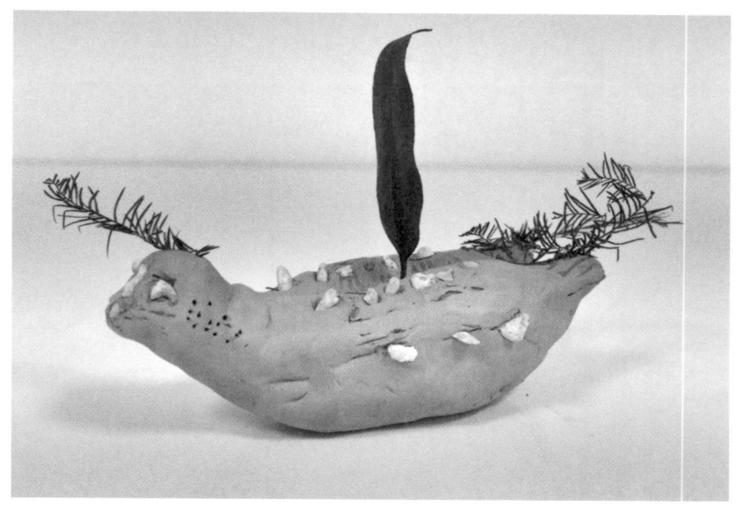

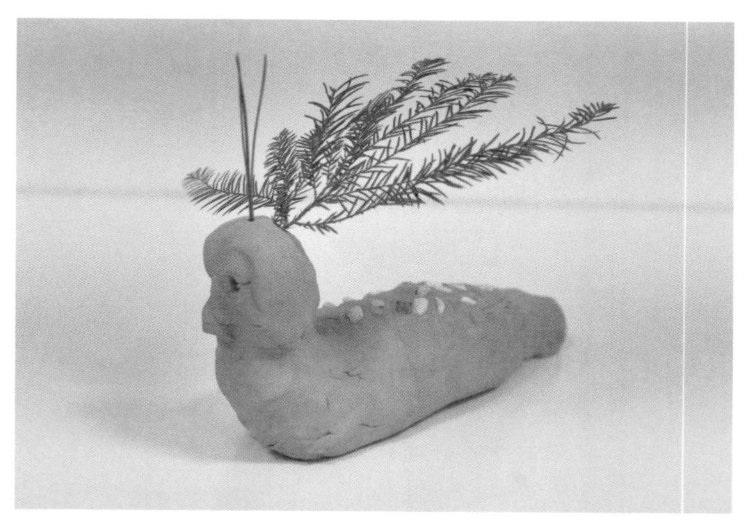

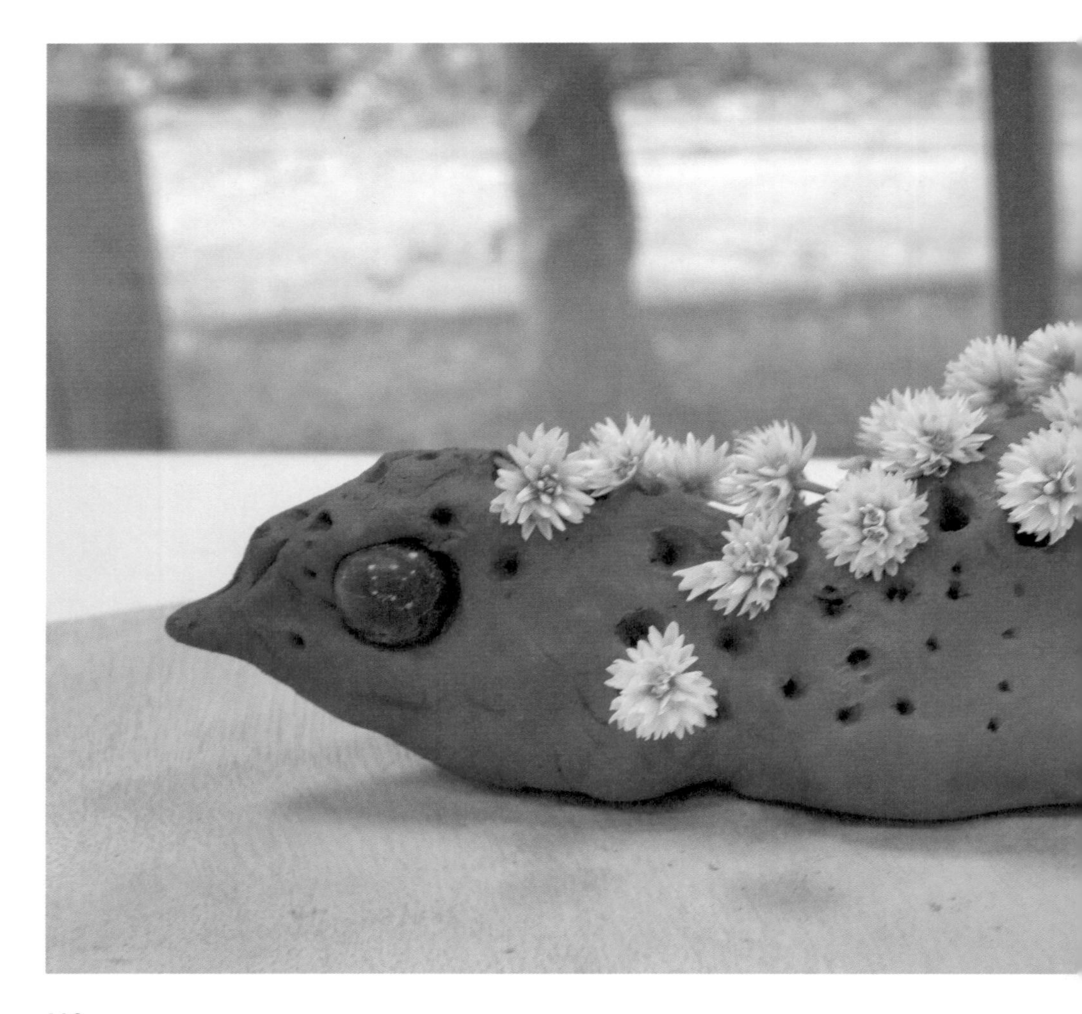

為了在陶土上插樹葉或果實等裝飾，我示範如何以筷子戳洞。
這時，梁爺爺激動地大喊：「**別碰我的鳥！牠不能被子彈打到！**」

戰爭記憶未隨歲月消逝，恐懼仍鮮明存在著。

我安撫他後，將野花插入陶土。梁爺爺覺得很漂亮，也跟著將一朵一朵的花插在鳥的身上（但他堅持只放小白花）。

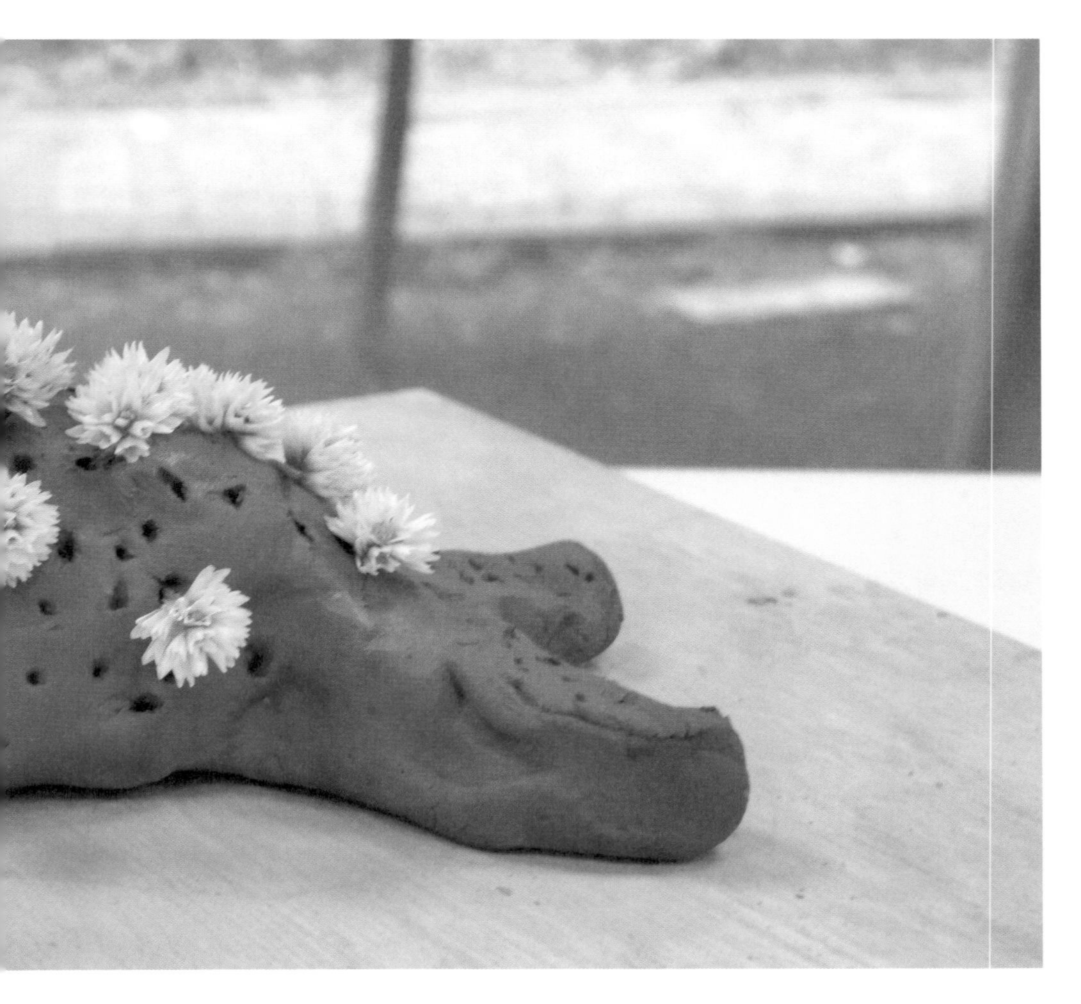

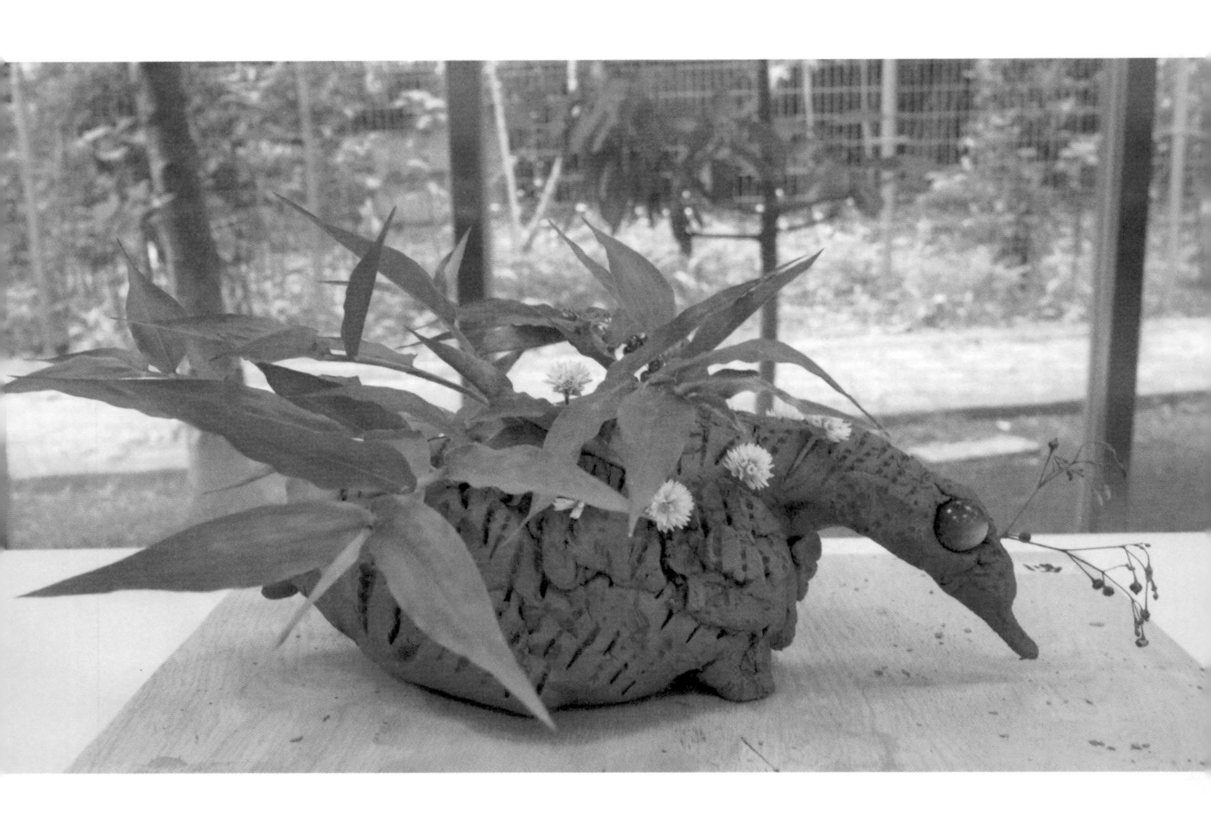

潘爺爺開懷笑道：**「牠要到處飛！牠要去遊樂世間！」**

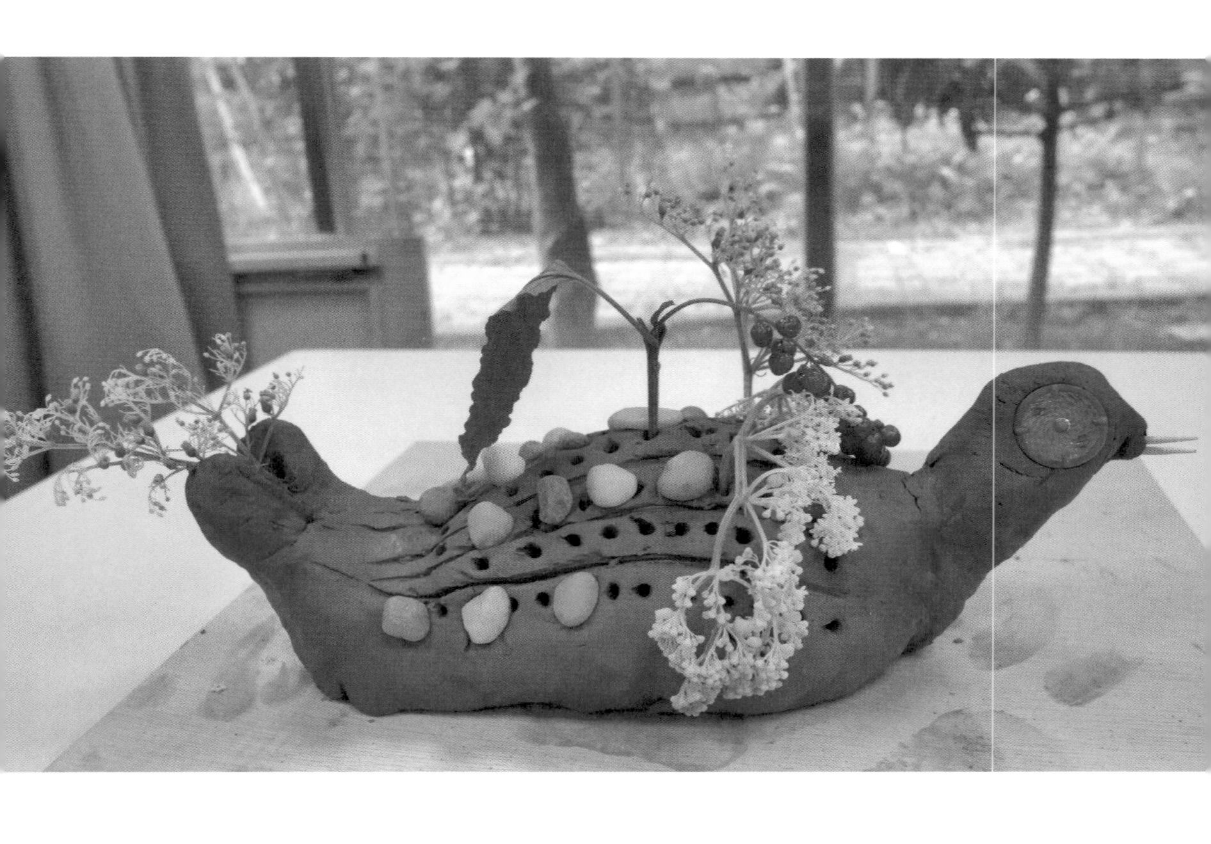

譚阿姨說：

「我就是牠，牠就是我，

我要把牠放在我的房間裡陪著我，

我就不會孤單。」

陳爺爺帶著溫暖的笑容，對鳥兒說：
「牠叫做吱吱，吱吱喳喳的吱吱！」
彷若眼前的鳥兒已在吱吱歌唱。

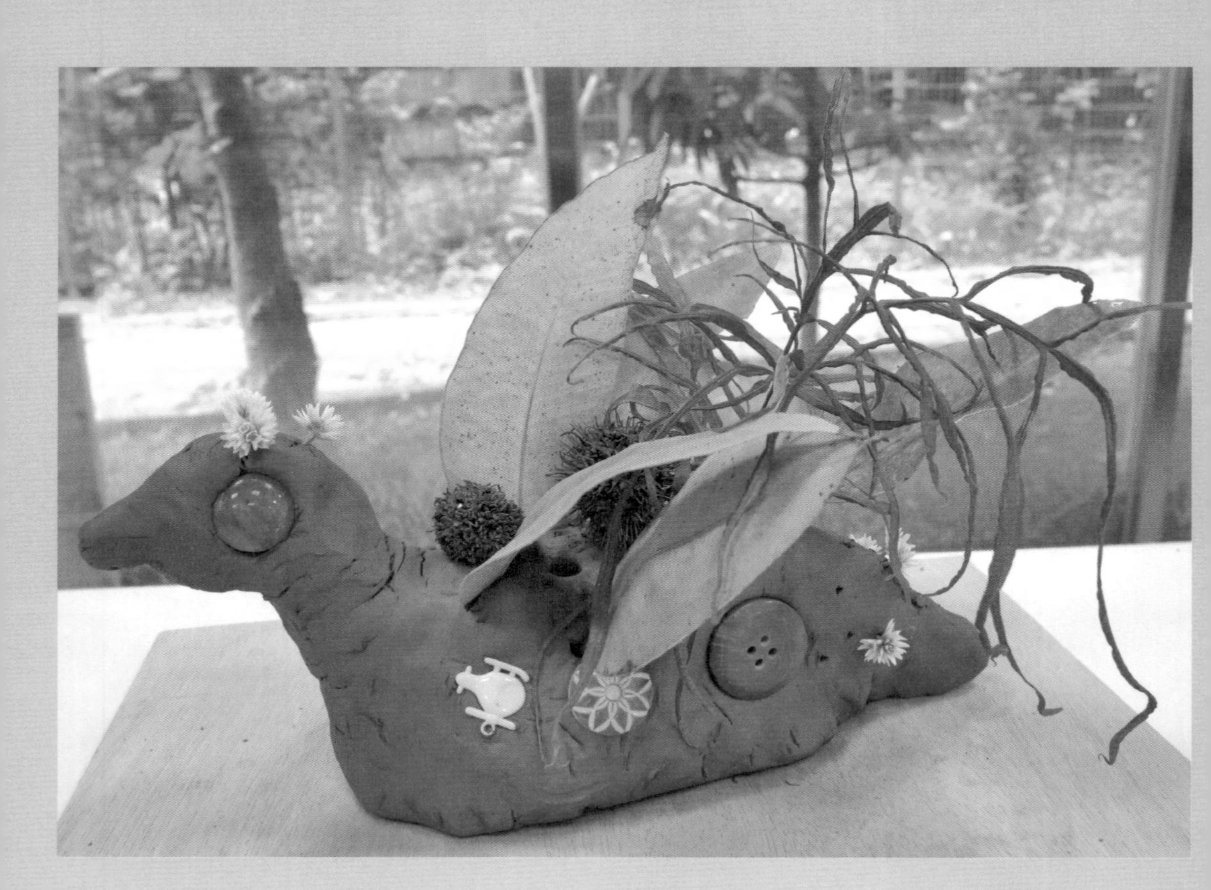

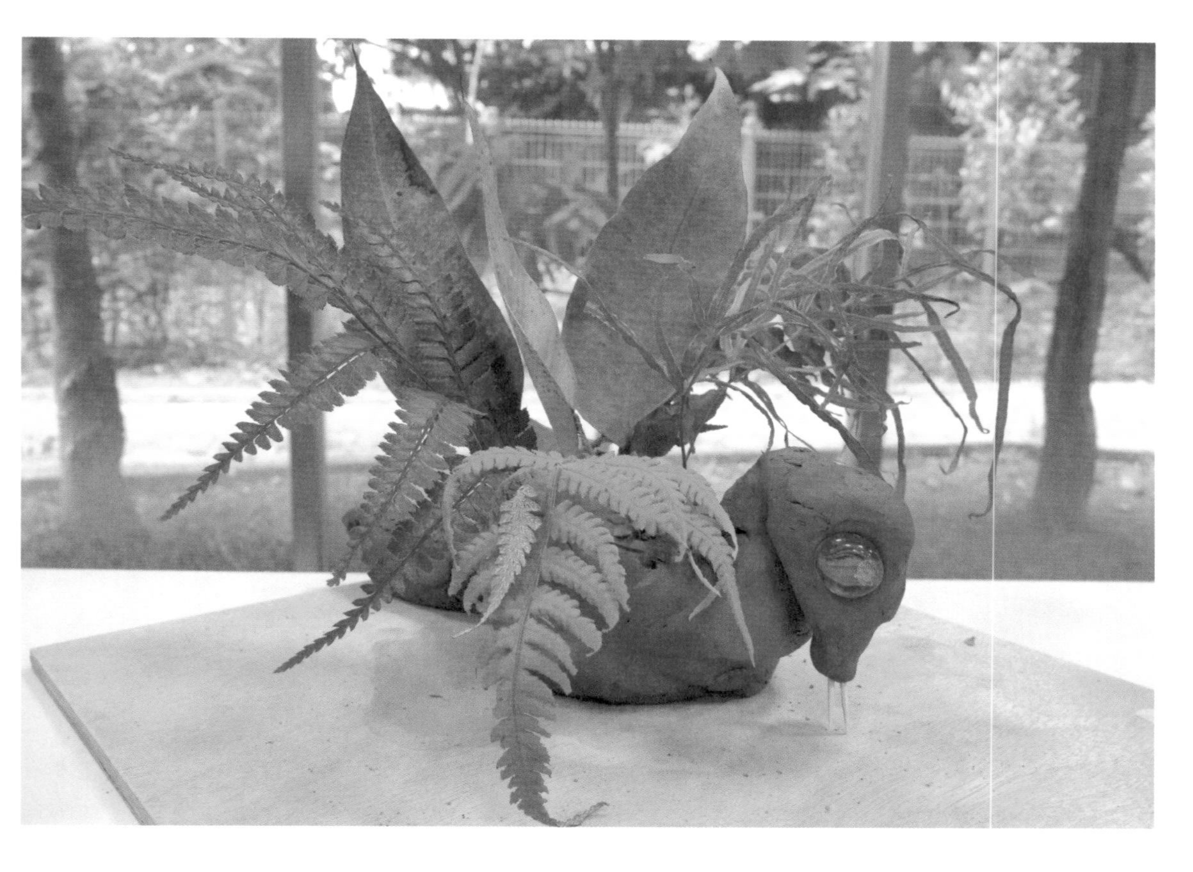

蔡爺爺看著鳥兒，篤定道：

「這是四川的烏鴉！家鄉的烏鴉！
家鄉房子的後面是山丘，樹梢上有很多烏鴉……
想念家鄉啊，可是回不去！」

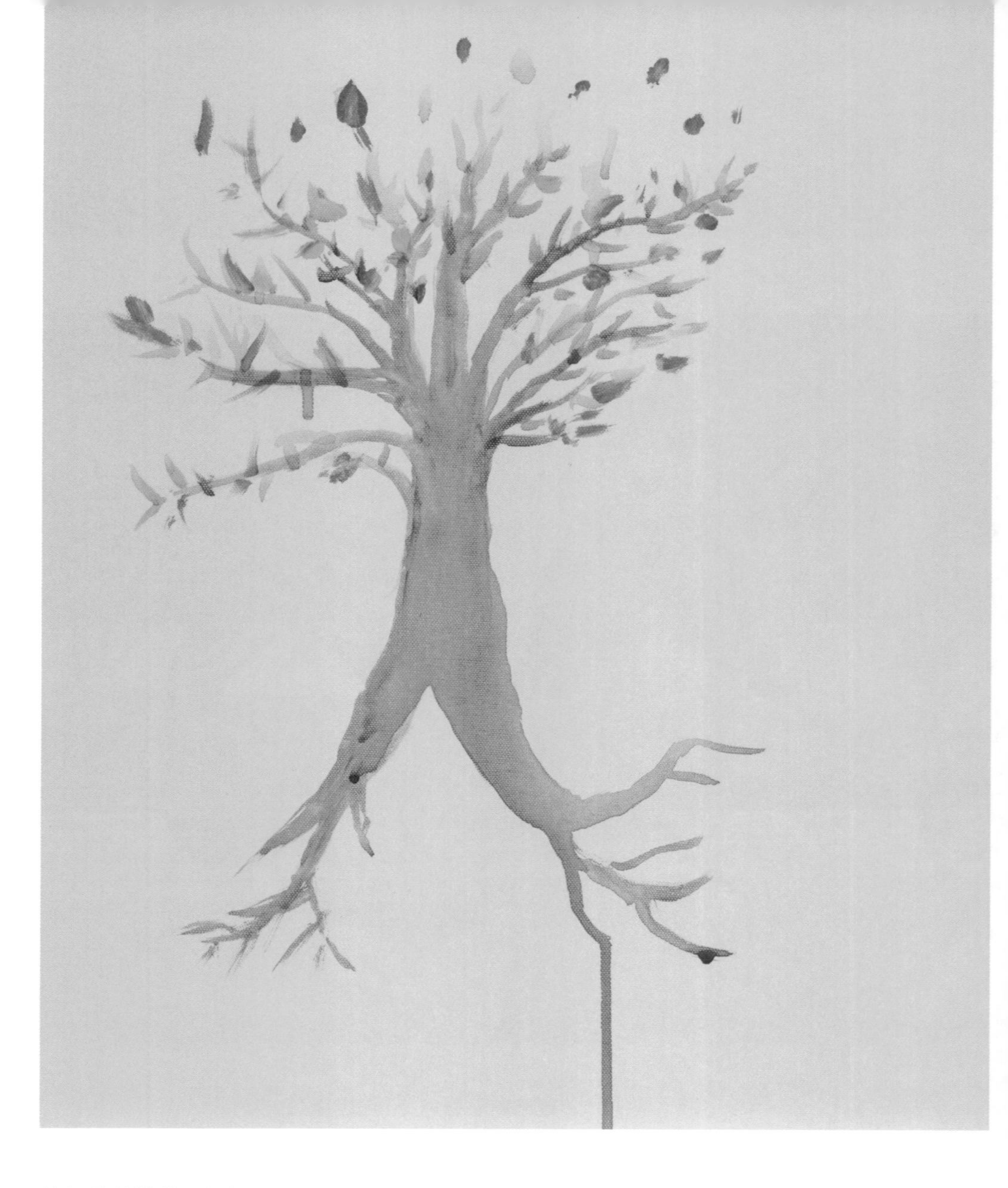

純如帶著微笑，專注地、動作輕柔得畫，儘管顏料往下滴，

她也不以為意，平靜地指著畫說：「**這是春天剛發芽的樹。**」

／ 樹：生命力的展現 ／

想像自己是一棵樹，一棵努力往上長的樹，

不斷往上，直到可以觸摸天際。

想像自己是一棵樹，讓左右手一直延伸，長出廣闊的樹蔭。

想像自己是一棵樹，長在人來人往的市區公園，

讓歡樂的人們或是失落的過客在樹下暫歇。

想像自己是一棵樹，長在青苔密布的森林角落，潺潺水聲相伴。

或，也許，你想長在岩壁旁，展露有稜有角的枝幹。

儘管有著強風，環境看似凜冽，但能擁有自己最想要的姿態。

你，是怎樣的一棵樹？

心中的那棵樹想在哪裡自在地活著？

以什麼樣的形式？

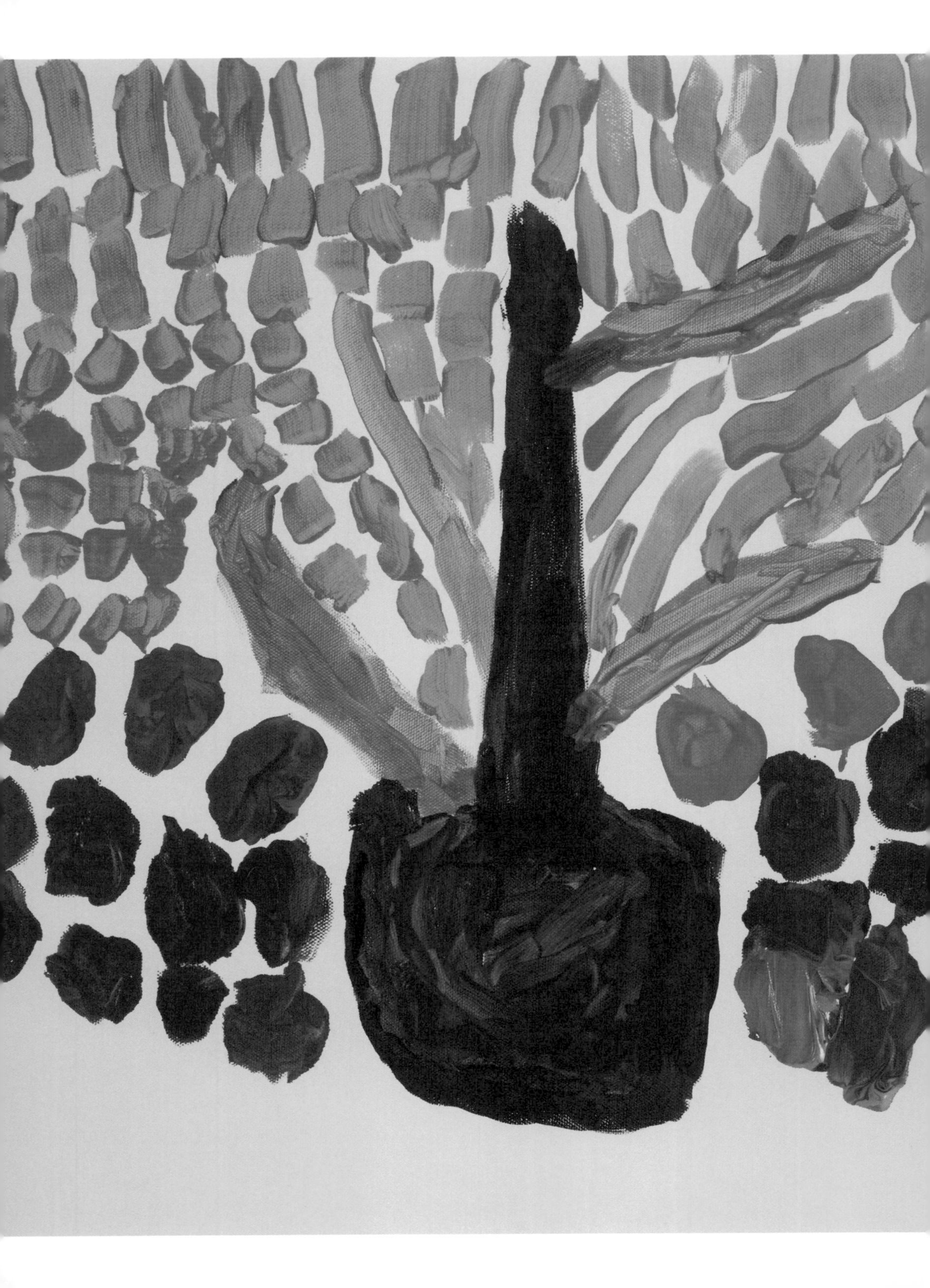

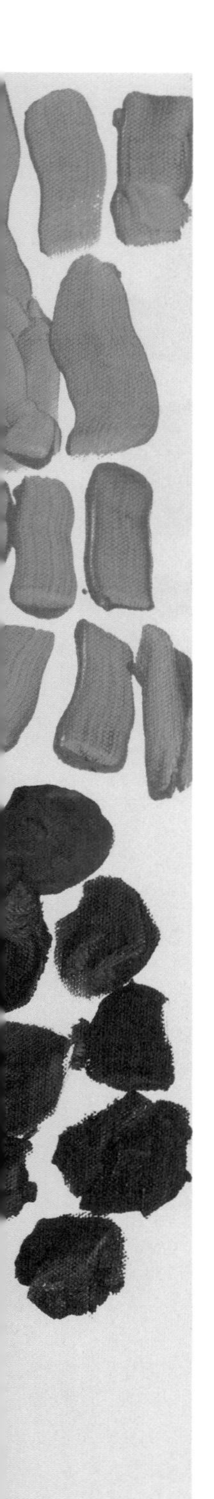

樹，象徵生命，與個體的生活密切相關，在藝術治療中常被使用。很多時候，我運用冥想讓個案進入「成為樹」的情境，再引導個案以圖像詮釋。但是面對失智長者，此做法的效果相當有限。

我曾以唱歌的方式，讓長者進入「樹」的情境。不過，引導時唱了〈榕樹下〉後，所有人都畫了榕樹。此次，我們決定以觀察樹木生長樣貌作為引導，以壓克力顏料讓個案在畫布上自由揮灑，體驗畫筆在畫布上的感觸，由一條線開始慢慢長出枝幹。

第一階段的團體，在空間允許之下，我們刻意將畫布立起，使長者能坐著平視畫布，運筆時使用上臂肌肉，肩關節的活動因而增加，活動度變大，自由度也跟著打開，個體也能感受到身體存在於空間中的感受。

第二階段的榮民團體考量長者為超高齡，肌肉力量較弱，因此將畫布放置桌面上。有趣的是，榮民爺爺畫的樹幾乎是挺直的，並且主動在完成畫作時為作品題字。

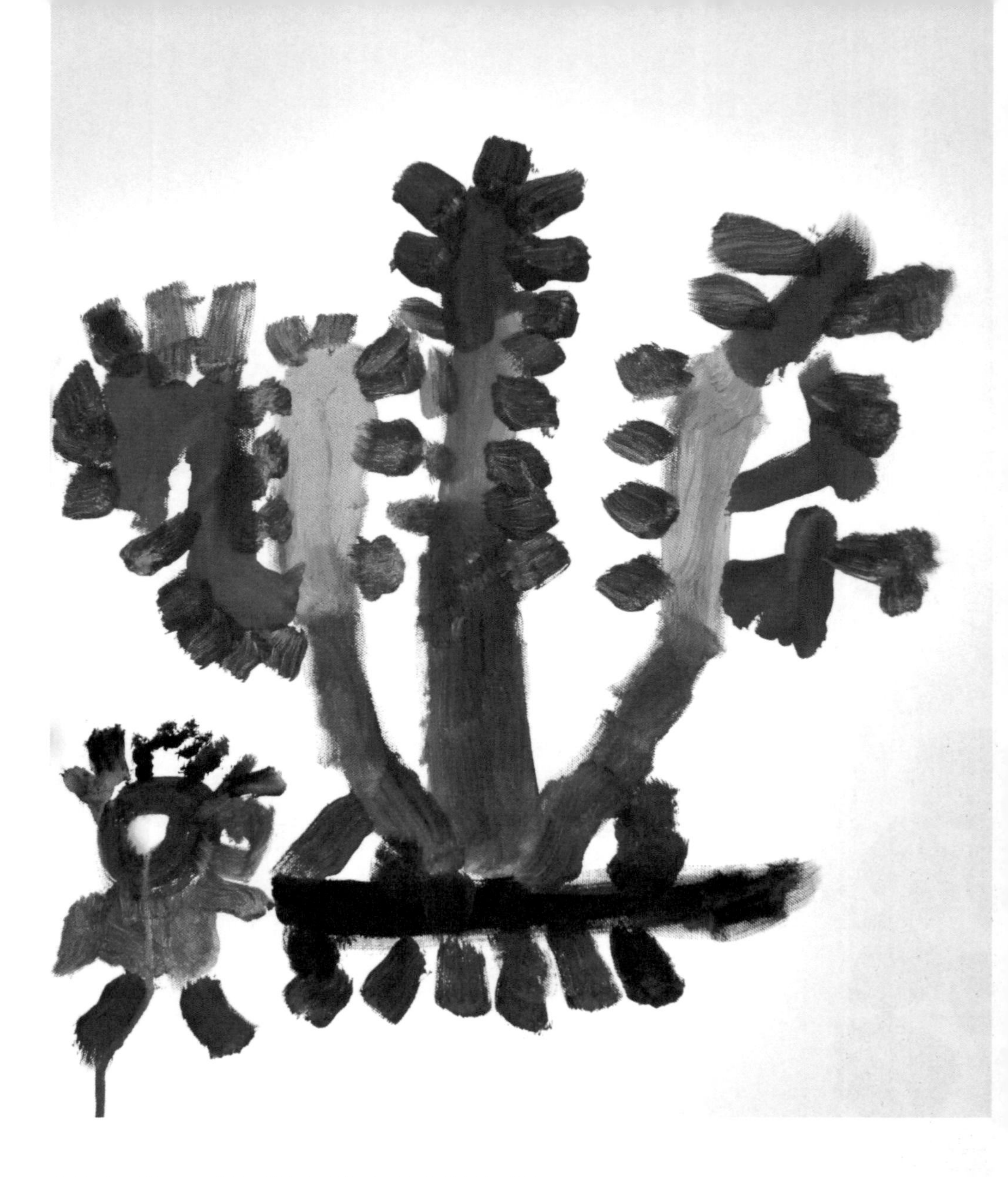

士陵爺爺的家人與他關係疏離，入住機構前是獨居。

平常他在機構裡多是帶點微笑，安靜地聽別人說話，人際互動較少。
分享時，他微笑著說：「**這是一棵樹，有小鳥作伴的樹。**」

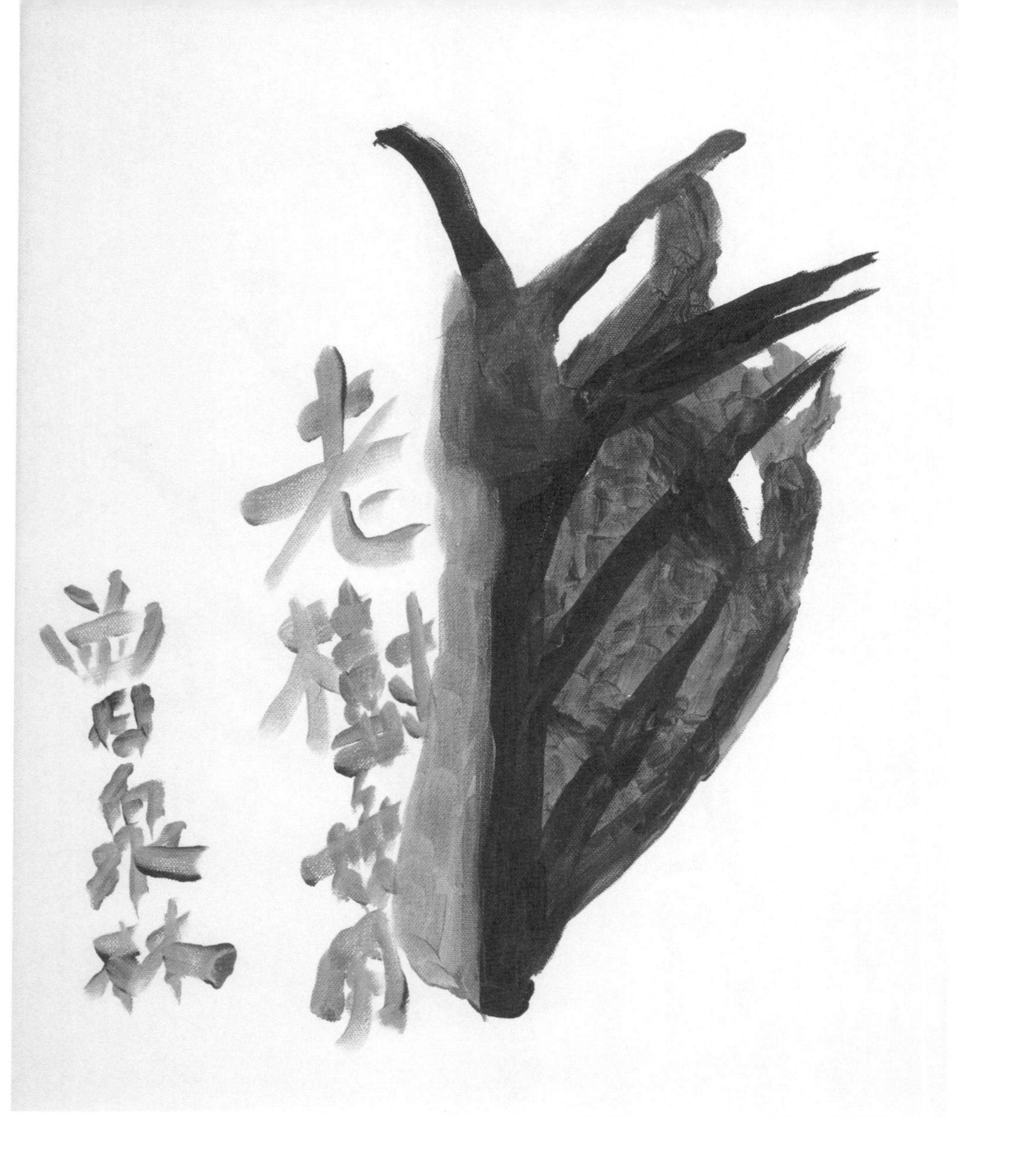

長期受頭痛困擾的曾爺爺，

不發一語的畫下這棵樹並題字：**老樹無用**。

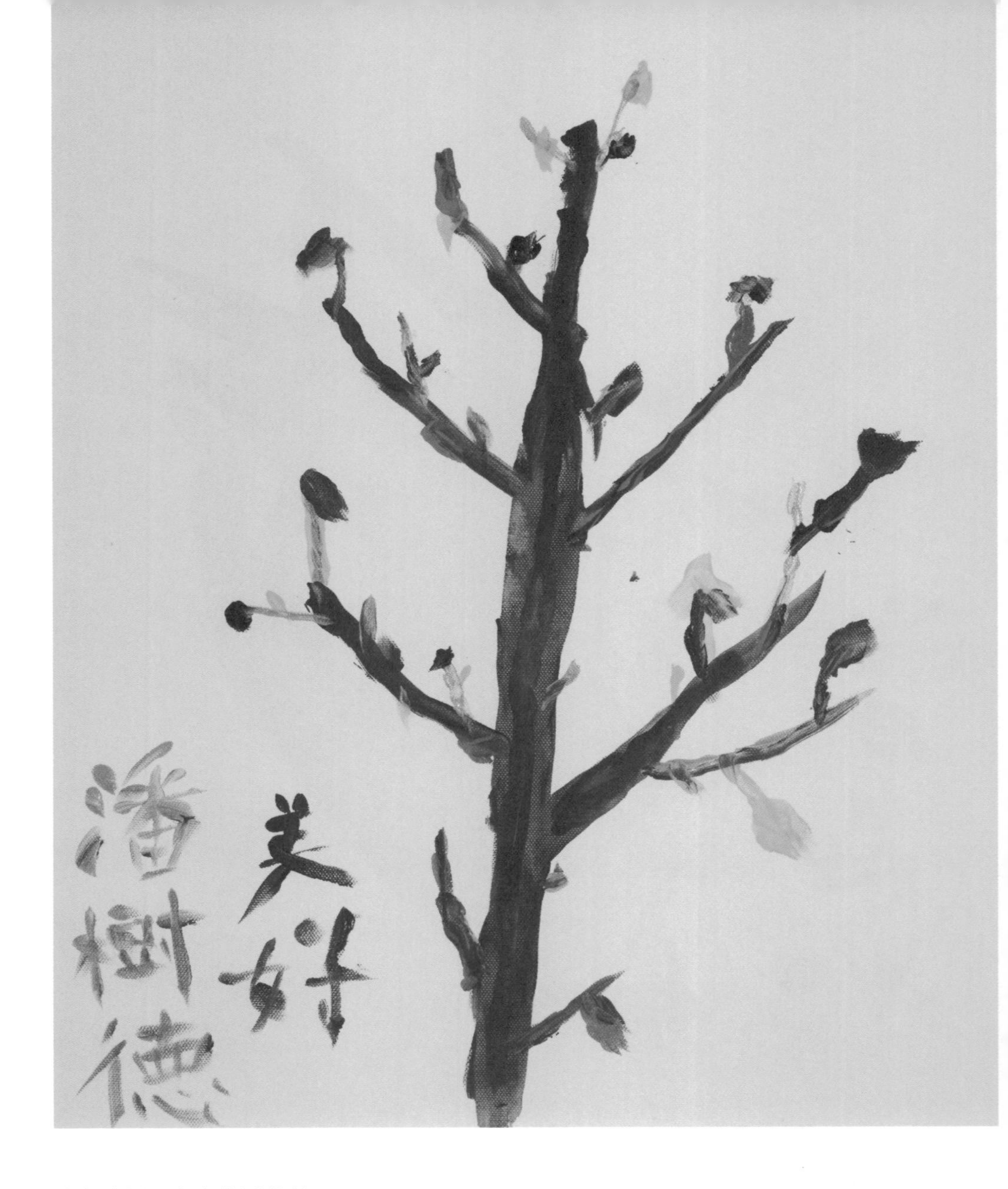

邊畫邊說不會畫的潘爺爺，
作品完成時說：「畫得不好看。」
但仍題字：「**美好**」。

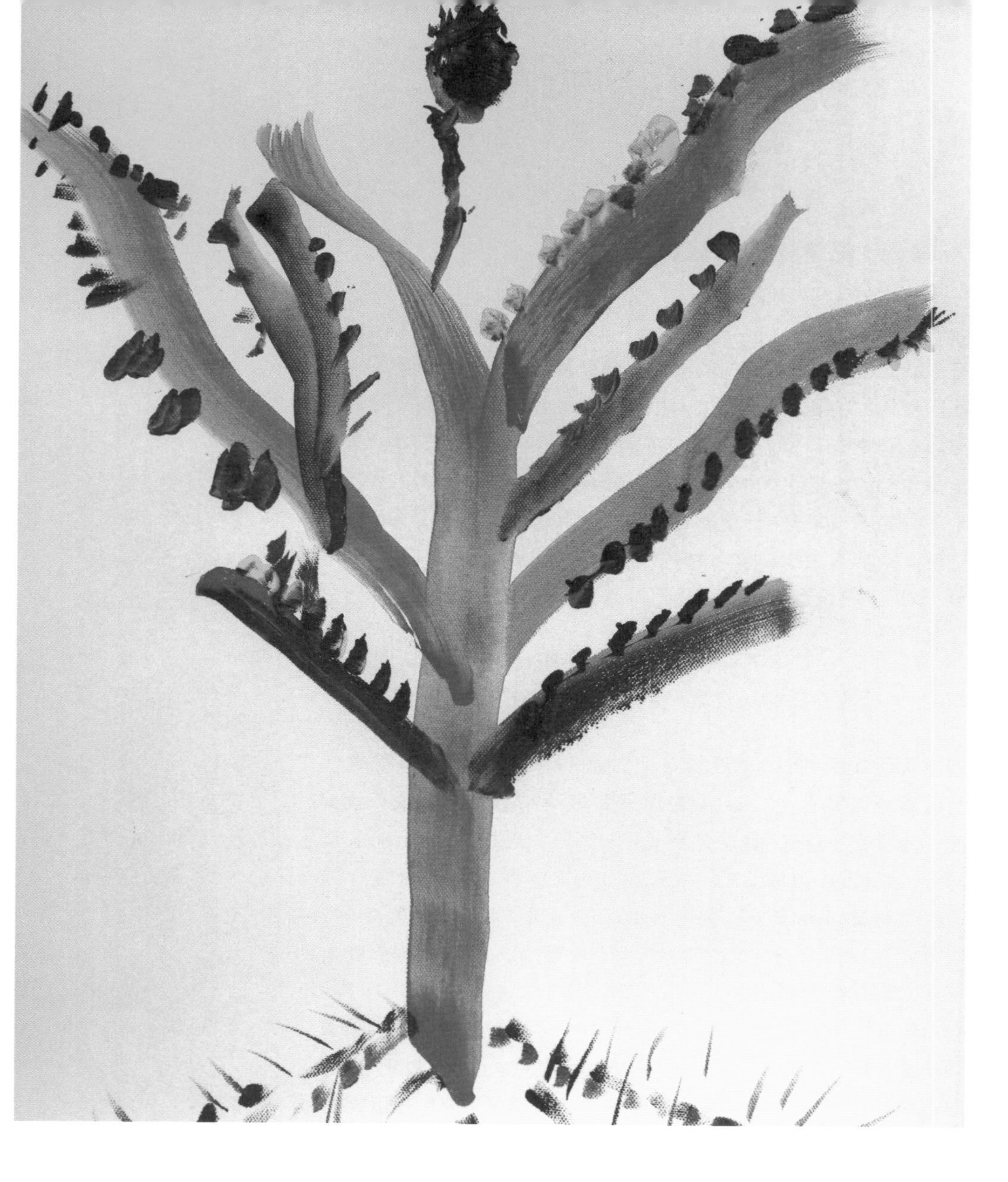

蔡爺爺說心中最美的樹，
長在家鄉老房子後面山坡上。
他仔細描述著這棵樹的環境、地理位置說：
「這輩子永遠不會忘記。」

／ 海灘：記憶裡的情緒與感受 ／

在設計失智長者的藝術活動時，我會盡量多元，因為每種媒材與技巧的使用，對應的身體部位、活化的神經元或感受是不一樣的。例如：蠟筆、水彩筆與彩色筆雖然都與色彩有關，但因為質地不同，個案操作時的感受也不一樣。蠟筆較易操控但伴隨的自由感受就低；水彩繪畫可以很自由，但較難控制。蠟筆若在砂紙上圖畫，手的力量就必須加大才能讓色彩附著，這樣操作下的色彩表現是明亮、厚重，有別於在圖畫紙上的表現。

「海灘」是我利用沙子、碎石、貝殼等物件，使用壓推樹脂土的技巧，刺激個案之觸覺與視覺，喚醒感官經驗，進而表達內心感受。

關於海的記憶、對海的感受是什麼呢？跟著政府遷移來臺的一位榮民爺爺氣憤地說：「海！我當然認識海！我從東北坐船到海南島，再從海南島到臺灣。我在海上將近一個月。（遲疑片刻，但仍以堅定的口吻說）我不喜歡海！海有什麼？！海風那麼冷，很不舒服！」另一位爺爺也贊同道：「以前有到過海邊啦，可是，海風真的很冷，吹得頭很痛！只是一片海，也看不到甚麼東西啊……」來自南部的蘭姨笑著說：「海？我以前住在海邊啊！海邊，養了很多蚵仔，味道很重。我有看過海啦！黃黃的，那個喔……只要一經過村子就會聞到鹹鹹、腥腥的味道。」家住南投的金枝阿嬤，邊用樹脂土推出海浪的形狀，邊看作品跟我說：「**哎！我這輩子都沒去過海邊，只有在電視上看過，不知道坐在海邊是什麼感覺？**」做完作品，金枝阿嬤堅持要跟我握手，向我說：「老師，謝謝你，我好高興，可以做出作品！」她看著作品，凝視了幾秒鐘後說：「**如果可以到海邊坐坐，吹吹海風該有多好……哎，現在大概沒機會了！**」

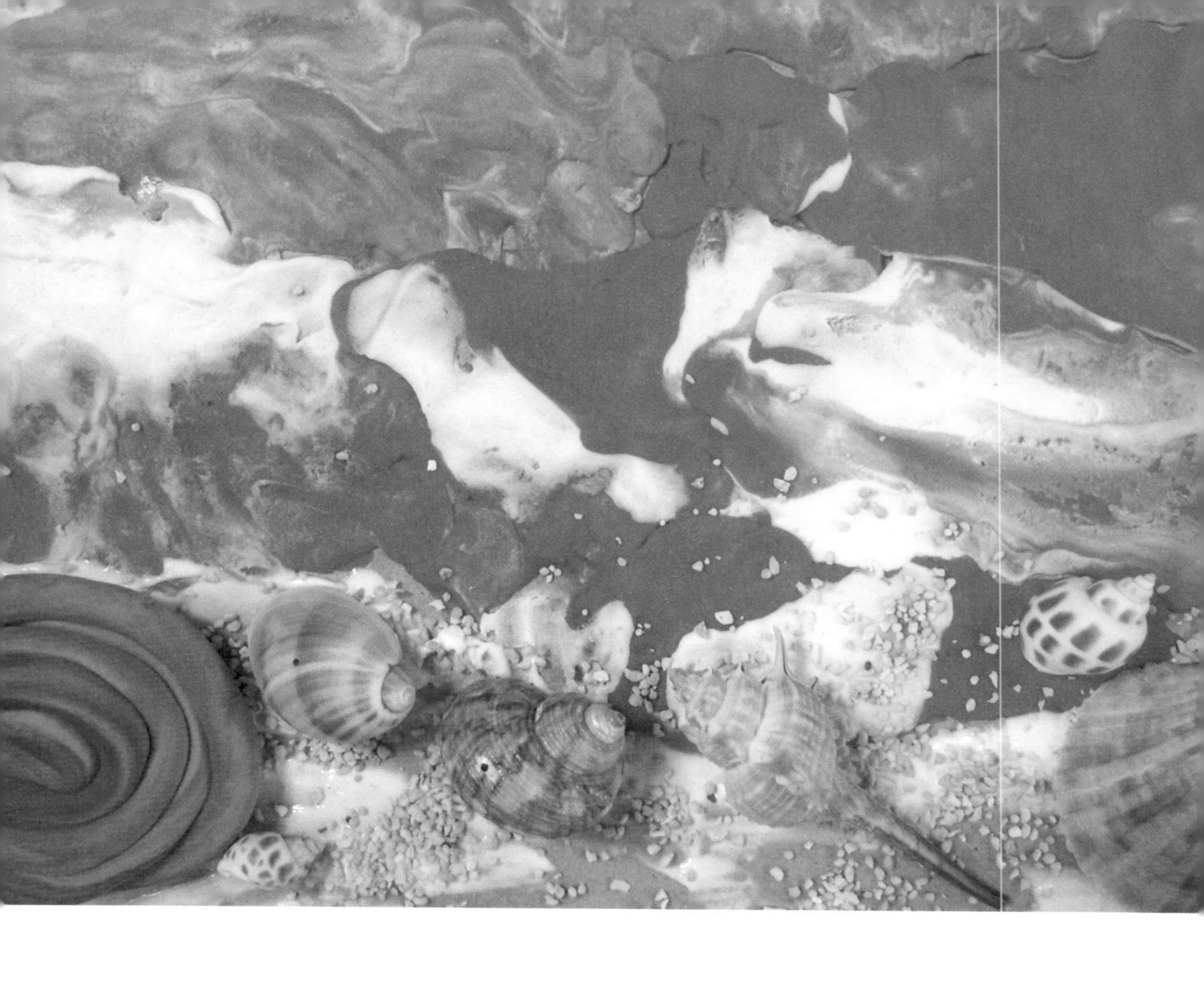

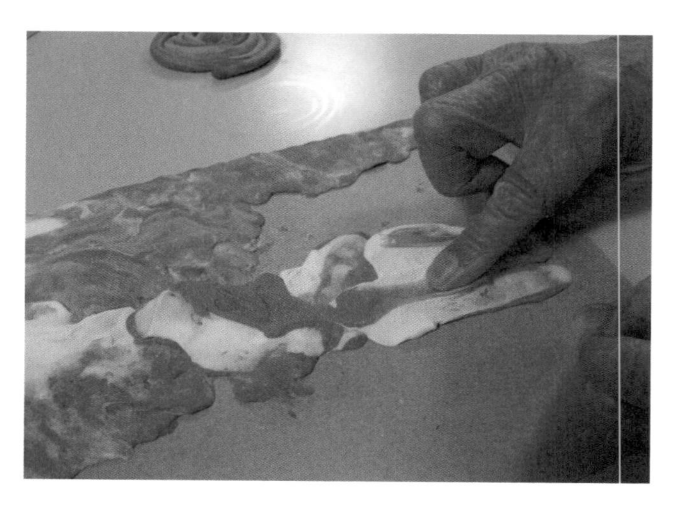

／ 射飛機：自由、控制與想望 ／

摺飛機幾乎是每個人童年的共同經驗，一張薄薄的紙摺疊後便可飛翔，確實讓人興奮。建達一看到我在摺飛機馬上說：「我也會。」拿起紙跟著摺起來。阿嬤們則是一步一步慢慢地摺，直到射飛機時，才有比較明顯的情感表現。

射飛機，從開始到結束只需要幾秒鐘，牽涉到的身心反應比想像得複雜，從意念產生、決定射的目標、力道掌握、參與動作的神經肌肉力量甚至平衡感等，當飛機射出時，想望似乎也隨之飛翔，稍稍抽離了現實。但是，如何將它撿回？為了解決這個問題，我在飛機尾端繫上一條毛線，讓人與飛機建立連結。長者可以慢慢收回線，在自由與控制之間轉換。

在藝術創作過程中常會引發各種情感，最常出現看到作品的「美」產生愉悅感，或覺得有趣。但究竟何種情緒更有益於個體呢？根據研究，「有趣」所包含的注意力集中、探索及學習，能刺激更多心智活動及行動[20]，相較略為靜態的「愉悅」更具啟發性。

---

[20] Fayn, K., & Silvia, P.J. (2019). States, people, and contexts: Three psychological challenges for the neuroscience of aesthetics in *Art, Aesthetics and the brain* (edited by Huston et al.). NY: Oxford.

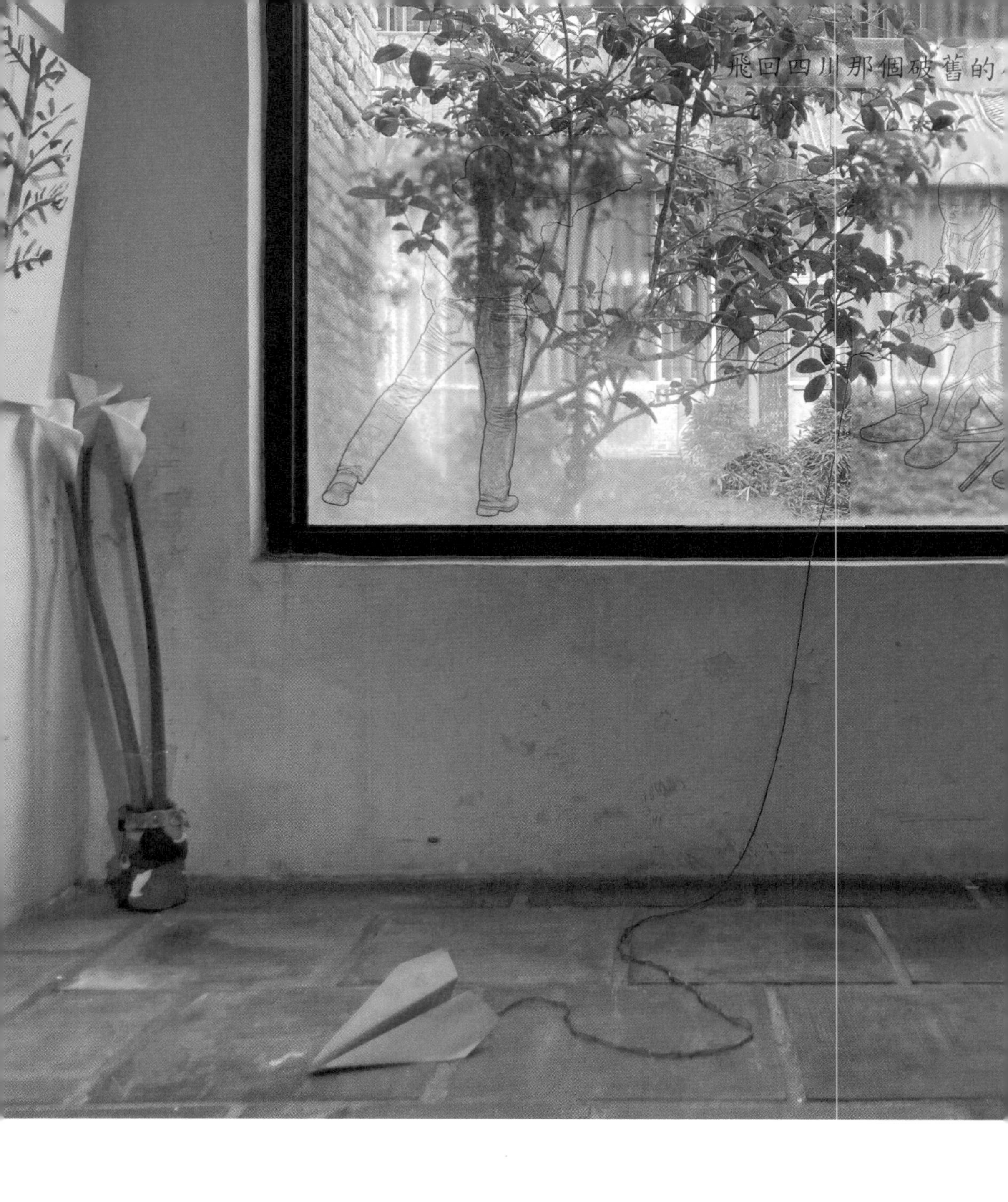
飛回四川那個破舊的

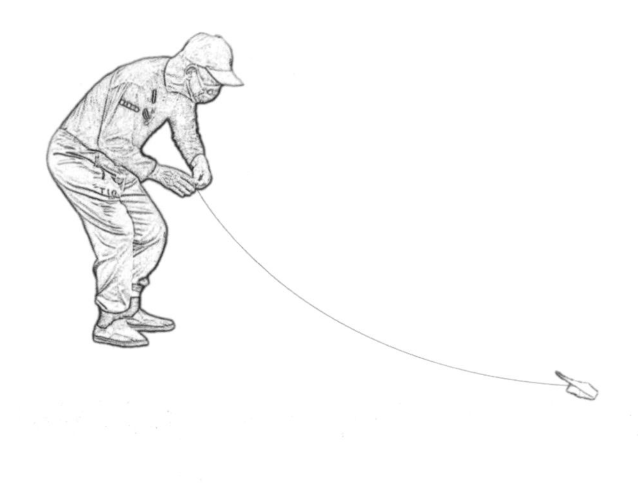

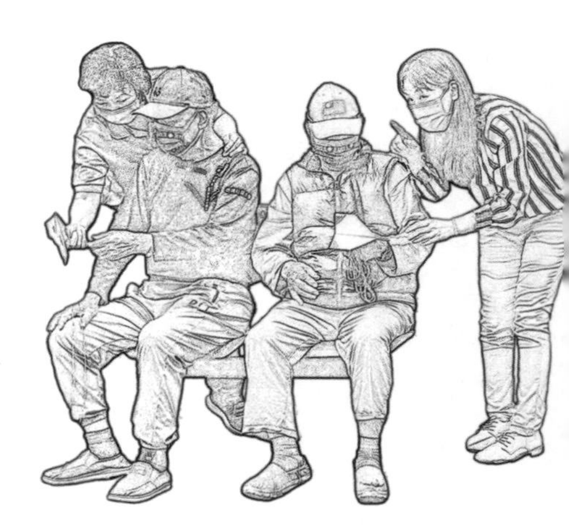

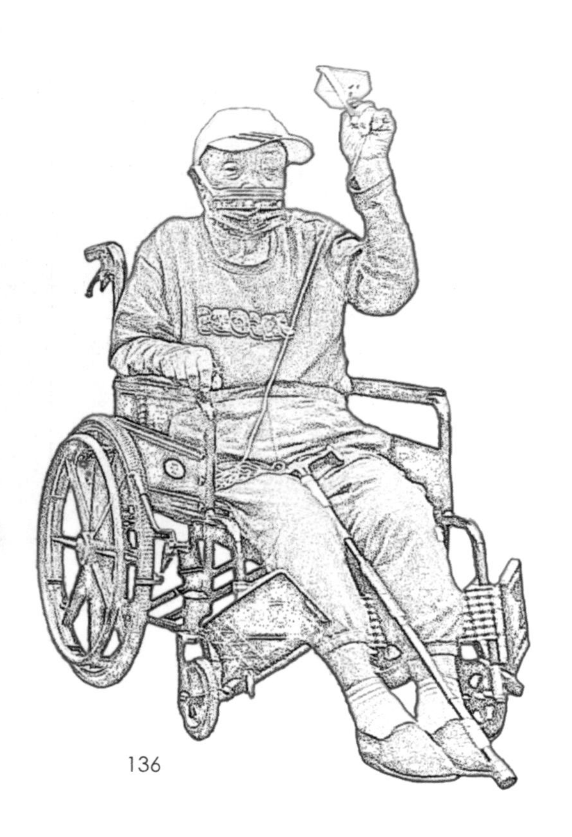

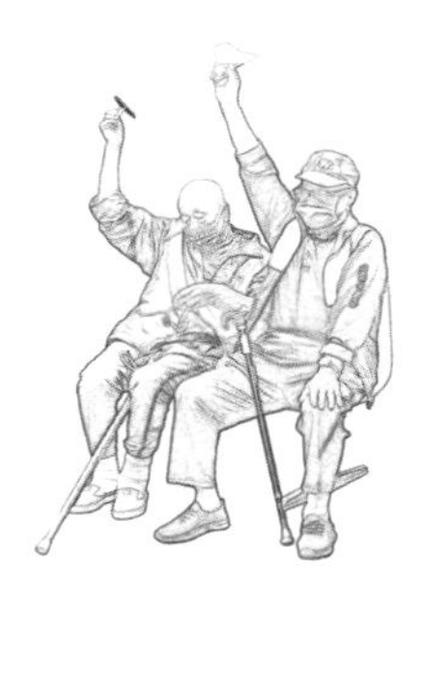

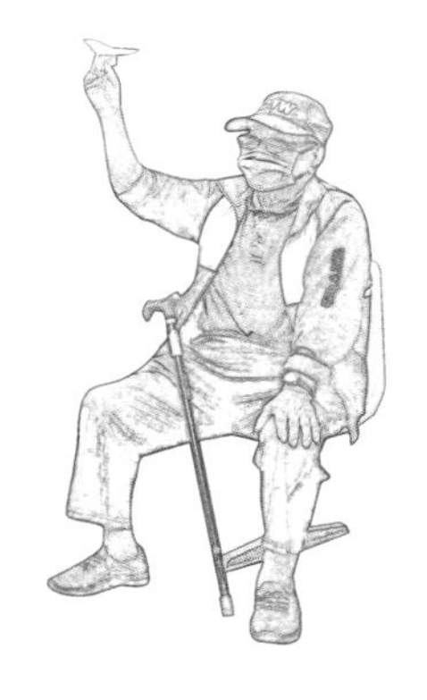

飛機要飛去哪裡？

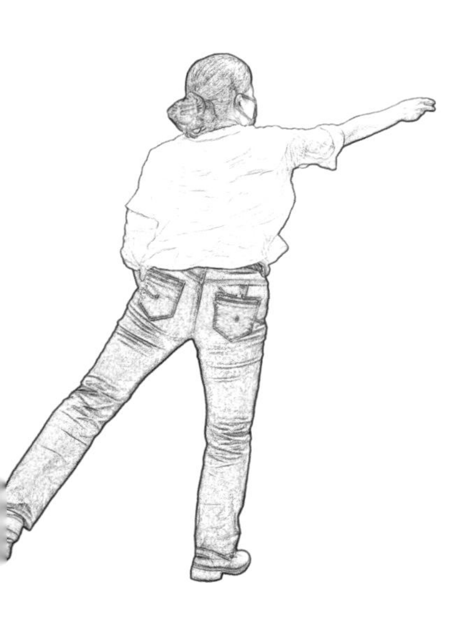

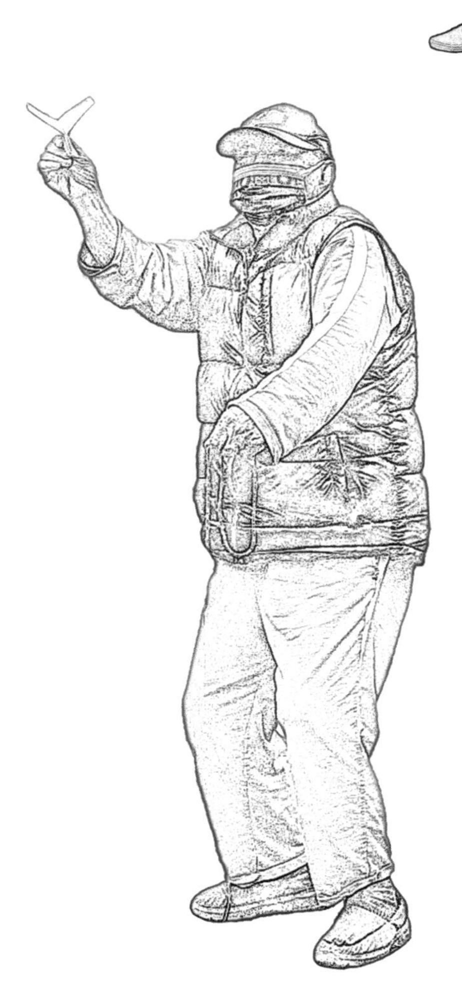

在將飛機高高舉起，準備射出之前，想讓飛機飛去哪裡呢？

「**飛機要飛回家！**」李爺爺完全沒有思索，斬釘截鐵地大聲回答。

「**飛到大門口就好了。**」王爺爺平靜地回答，我笑了，這個目標好小、好近啊！但是，在醫療養護機構工作過的人都知道，機構在安全考量下，每扇門都是有管制的，如果門打開了，走過大門就自由了。

蔡媽媽說：「**想飛到美國看孫子。**」

秋雲遲疑了一下，微笑著說：「**要飛去南國。**」
好詩意的回答，但是，南國在哪裡？

貴珠阿嬤說：「**要飛到好玩的地方。**」

百歲的梁爺爺看了我一眼，
中氣十足地說：「**你難道忘了要反共復國嗎？**」

你心中的飛機要飛往哪裡呢？

我與他人

／ 集體創作：自由軌跡 ／

當使用過小的紙張繪畫或是操作的物品尺寸很小時，創作者的視野會跟著縮小，身體會不由自主地靠近作品，創作時間若稍微久一些，身體的肌肉因為維持同一動作太久，容易變得僵硬，對於長者而言是很辛苦的。因此，我特意設計活動讓長者在創作過程中能將身體開展，使關節活動度變大，同時訓練肌肉力量及協調力。當身體動了起來，活動範圍變大時，心也跟著開展。

「自由軌跡」是我為長者特意設計的集體創作活動，讓肢體跳脫慣有的繪畫模式，重新感受身體的存在以及其與空間的關係。我準備了約三公尺長的畫紙，將筆、滾筒的柄加長，改變人們持筆的慣性，繪畫不再只是用手指的力氣，而需依靠雙臂。此外，畫線時需要走動，坐輪椅的長者便由工作人員推輪椅，慢慢移動畫出線條。長者在過程中擴展身體的活動空間，視野也變寬闊了。

「改變速度」是繼續加入的元素，凡事慢慢來的長輩，會如何因應呢？大家圍坐，我將球沾滿顏料，讓它開始滾動，大家的目光隨著球移動，球滾到面前，長者便用手將球推向他處。漸漸地，有人讓球滾動的速度增加，有人開始做假動作滾出變化球，也有人為旁邊動作比較慢的人擋球。大家的注意力非常集中，反應速度也變快，空間中充滿笑聲。在傳球、擋球的攻守之間，人際關係也隨之浮現、改變。

當紙上充滿線條與球的軌跡，猶如土地上的道路、河流一般，一位長輩說：「這像是《清明上河圖》。」

篤信基督教的仁香奶奶說：「**必需要有個教會、十字架。**」

美秀說：「**要有個自己的房子啊。**」於是拿起筆開始畫，社區的樣貌就漸漸成形了。

在這過程中，長者們除了表達自己的想法，也與其他人產生更多連結。

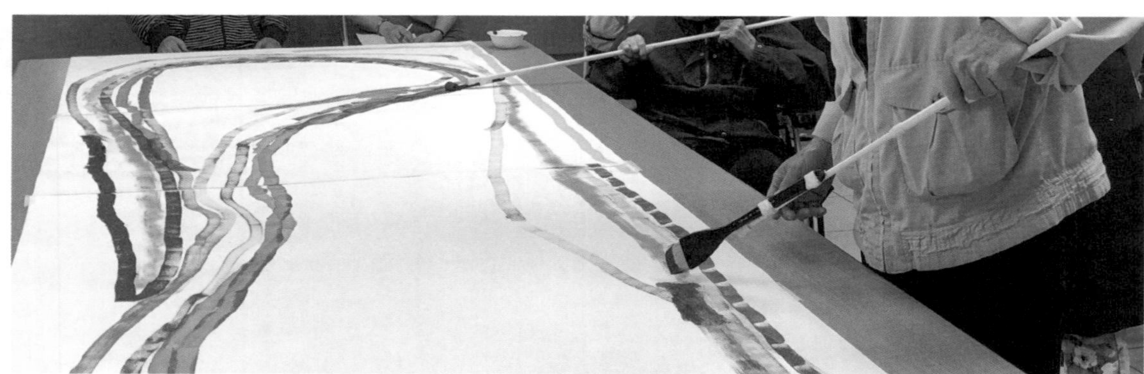

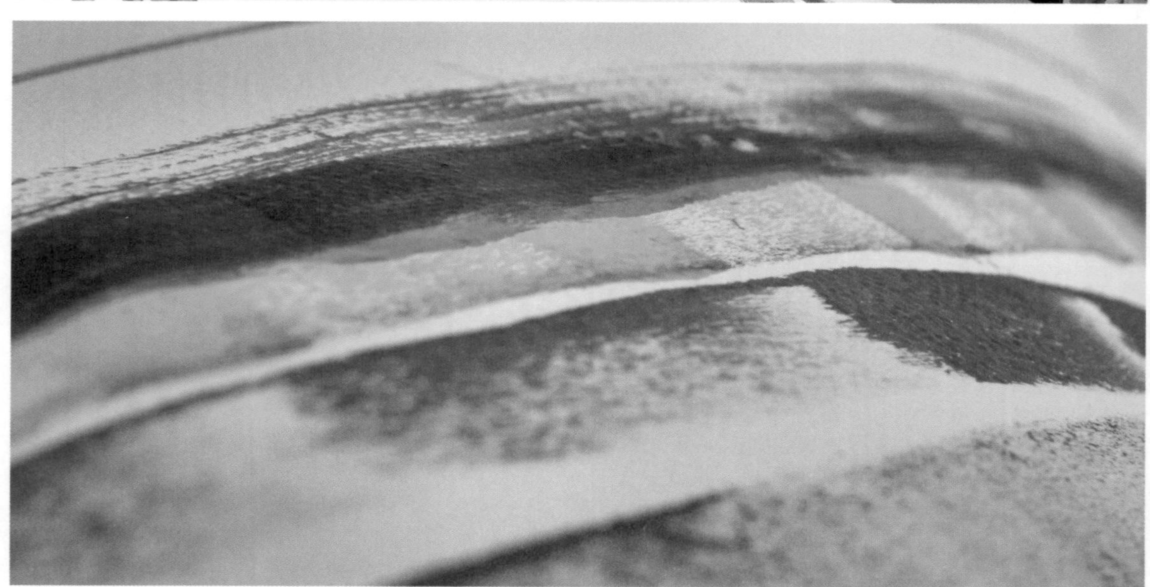

海綿滾筒經過的痕跡

參與的長輩可辨識出球滾動留下的痕跡。

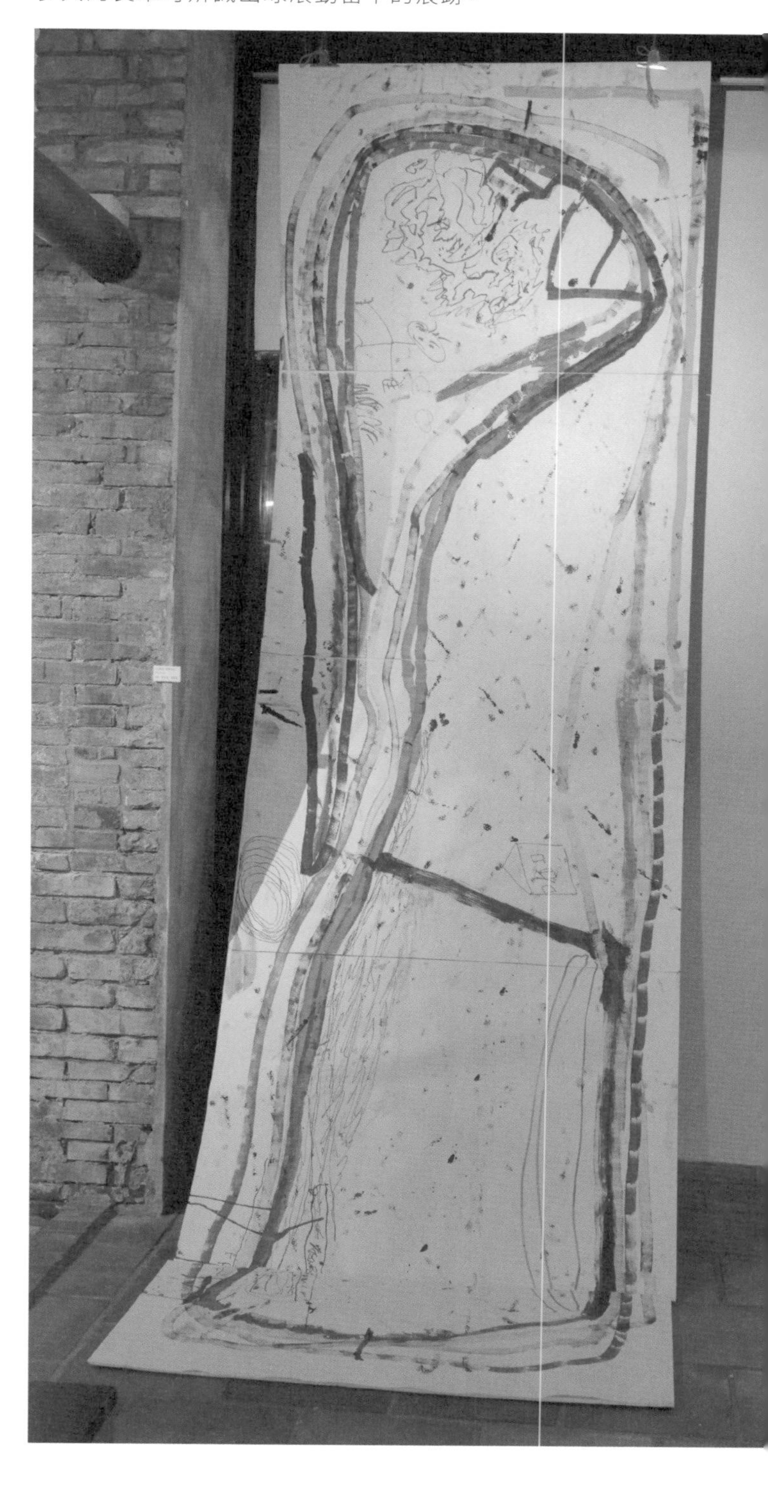

／與他人連結：積木城市／

一塊塊方型小積木能帶來什麼呢？

團體的桌上散落著許多積木，長輩們坐下後本能的拿起來堆疊。坐在輪椅上九十幾歲的牟爺爺不疾不徐地將積木往上堆，當其他人的積木一一崩塌，最後只剩他的木柱沒倒，大家屏息看著他神情淡定地往上堆，當積木倒下的瞬間，所有人大笑、熱烈鼓掌。

這樣簡單的創造與快樂的場景並非兒童專屬，是可以出現在每一個年齡層的。長者把積木一個一個往上堆，一個一個往旁擴，立體物件慢慢成形，是家、城堡或是其他物件？堆積的過程中，長者的意念越來越清楚，當個人物件完成後，我們拋出問題讓長者思考如何走到別人家？如何與他人形成連結？以此讓長者的眼光從自己轉至與他人的關係。

當作品完成後，大家站起來，慢慢扶著桌子走，或柱著拐杖、坐輪椅，看看整個社區的樣貌，欣賞別人蓋的房子，有人的房子旁邊有蓋樓梯，有的房子設計得很特別。潘爺爺指著房子旁的建築說：「房子旁邊有涼亭，可以在那裡跟朋友泡茶、聊天……很想跟老朋友聚聚。」

積木上放置的生命樹圖卡由臺灣師大出版社

梁和尚看著自己的積木作品，用手指著樓梯做出跳躍動作：「**要爬到屋頂，登高望月。**」接著說：「兒子沒了，太太也走了，剩下一個孫子跟一個曾孫。」玉貴說：「**房子外面的道路要通到宜蘭，想回宜蘭看一看。**」貴珠說：「**想要住在臺北車站，出入比較方便。**」

雖然這些老人家住在機構裡，家人不常在身邊，有時會感到孤單，但是我們期待透過一些措施讓長者意識到身邊的人事物，眼前的世界也能像集體創造的積木社區，慢慢擴大範圍。

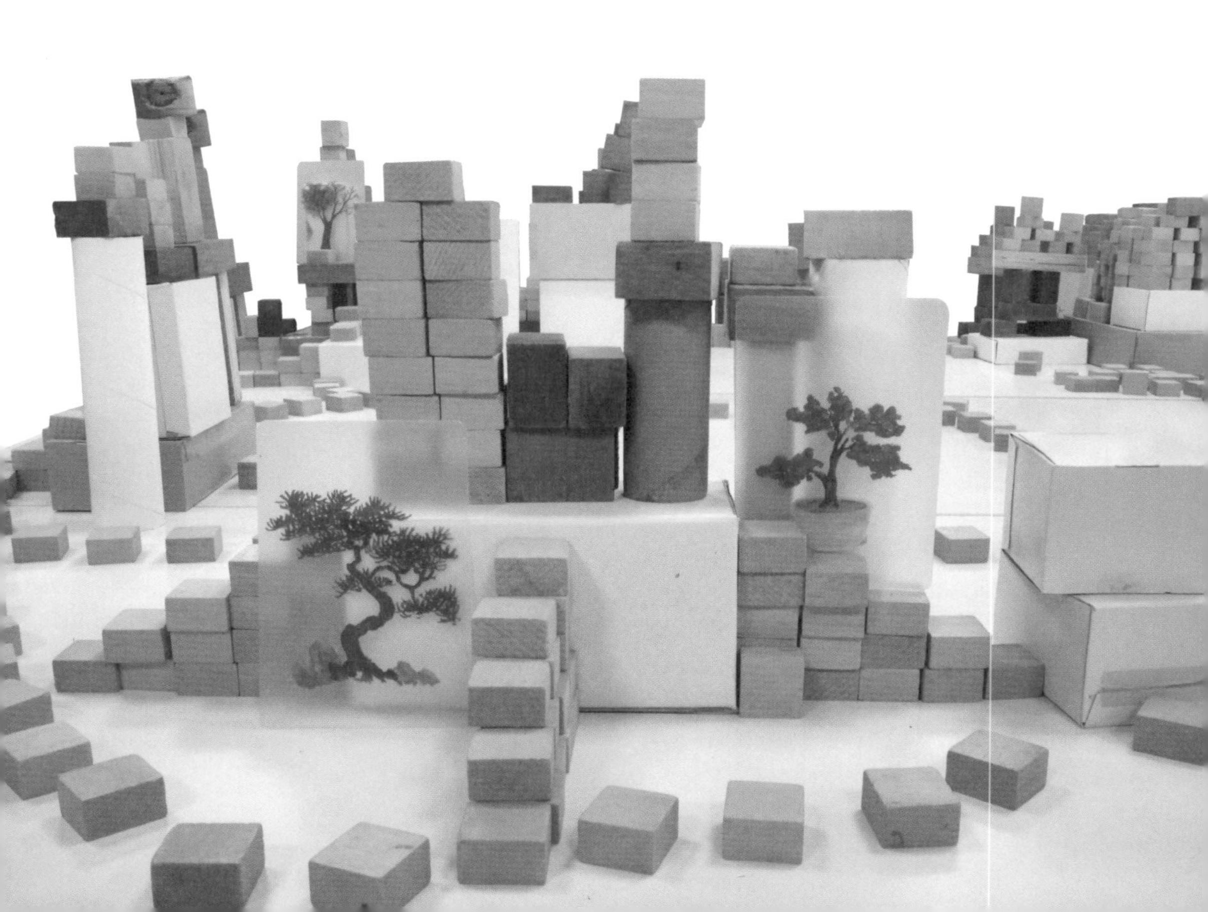

／送你一份禮物／

法國人很喜歡園藝活動，我所實習的醫療機構擁有一大片草地與花園，裡頭還養著雞。春天時，園裡的路徑開滿各式花朵，玫瑰爬滿拱門。每當陽光出現時，長者可以在園裡散步，機構工作人員會協助他們移動到戶外，他們在陽傘下閉眼享受大自然、陽光或與人聊天。

有時，機構裡的長者看到華人面孔的我，常用輕鬆口吻問：「可不可以教我 origami（摺紙）？」有一次我帶幾位法國奶奶摺牽牛花，她們摺好花後打趣道：「早知道就種這種花，就不需要擔心忘記澆水了！」我曾與一位獨居法國老奶奶同住，她在玫瑰花季時，每天從花園摘一朵老滕玫瑰放到我房裡。「花」帶來美感經驗，「送花」更是代表一個人在人際關係中想述說或期待的情感連結。

我這幾年在臺灣帶領的失智藝術團體裡，長者們分享了自己與花相關的經驗。2012 年，失智長者藝術團體中的長輩在十幾種花當中只認得菊花及百合花，對其他種類的花漠不關心。他們表示只有拜拜時會買花，「花」成為一種履行責任與義務需使用的物品。一位家中經商並受過日式教育的奶奶說：「家裡常有客戶來訪，所以家中會插一盆百合花。」另一位年輕時常出國做貿易的爺爺靦腆地笑道：「年輕時會送玫瑰給喜歡的女孩，可是不好意思被別人看到，就用報紙包住整束花，女孩收到時，只看到報紙捲。」

然而，近幾年帶領的藝術團體，長者看到花展開笑顏，雖無法說出花名但能主動選擇自己喜歡的花並拿近欣賞。幾位阿嬤感性的說，記得母親節收到孩子送的康乃馨，很美、很感動。此外，洋桔梗與向日葵也是長輩較喜歡的花。而最受長輩青睞的是什麼花呢？答案是紅玫瑰，爺爺奶奶說，紅玫瑰很有熱情活力，看了心情會變好。

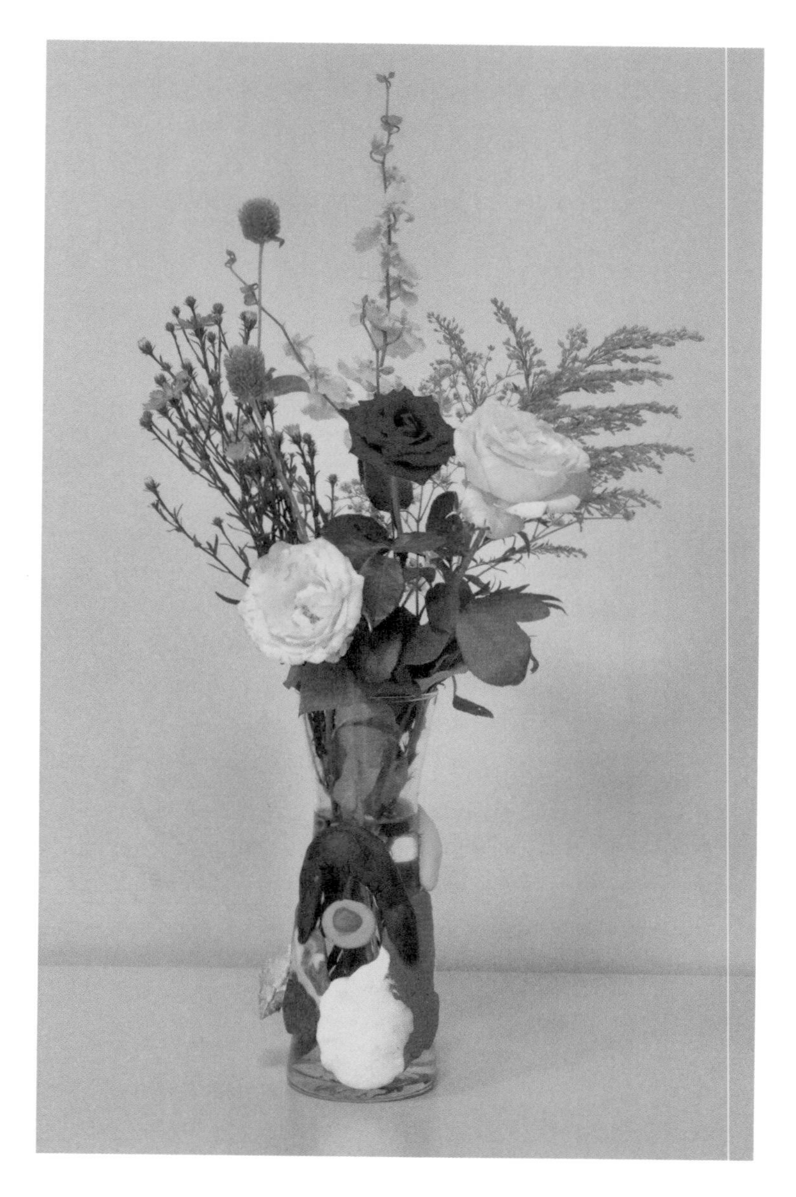

有別於一般藝術團體以女性居多，榮民之家的藝術團體成員除了兩位榮眷奶奶，其他都是大半輩子在軍中的男士，這些爺爺們對花會有何反應呢？在花市選花時著實讓我傷透腦筋，年近百歲的榮民爺爺最喜歡的花究竟是什麼？花店老闆說：「老人家一定會喜歡百合啊！」結果，當我高舉百合，爺爺們沒什麼反應，反倒看到大紅色玫瑰花時，幾位爺爺急忙舉手發聲，深怕沒拿到。

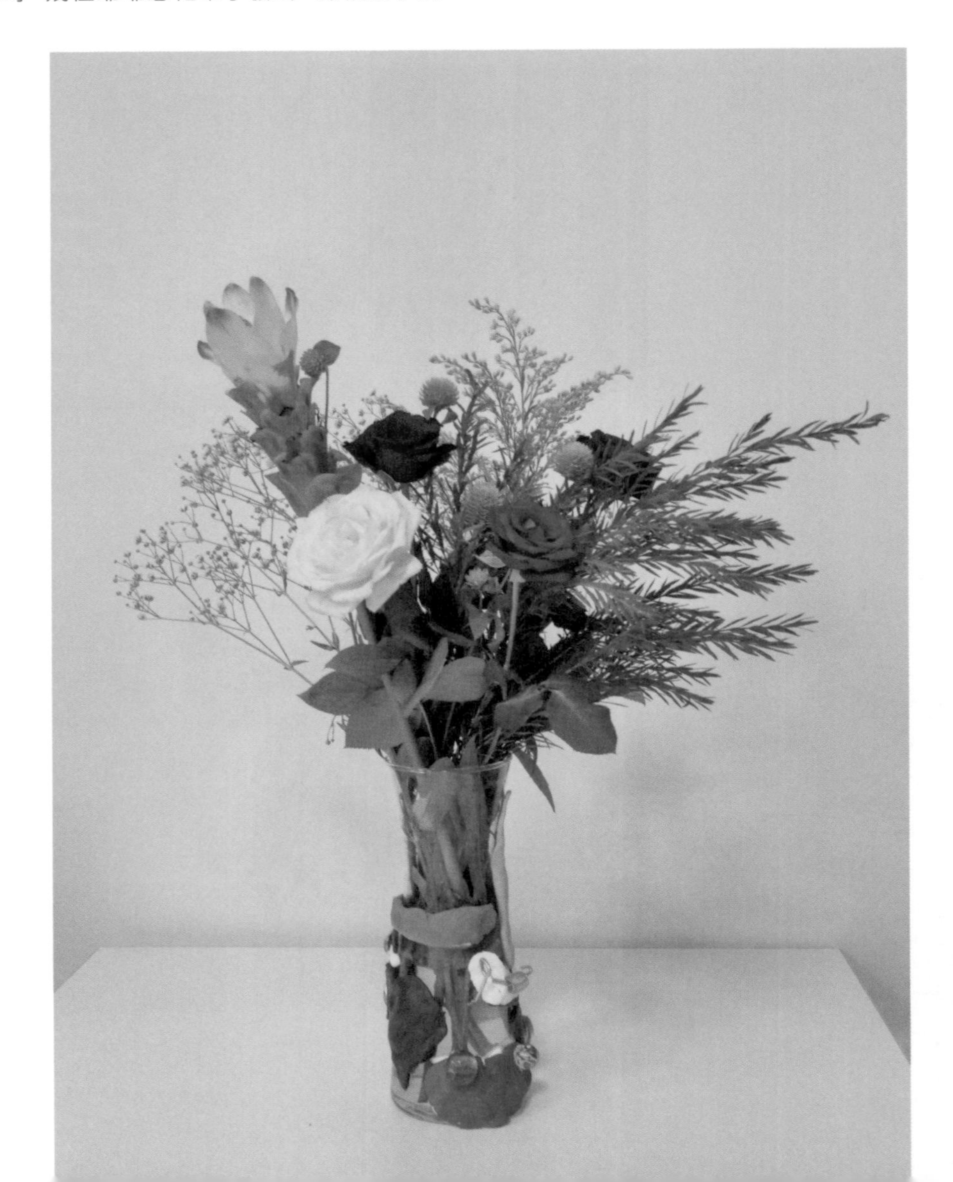

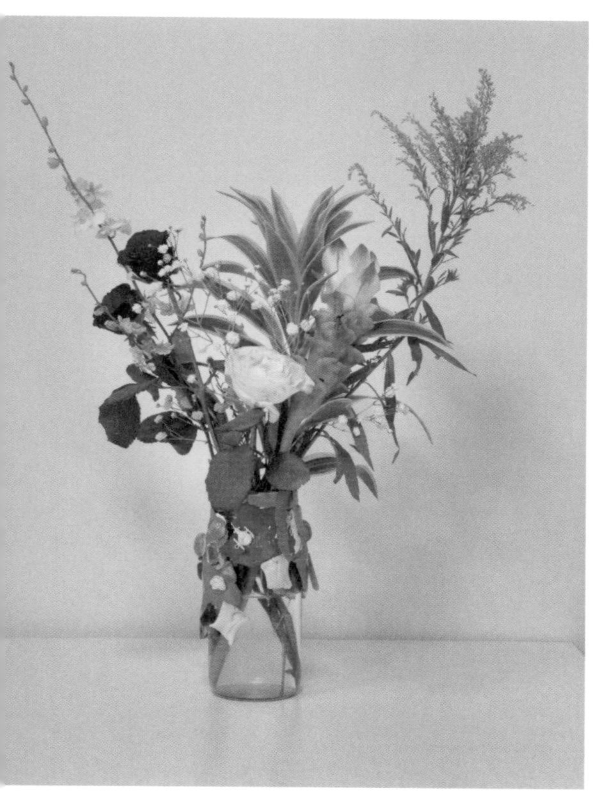
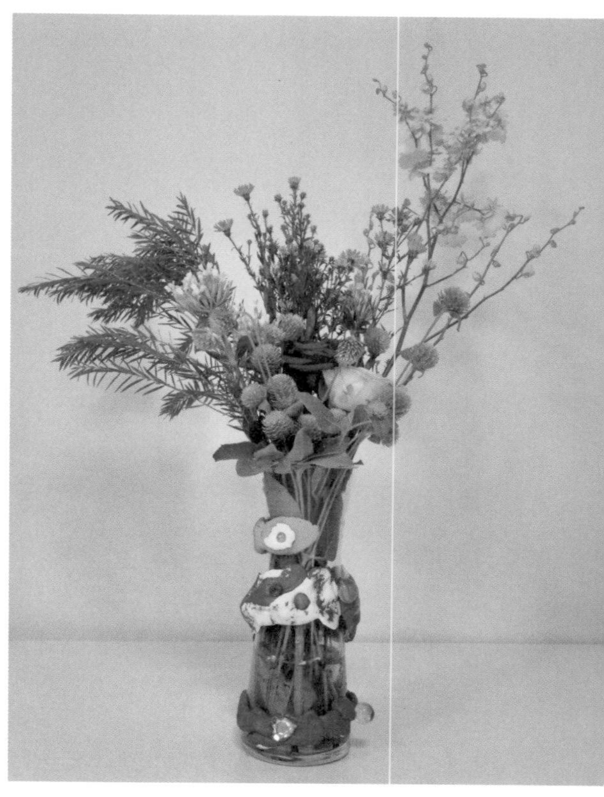

如何將花形成花束？這是不用煩惱的問題。長輩們拿到花之後，自然而然開始動手，當長輩們將花插好放在自己設計的花瓶，欣賞自己的作品，臉上滿是笑容。我好奇地問長輩們：「這麼漂亮的花，你想送給誰？」幾位爺爺說要送給太太，另外幾位長輩倒是對我的問題感到疑惑，直接說：**「這麼漂亮的花當然是送給自己啊！我要帶回我的房間，為什麼要送人？」**

是呀，有時也要學習送禮物給自己！

展覽：透過作品與外界的互動

在藝術操作理論[21]裡的最後一個步驟，是作品完成後進行展出或與他人分享，亦是創作者向外界傳達與溝通的方式。作品成為觀眾欣賞的物件，而透過作品傳達的訊息也能刺激觀眾在產生感受後能進一步思考。我們希望透過展覽紀錄下藝術團體歷程，同時呈現作品，不僅是展現長者們令人驚喜的視覺藝術作品，更多的呈現是長者在走過漫漫歲月後，對人生課題的回應。藝術，成了貼近長者心靈的表達方式，也是與社會共融的方式之一。

開幕茶會為展覽揭開序曲，也是長者以藝術創作者的身分站在家人、大眾面前的時刻。建達的妻子難以置信先生能畫出如此美的作品。建達受邀上臺致詞說：「頭腦還是很亂，可是感謝在周圍的人，家人還有旁邊的人。」會後，他與家人在自己作品前開心拍照。

玉照奶奶氣色紅潤，笑容滿面，精心打扮，顯出優雅氣質。開幕茶會上她一反平常的沉默，為大家導覽她的畫作《我的家》，臺風穩健，言談速度雖然緩慢但相當清晰。她介紹老家的仔細程度，完全想不到她是被診斷重度失智的個案。她的兒媳說：「以前，她對家的記憶是負面的，只要談到家就哭泣。我一直以為那是段不好的記憶，沒想到，她竟然畫出這麼繽紛的作品，談到家，也變得笑容滿面。」

超高齡的榮民爺爺對自己的作品「似曾相似」，雖然不確定自己的畫是哪一幅，但是觀眾的掌聲與支持都讓爺爺歡欣不已。開幕活動讓這群原本在機構裡安靜坐著的長輩，有機會與家人或機構人員一起參與活動，與外界交流，是多麼快樂的事。

---

[21]請見本書〈貳／藝術介入高齡長期照顧〉

玉照奶奶指著圖，仔細描述，高雄老家種了兩棵結滿果實的蓮霧樹。黃昏時，飛機會從天上飛過。

原來奶奶的先生是塔臺人員，所以她很注意飛機的動向。

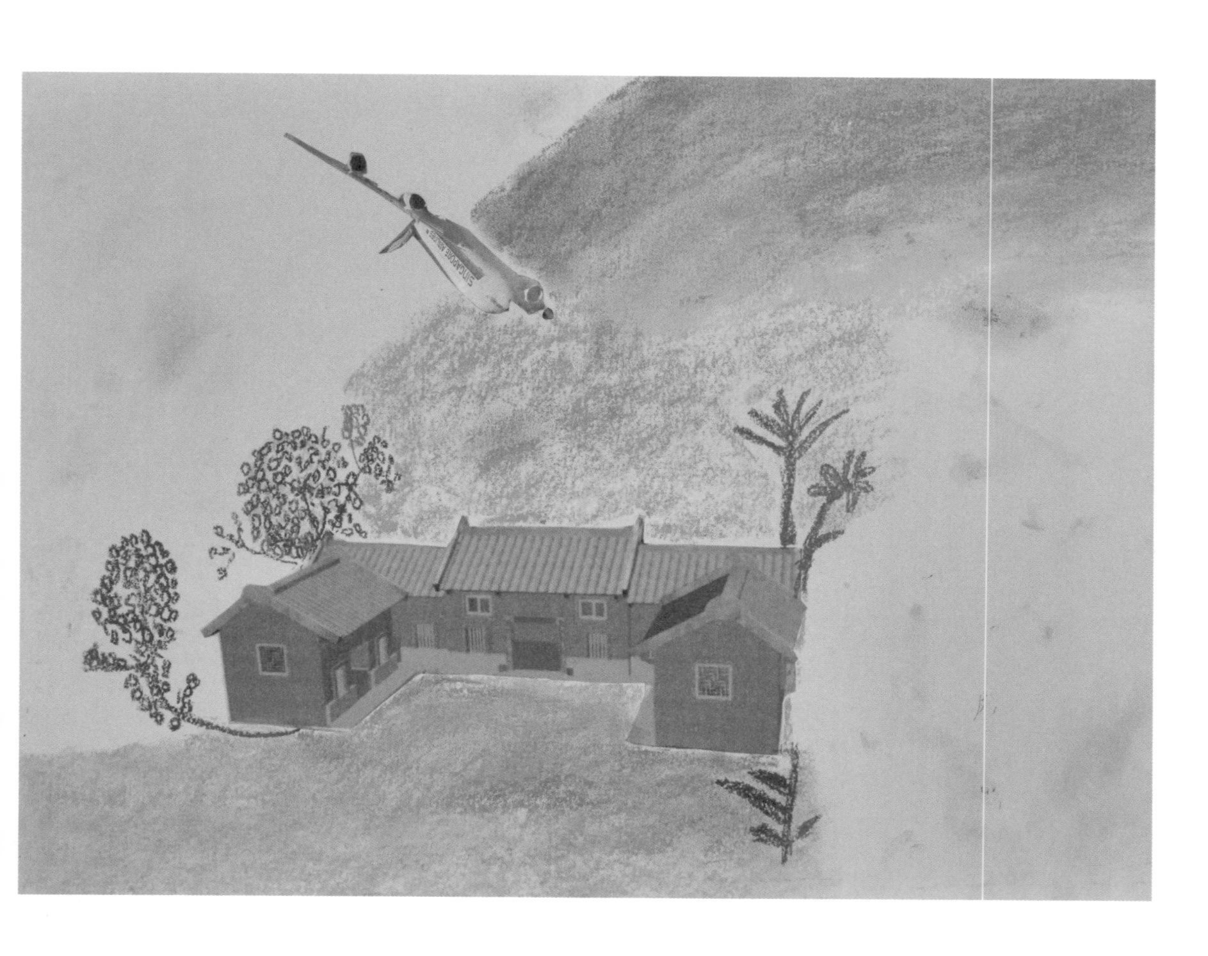

Forget-Me-Not

An Exhibition of Works by Elderly Art Groups

In 2018, the National Cultural and Arts Foundation gave an impetus to the Inclusive Arts Project to respond to the needs of the aging society in Taiwan. Accordingly, the project of Here I am, at this moment Art Groups and its related programs had the opportunity to be launched. In November of the same year, the artist first entered the caregiving institutions to carry out field study and conducted an art workshop for medical caregivers to experience artistic creation and share caring experiences together. A team to design this project was made up of an artist, art therapists and medical caregivers (including occupational therapists, registered nurses and nursing aides) who communicated and discussed with one another to structure the programs suitable for the elderly art groups. At the beginning of 2019, the project was held once a week for a period of 12 weeks respectively in nursing homes and day care centers, and the art groups were led by the artist and art therapists while nursing aides acted as the observers. Moreover, the team would discuss the elder's creative processes, living conditions, the achievements of group activities and further make revisions to the project every time after the completion of each group.

Drawing on painting, sculpture, photography and other art forms, the programs of this project were designed to lead the elders to record the moments of their lives, experience their living spaces in different ways and express their feelings of the moments with language, writing, image, and so forth. During the on-going process of art activities, the elders could feel their existences while the caregivers could be along with the elders, learn more about them and put forward the ideas of caregiving.

When the elders first encountered art, they felt "strange, anxious" and always wanted to get up and leave. Gradually, they became "interested, happy" and holding the brushes with smiles on their faces, or experiencing the materials became a natural movement for them. The more the elders participated in the groups, the longer their concentrations lasted. When they were totally immersed in art making, unspeakable feelings were slowly revealed in their works. Artistic creation brought them flow experience and joy, enhanced their perceptions and improve their emotional apathies caused by degeneration. In the making of art, the elders could choose to do or not to do by themselves. Such freedom produced empowerment while reflecting on the meaning of self-existence. Through thematical and serial activities, their implicit memories and instincts conveyed the longings in the depth of their hearts. The spiritual energy generated from artistic creation increased the quality of life of the elderly.

This exhibition not only shows the works by the elderly creators but also records the progressive course of the art groups. Apart from [illegible] works of visual art, it comes up with the responses of the elders to the subject of life after they have lived long. Art becomes a way for elderly people to speak their minds as well as a measure for social integration.

Let's quiet down and appreciate these genuine and profound creations.

Principal Investigator, Curator/ Yang Chun-Luan
Co-curator/ Huang Chun-Chen
Facilitator of Art Groups/ Yang Chun-Luan, Tiffany Tsai
Collaborative Institutions/
The Catholic Foundation of Alzheimer's Disease and Related Dementia

「勿忘我」

Forget-Me-Not

是「此刻・我在」失智長者藝術團體方案設計的展覽。

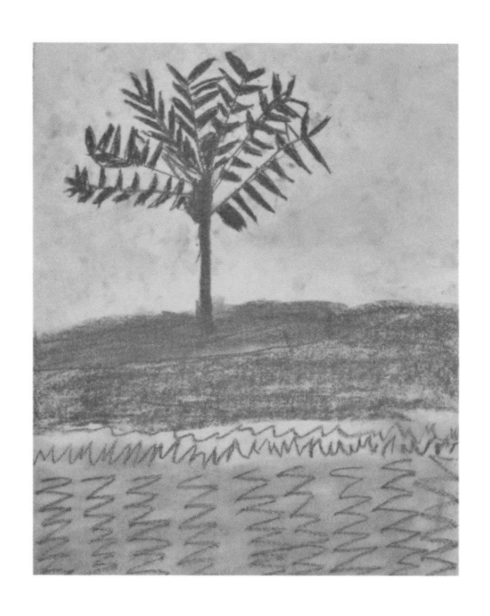

玉貴阿嬤畫「心中最美的風景」：童年家鄉河邊的香椿樹

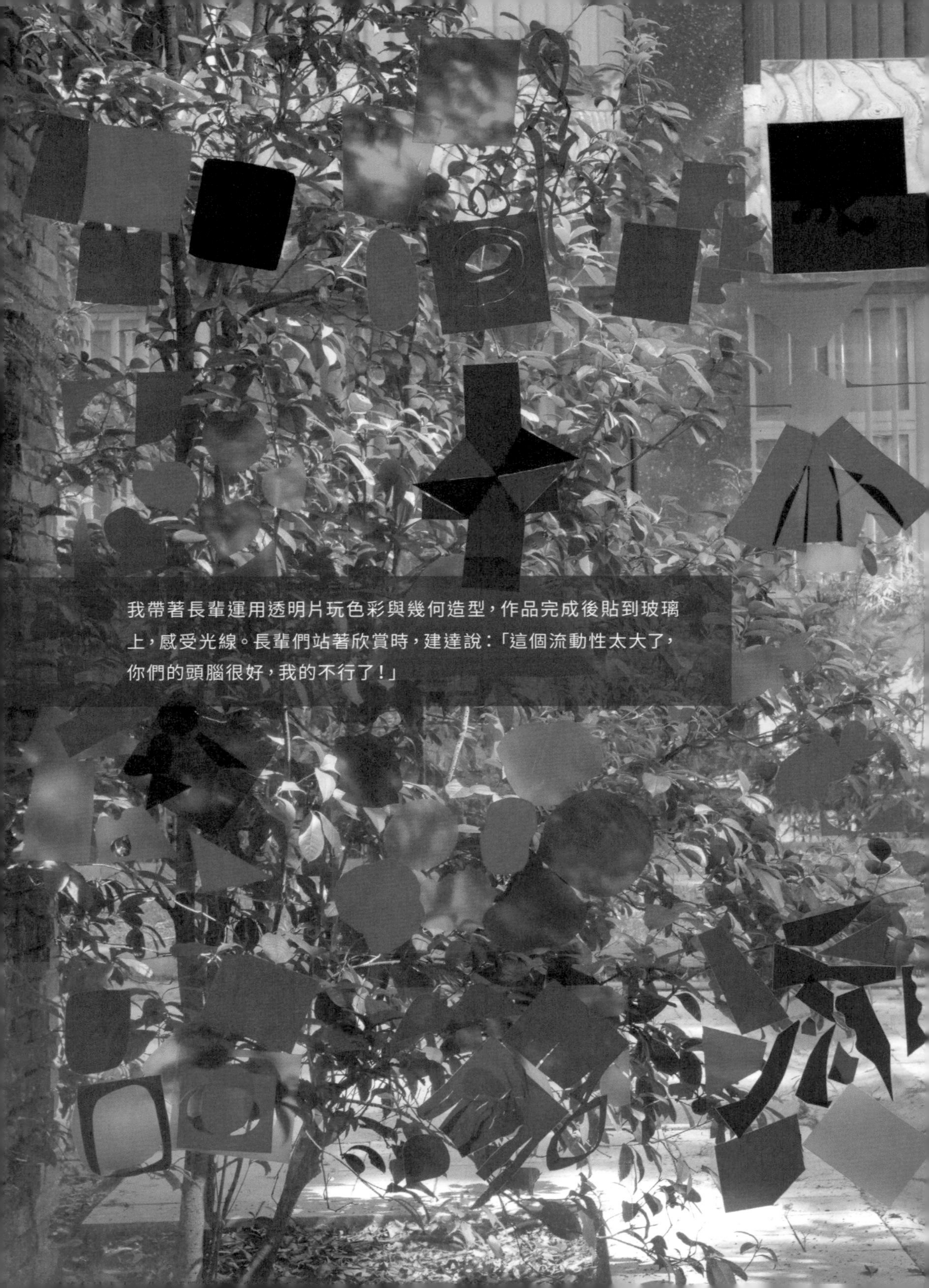

我帶著長輩運用透明片玩色彩與幾何造型，作品完成後貼到玻璃上，感受光線。長輩們站著欣賞時，建達說：「這個流動性太大了，你們的頭腦很好，我的不行了！」

有位八十歲的爺爺一大早就踏入展場，對著自畫像看了許久，我好奇地跟他聊聊，他說：「我沒讀過什麼書，也不懂藝術，剛好經過這裡，這些畫好像在跟我說話，讓我心裡很有感覺，很難形容的感覺。」

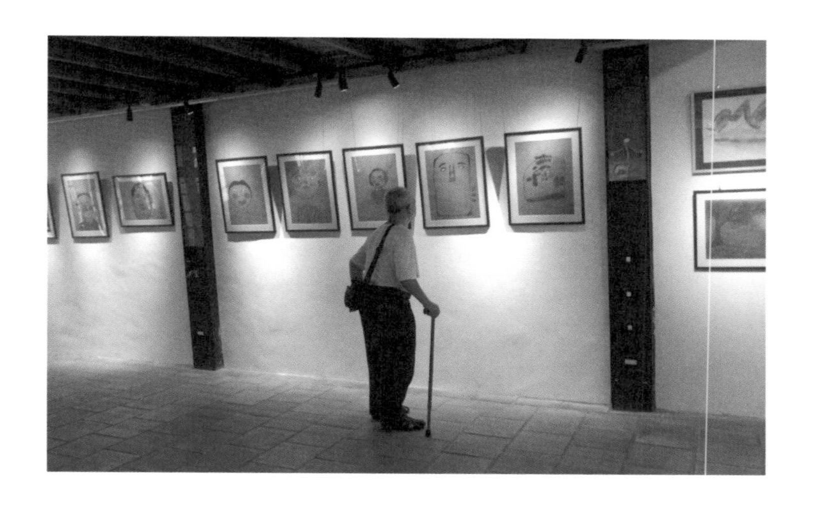

「此刻・我在」失智長者藝術創作展在臺北萬華剝皮寮歷史街區展出，古蹟空間剛好與展覽主題相呼應。一進展場，映入眼簾的是自畫像，有一、兩歲被抱在懷裡的孩子對著作品喊「阿公」，有年輕女孩看著作品拉著身旁的男友說：「好可愛。」觀眾仔細看著作品，討論家中的長者或是自己未來的老後人生。展場裡播放著團體的影像紀錄，這些片刻有長輩的歡笑聲、專注創作的樣貌，以及表達對家的想法。展場的玻璃窗貼著長輩在團體裡說過的話，有些話語或許打開觀眾塵封已久的回憶，或是進入他們的心中而流下淚來！

一位來看展、滿頭白髮的阿嬤特別找我聊聊，她說：「好感動，還有人記得要照顧老人，功德無量啊！」有人想要捐款給我，希望我繼續做，繼續推廣；有人想要買畫收藏；有來自奧地利、紐約的藝術治療師或藝術工作者，也在長照機構工作，他們與我分享照顧的心得，肯定藝術的美好。

其實，這不是一個哀傷的展覽，計畫也與做功德、愛心沒什麼關係，而是期望讓那些安靜、似乎被社會遺忘的失智長者，透過藝術找到表達的方式，透過藝術為他們注入活力，帶來美好的片刻。這個展覽讓我們能夠放慢速度、仔細聆聽他們的聲音，欣賞他們所擁有的一切。儘管幾分鐘後他們可能就忘了，但我們曾經共同存在於此。對我來說，這是一個讓人有點哀愁卻又能感受到溫暖，臉上能夠有浮現微笑的展覽。

最思念的人就是家人～～
但是不能想，想了會頭暈腦脹
最想念的是孩子。

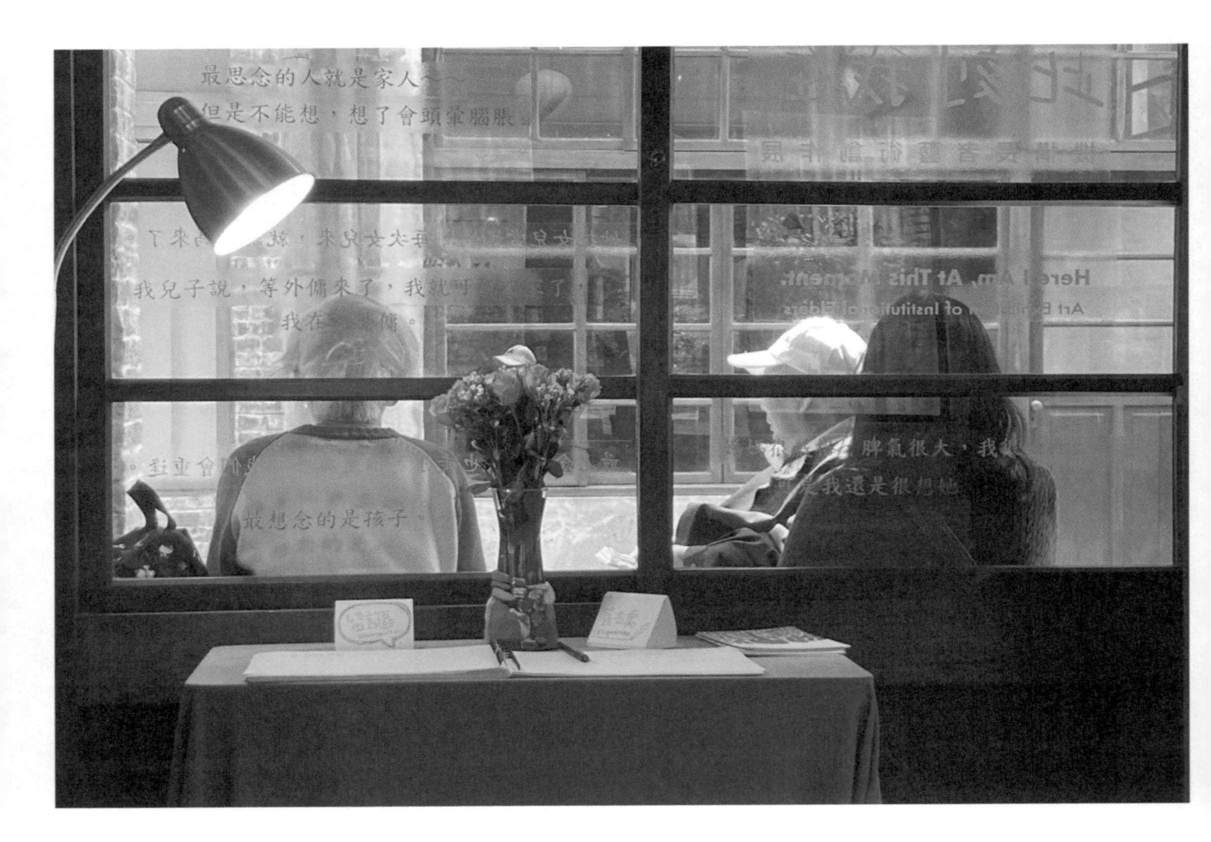

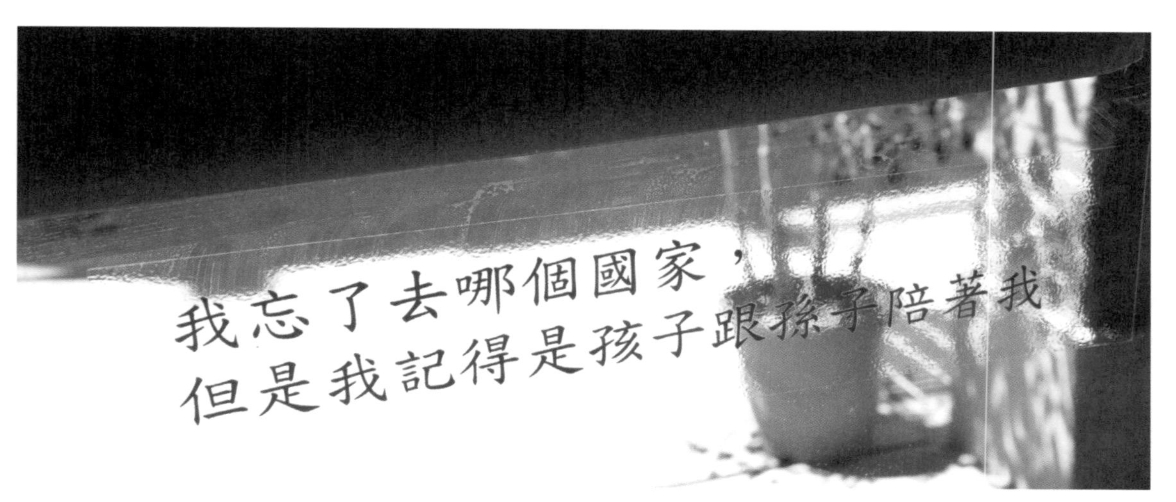
我忘了去哪個國家，
但是我記得是孩子跟孫子陪著我

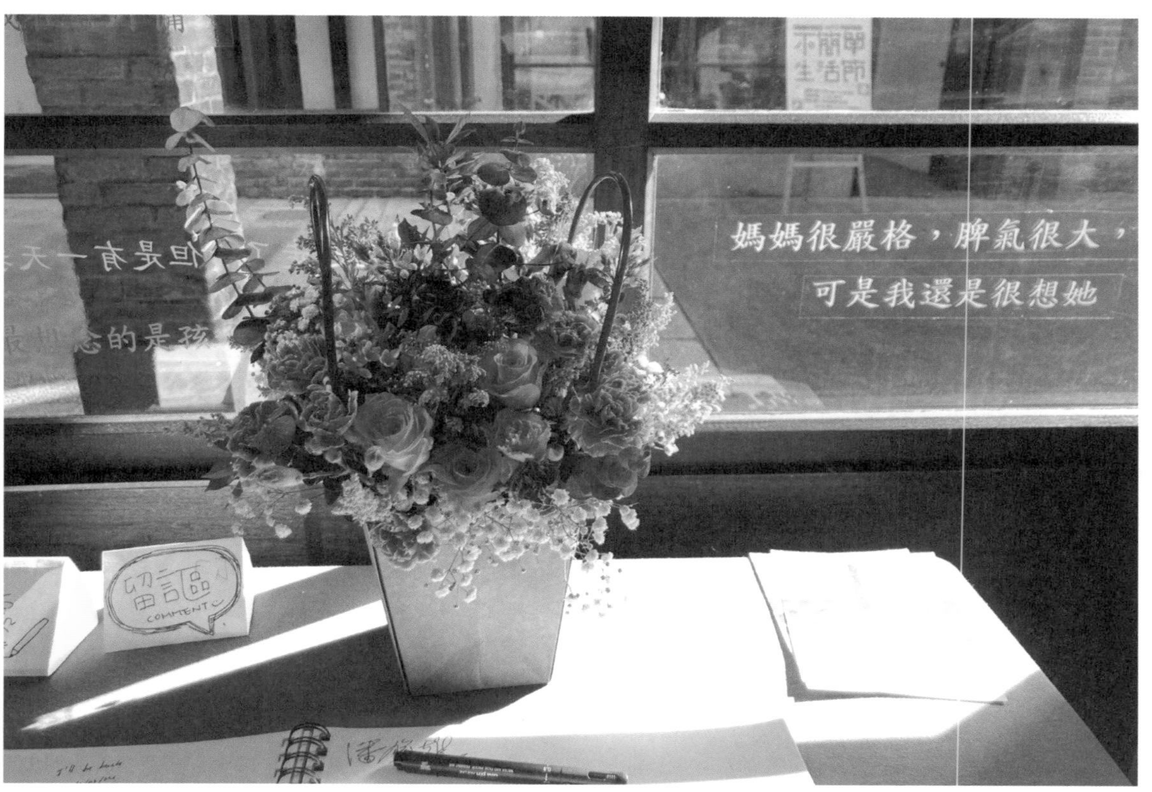
不簡單生活節
但是有一天
媽媽很嚴格，脾氣很大，
可是我還是很想她
留言區
COMMENT

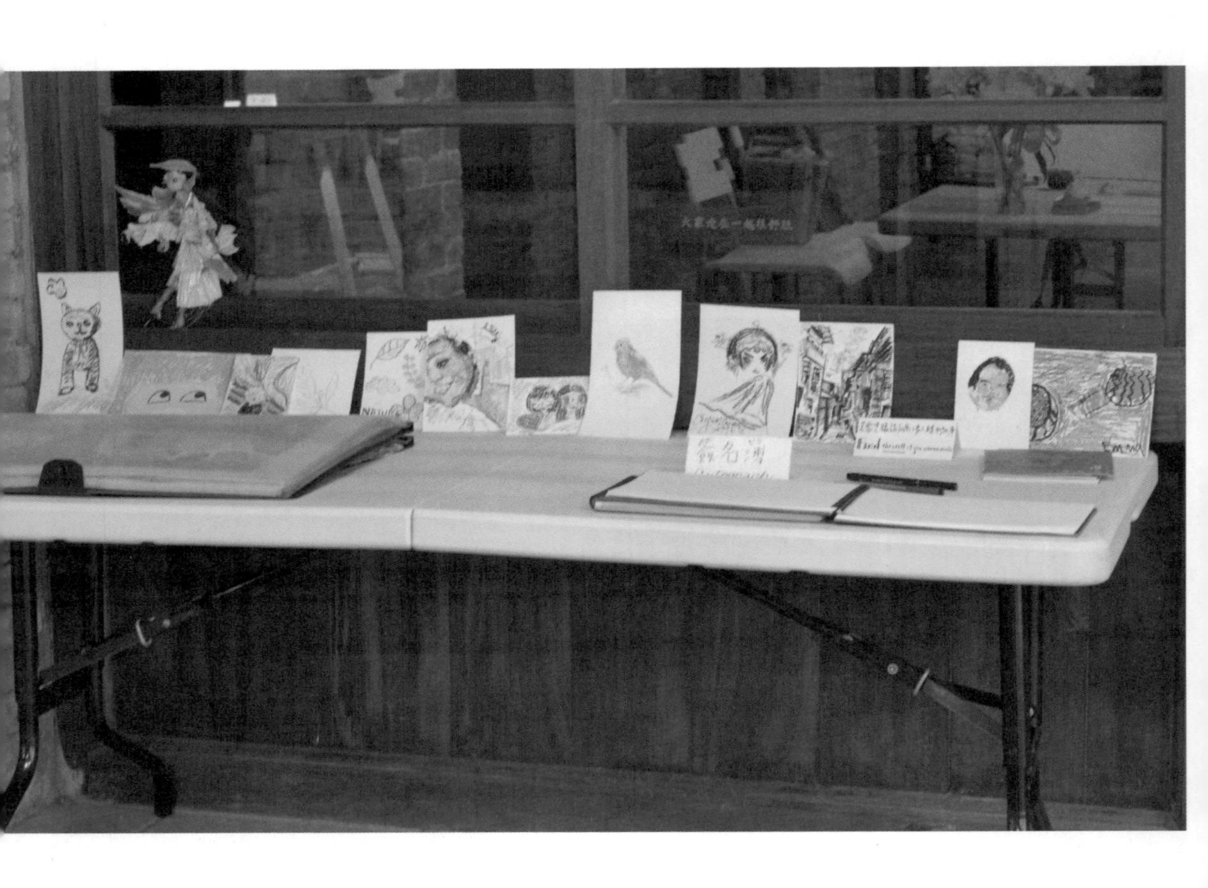

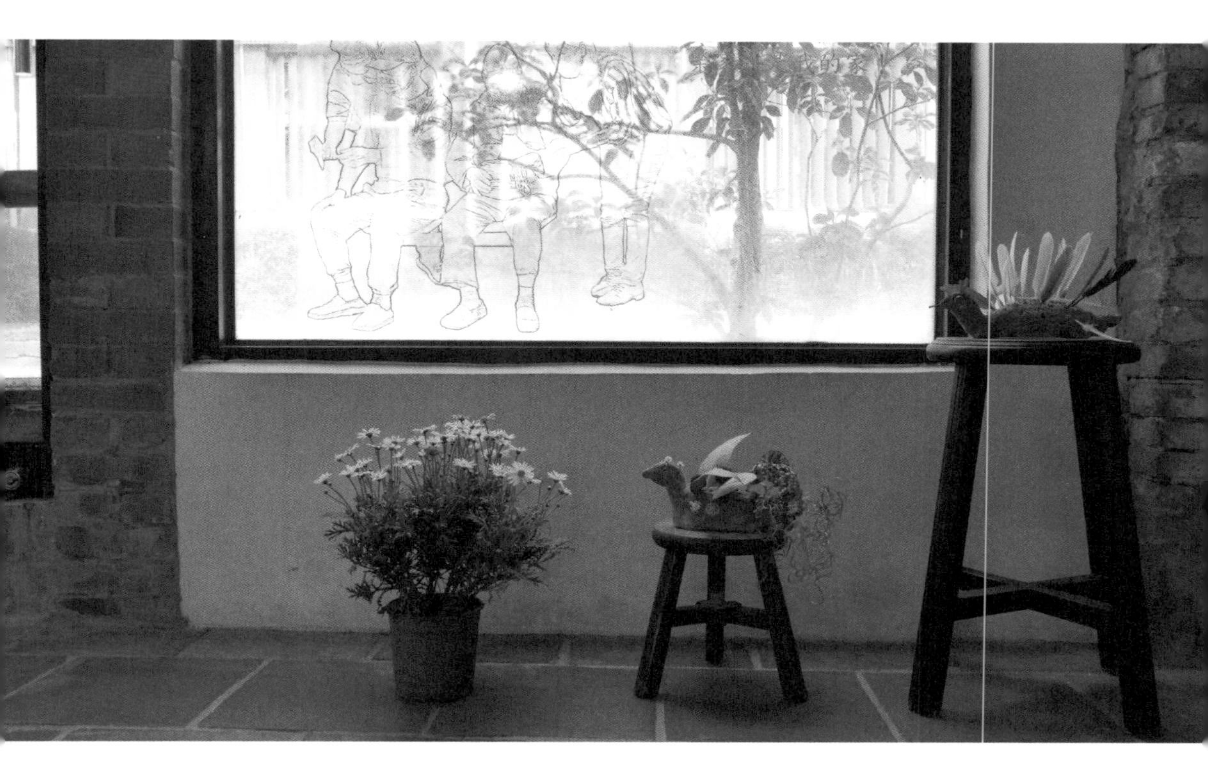
我的家

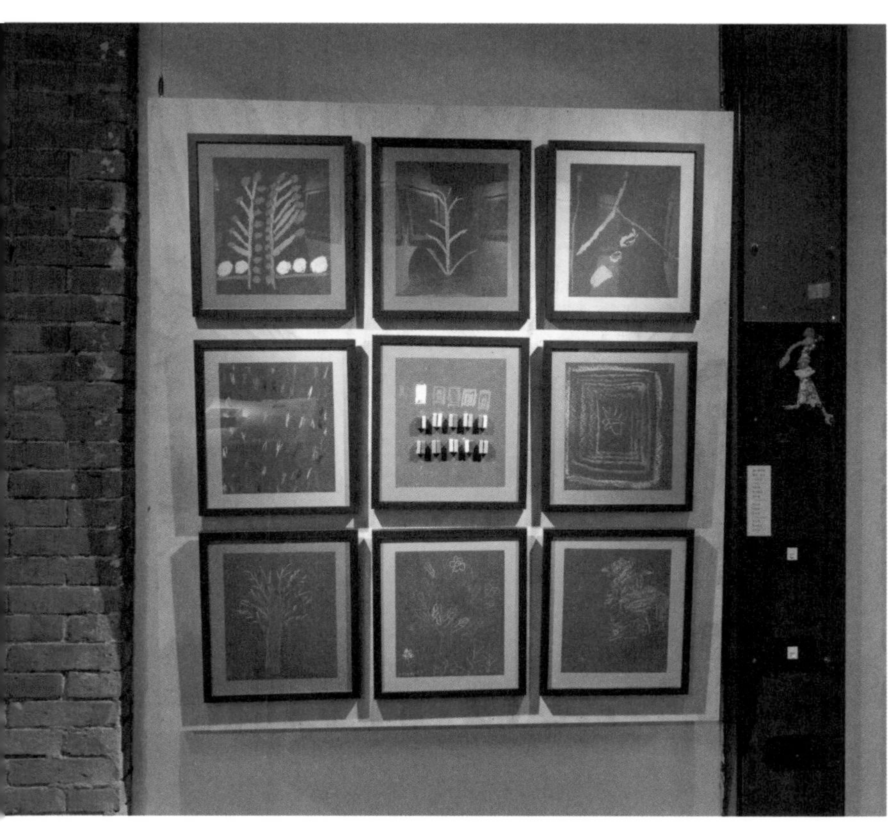

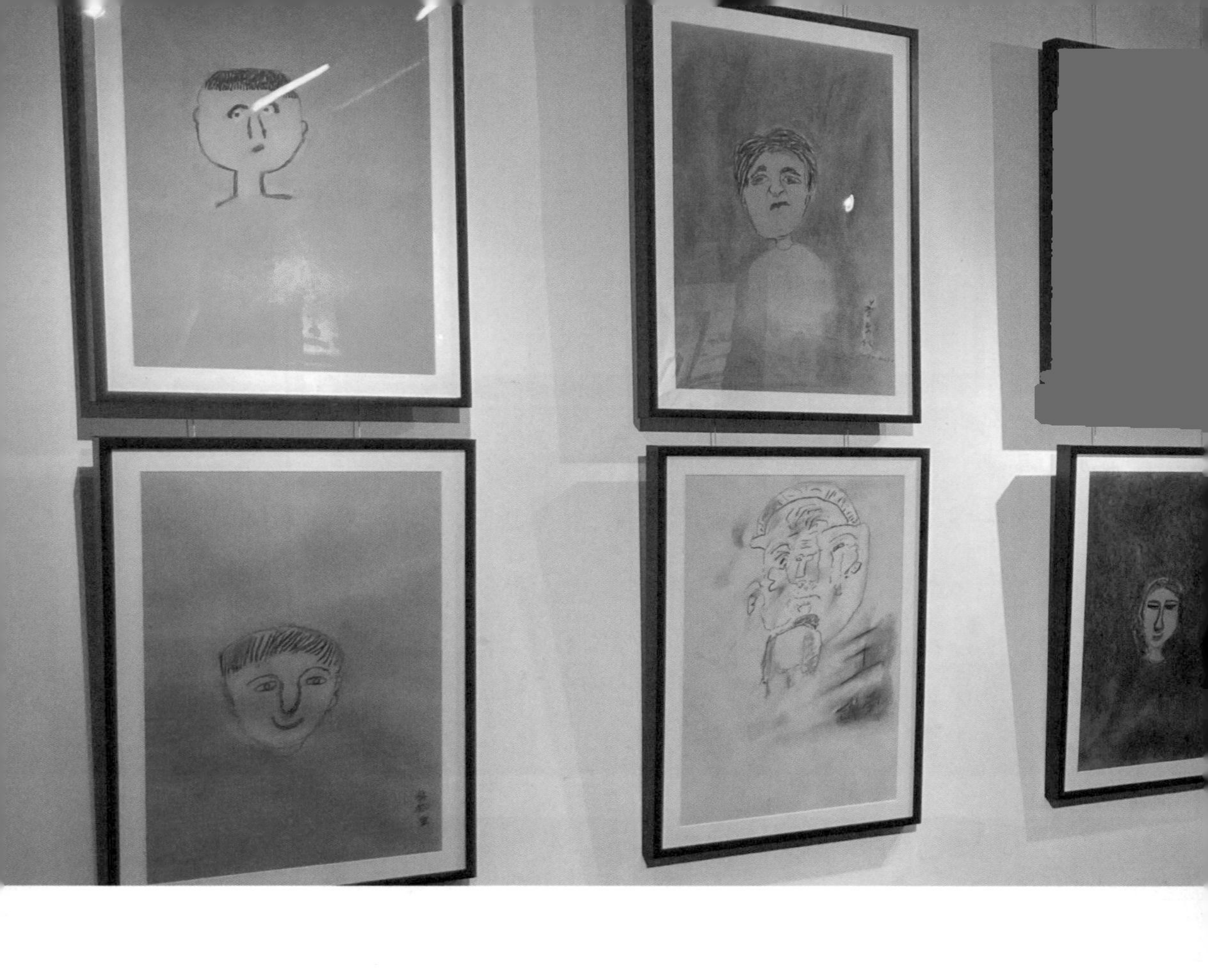

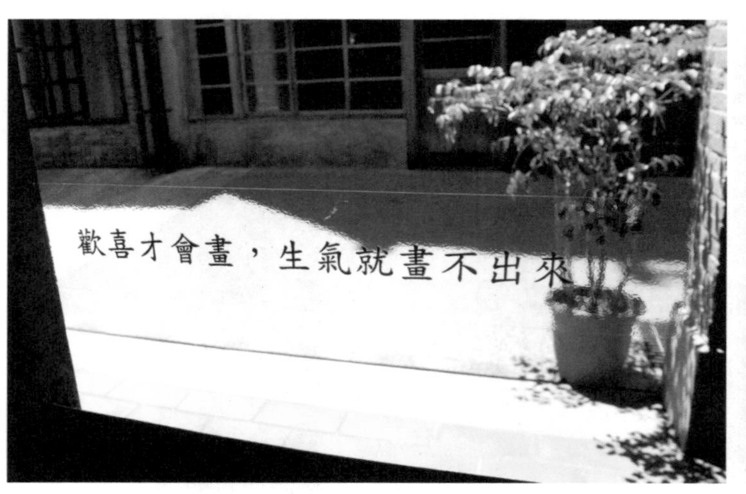
歡喜才會畫，生氣就畫不出來

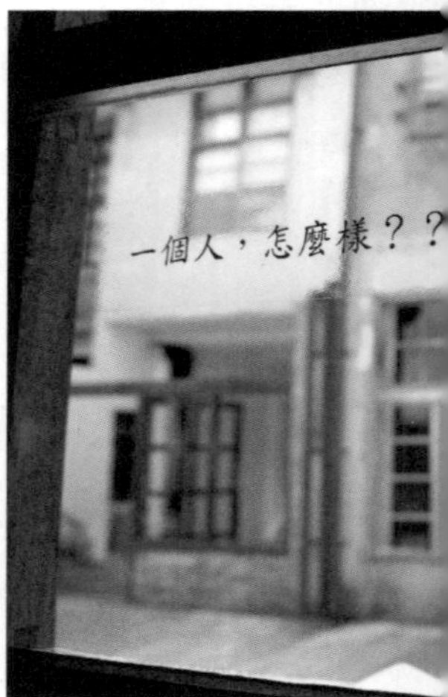
一個人，怎麼樣？？

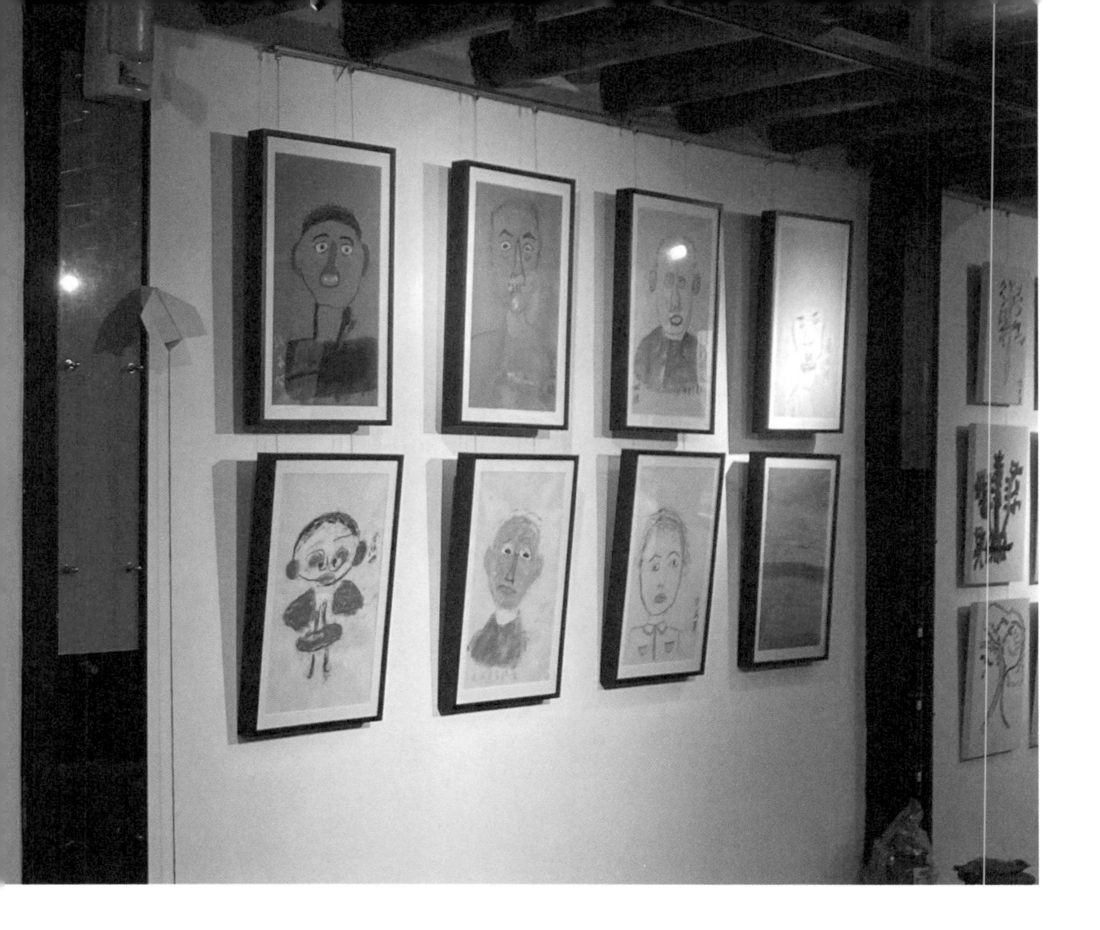

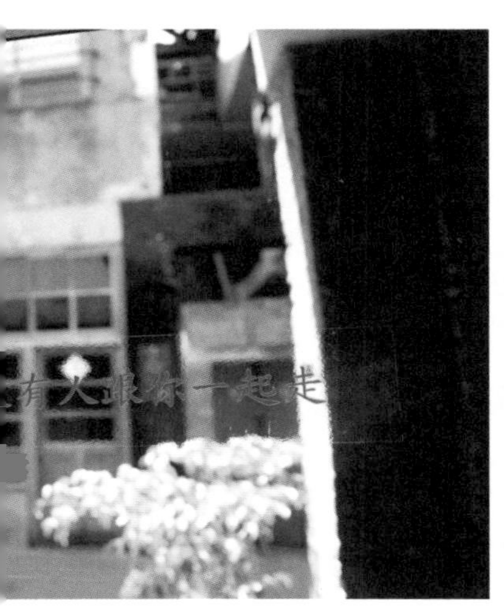
有人跟你一起走

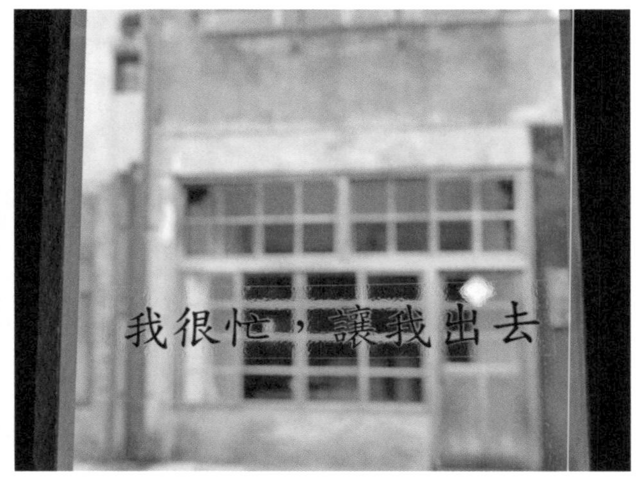
我很忙，讓我出去

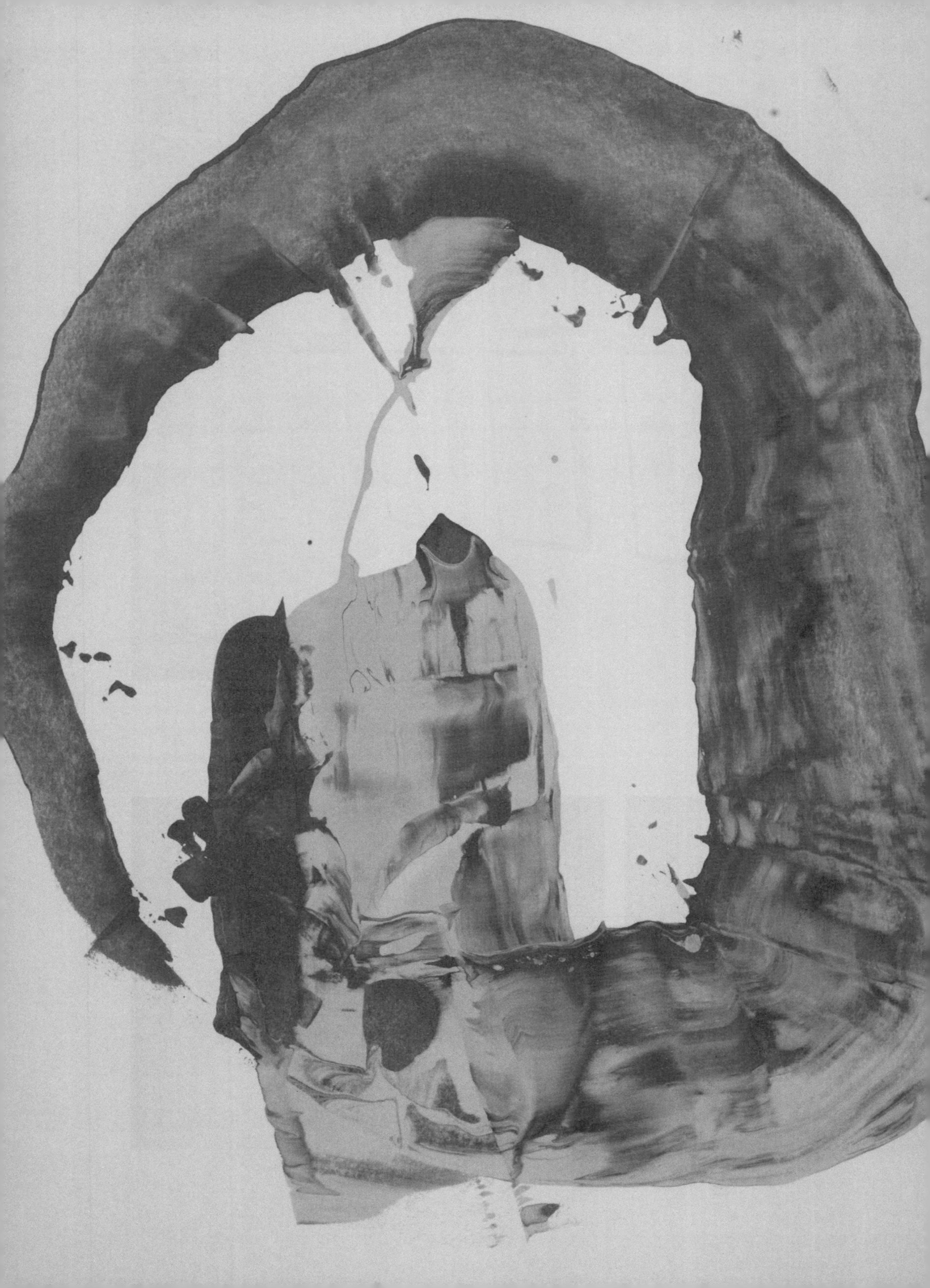

5

伍

在記憶消逝過程中

失智是腦部認知功能障礙，由多種症狀所形成的症候群，除了記憶力功能減退外，定向感、計算力、抽象思考能力或是判斷力都可能會受到影響，也有可能出現妄想、幻覺等精神症狀，部分個案性格會因此改變。當症狀變嚴重時，個案的生活自理或社交均會受影響，需要他人照顧[22]。當一個人意識到自己的記憶力變差加上老化造成體能和反應下降時，自我質疑的聲音便從內心升起。從輕度失智個案尚能獨立執行日常生活，到大部分生活都需要他人協助的中度失智，獨立性的降低會讓自我價值打上問號，「沒辦法做好一件事」，讓許多失智長者難過、自我貶抑。因此對於失智個案而言，除了前述症狀影響生活及各項功能外，伴隨的負面情緒也讓身心逐漸消沉，造成個案本身及照顧者更重的負擔。

裕森是團體裡年紀較輕，程度也較輕微的失智者，一次團體分享時，他大聲、嚴肅地說：「這裡的人腦子都有問題！只是大家都不知道，不願意說！」整個團體瞬間沉寂，氣氛變得非常凝重。他接著說：「這裡的人都失智了，就是大家說的痴呆！」

這段未預期、如此直接的發言讓我不知所措，也迅速注意每個人的反應。長輩們保持沉默，面無表情。我自然、緩慢地問裕森：「你是說腦子可能記不住東西嗎？」接著轉問其他人：「大家有這樣的經驗嗎？怎麼處理？」

秋雲平靜但略顯無奈地說：「**有時候，事情會忘記，記不住，很氣自己！**」

建達些許皺眉低頭說：「**有時候覺得很亂，腦子裡很不舒服，不知道該怎麼辦？**」

玉貴以平常說話的樣態說：「**覺得亂七八糟。有時候我會忘了要做什麼事……小孩 白天去上班，我自己在家，他們很擔心，在家裡好像會變他們的負擔。**」

美秀淺淺的笑著：「**沒辦法，忘了就算了，不想想了！**」

佩玉語氣輕鬆的說：「**對啊，沒關係，記不住沒關係。**」

美秀接著述說自己下床時不小心跌倒，後續行動不便，在家無人照顧很困擾，孩子必須上班，因此到「養老院」休養，主動轉移話題，不再談論記憶力變差一事。

秋雲接著說：「**發現自己越來越記不住東西時，很生氣，可是能怎麼辦？就是老了啊！以前怎麼會想到老了會這樣呢！剛開始心情很差，很鬱卒，也是花了一段時間才慢慢接受。**」

貴珠：「**小孩說我不能自己一個人，什麼事都要找人在旁邊很麻煩，整天待在家裡也不知道要做什麼，住在這裡，至少有人可以跟我聊天，有人照顧我，這樣過日子也不錯，小孩可以放心去上班，不用急著買便當回來給我吃。**」

如果有一天你發現記憶力越來越差了
被診斷失智了，你會如何因應？

在人口趨向高齡化的同時也代表被診斷失智的人口正在上升。我們可以透過各種促進腦部健康的措施降低罹患失智症的機率。然而，誰能預測明日？若有一天，上天將我們的認知能力漸漸取走時，你會如何面對？

我在法國時，遇過一位身上總是帶著紙筆的失智長者，與人談話過程中隨時紀錄，她很開朗的說：「**我知道自己記不住事情了，也即將要忘記很多事，所以盡量用紀錄幫助自己，希望雖然失智了，但仍可以將日子好好的過。**」

有位中度失智奶奶，年輕時喜歡文學，常跟著擔任外交官的先生旅居各國，她記得有次在越南，先生去洽談公事，她在屋簷下躲雨寫詩。我鼓勵她試著將片刻出現的靈感及詞彙寫下，一週後她將筆記本上的文字唸給我聽，雖然字寫得歪歪扭扭，文字串連能力變弱，但我陪她創作了一首詩，敘述漂流在河上的小船行經長了樹瘤的老樹旁，即將穿越拱橋，遠處有座山。她完成了一首詩，重拾過往樂趣。

在我帶領的團體裡，有位失智長者退休前是教授，她做事要求完美，常做到一半就停下來問我：「老師，我這樣及格嗎？我可以拿幾分？」這是她認真的特質，但是到了八十歲還在擔心成績就很辛苦了。很多長輩在使用顏料時，總是擔心浪費，不敢恣意使用，或許跟過去辛苦的生活經驗有關。有些退休前是勞動者的長輩們不想再動手做，覺得累；也有人習慣勞動，總是第一個站起來幫忙。有的超高齡榮民爺爺腰桿仍直挺挺的，總是經常練書法，習慣在作品題字，就像軍中慣有的文化一般。

在團體中，儘管大家都很年長、都失智了，但是你會看見人性的光輝，有人注意力不集中，忘了拿筆、忘了下一步要做什麼，旁邊的「同學」會提醒他。有人難過時，其他人會安慰他。有人認不出自己的作品，其他人會說：「那是他的。」我其實不清楚這些失智的長輩如何辨識其他同學的作品，我只能豎起大拇指對他們說讚，而他們對我報以溫馨的笑容。

你的人生中最堅持、最在意的是什麼呢？有沒有一些糾結纏繞著你，就算記憶都消逝了，還是沒有解開的結呢？你的人格特質是什麼？興趣是什麼？會不會跟著你走入失智的歲月呢？如果有一天我們都失智了，那麼你希望過什麼樣的生活？或許現在就該開始預備了！

---

[22] 台灣失智症協會 (2024，1月8日)。認識失智症。
http://www.tada2002.org.tw/About/IsntDementia

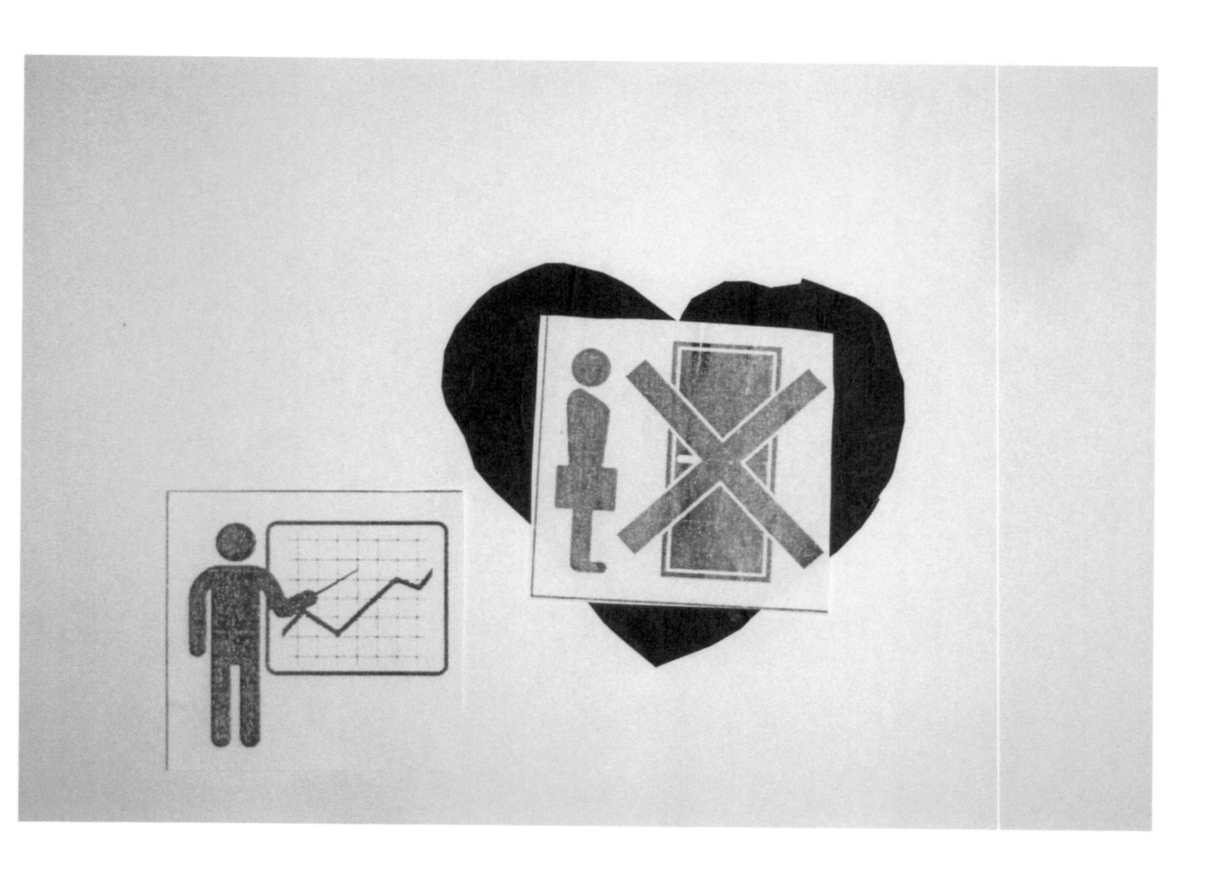

朱爺爺退休前的社經地位很高，現在對人際互動非常抗拒。他的作品中常會出現叉叉，他為這幅作品命名為《黑心肝》。據說，他曾在職場上遇到難以承受的騙局，影響他對人的信任。

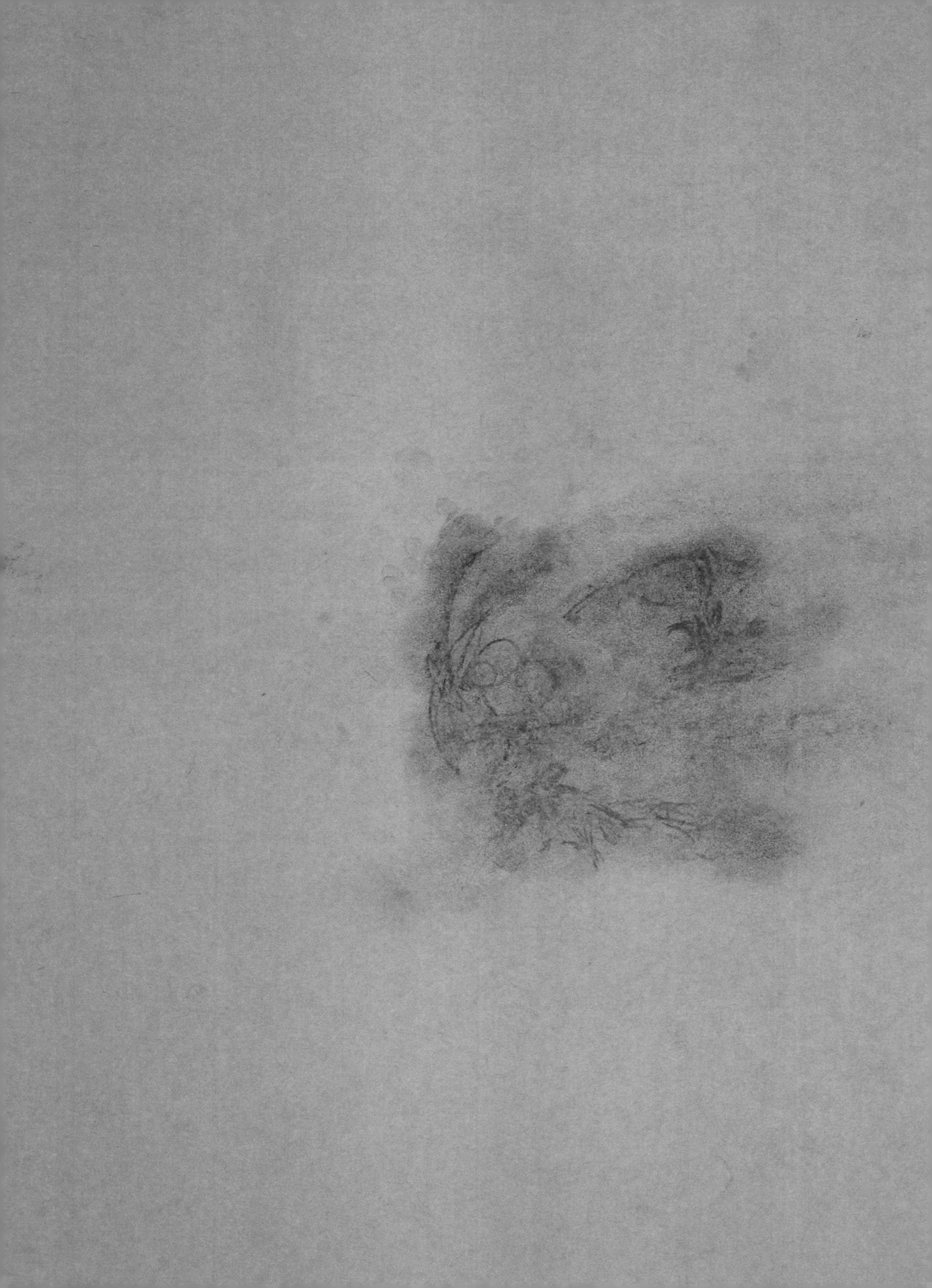

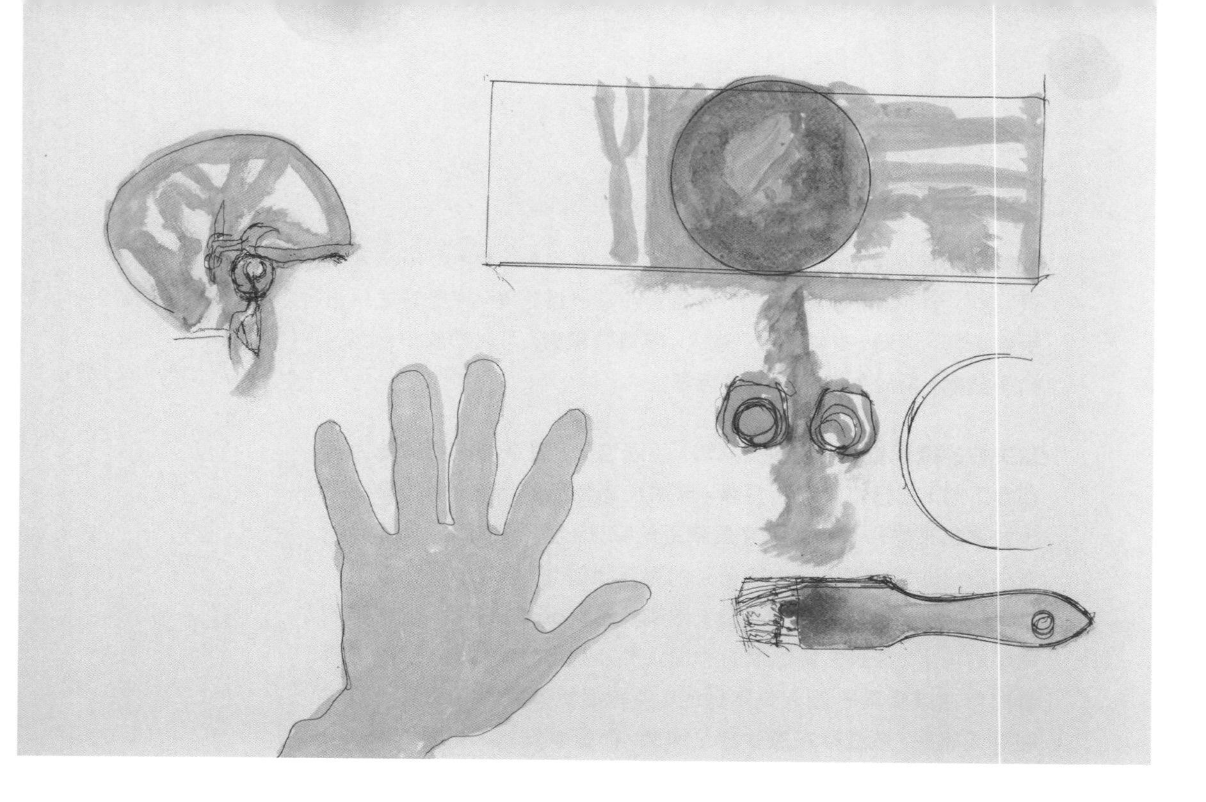

在建達畫下《綠色自畫像》[23] 後的一年六個月，我再度引導長者畫自畫像。疾病的進程加上疫情的隔離措施，建達的反應明顯變慢，不太能將注意力集中在鏡中的「人」。他說，鏡中的那人是「我的兄弟」。他看著鏡子，但是描繪的範圍限縮了，空間辨識能力也下降，他嘗試著畫但是畫不出來，於是我教他描手的形狀，將一些工具排列、描繪、上色。完成後，他說：「這些都是要留給兒子的。」

[23] 見第 80 頁失智藝術團體自畫像。

失智是生病，而非正常的老化。記不住事情令人挫折，迷路使人慌張，身心因而變得敏感。此外，當語言區域被侵犯時，詞語的使用也受到影響。這時，支持系統（家人、機構照顧者）可以提供安全感，給予鼓勵，對於失智患者是很重要的。

當失智的進程繼續往前時，認知、手眼協調、對事物的辨識能力等都會下降，忘記如何使用餐具，無法辨識物品的用途（例如看到黏土會拿起來吃），也可能忘了最親近的家人。那一刻，對於家庭照顧者來說是非常痛苦的。失智帶來的重要議題是「遺忘」，「我忘了」、「記不住了」或是「我被遺忘了」。法國學者 Vion-Dury 等人以精神現象學的角度，探討失智個案的心理狀態及對自我的覺察，關於失智者的存在感受與一般人是不同的。失智症使人體對時間感受變得遲鈍或錯亂，造成存在感受無法連續，而是以點狀的呈現 (présent punctiforme)。

但是「我現在，在這裡」(moi-ici et maintenant) 的片刻，這個短暫的片刻，也就是此時此刻，是富含活力且完整的。部分的失智症者，明顯被「過去」所控制，對未來則很少著墨，在他所表達的話語中，多是來自過去生活經驗的投射。失智者好像遠離了事物的世界 (monde des objets)，但是更接近「更純淨的存在」(être-le plus proper)，而此保留一個進到對消失特別敏感的情感關係的可能性[24]。

這段現象學的敘述，也在「此刻・我在」的計畫中得到印證，從長者的作品中，我們看到近乎本質、充滿力量的表現。創作過程中，長者們全心投入、情感流露，雖然我們有許多互動，但隔了一週後，因為遺忘，一切又是全新的開始。

---

[24]Vion-Dury, J., Tammam, D., Balzani, C., Micoulaud-Franchi, J.-A., Cermolacce, M,. Azorin, J.-M.,&Naudin, J.(2012).Phénoménologie des démences.(2): <<L'awareness>> sans le <<self>> et le double estompement dans la maladie d' Alzheimer. *PSN*, 10, 29-44.

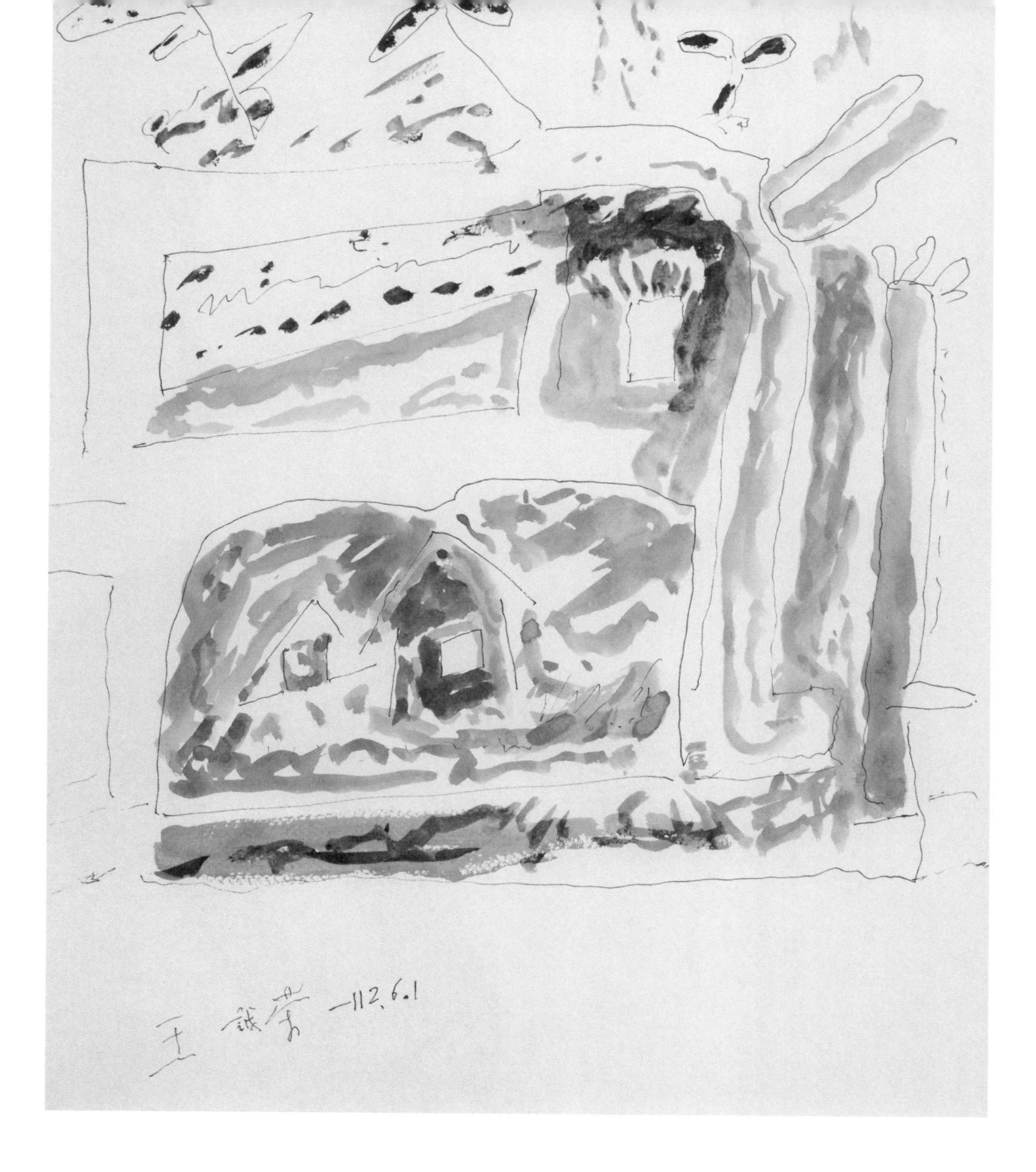

王爺爺畫「我的家」，他看著作品，用手指著圖畫裡的線條說：
「走出門是一條小路，旁邊有樹，有小河，
走著走著就迷路了，忘了走到哪裡？」

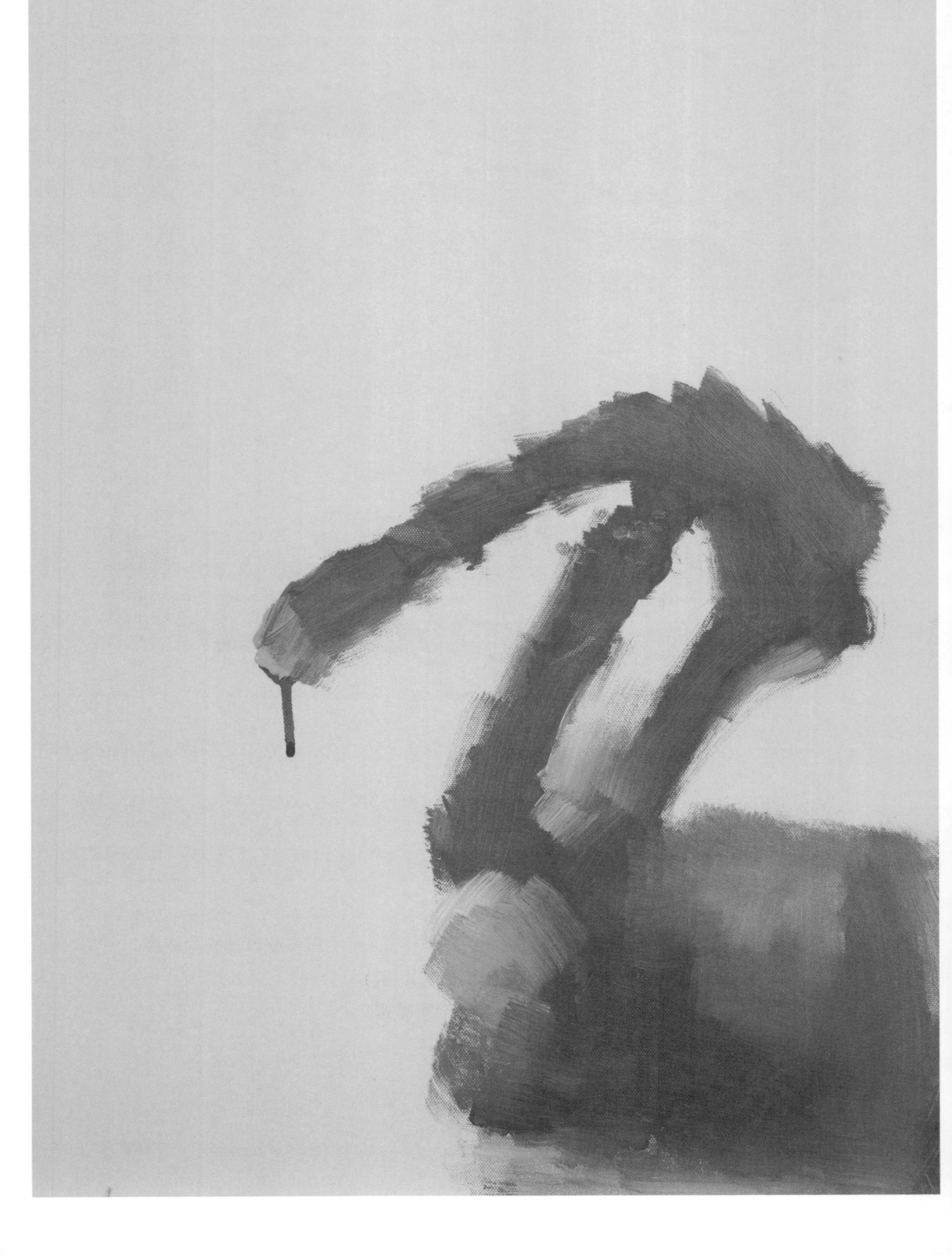

6

陸

與你同行：照顧與被照顧者

美國精神科醫師，同時也是醫療人類學學者的凱博文醫師 (Dr. Arthur Kleinman) 在妻子罹患阿茲海默症後，成為家庭照顧者，近身陪伴失智家人，才發現自己專精的醫療專業著重在疾病治療 (cure)，但在照顧 (care) 上能提供的幫助相當有限[25]。照顧是每一分每一秒、是日常，需要學習照顧技巧與各種細節，除了身體上的照顧，也需要接收被照顧者的情緒以及種種狀況。照顧歷程中會出現期待、短暫的歡樂，但更多的是挫折、悲傷、失望。

失智症的進程讓患者的情況每下愈況，急性期出現的混亂情形，或精神症狀帶來的行為問題更是難以處理。在此歷程中，家庭照顧者不僅面對實質照顧上的難題，也同時經歷情感上的折磨，曾經熟悉、親近的家人變得如此遙遠、難以招架，與被照顧者之間的情感難以連結至照顧現場的真實景況。該繼續堅定地守在患者身旁，還是轉身離開，是許多家庭照顧者的難題，畢竟其中牽涉到倫理、情感、經濟等考量。失智症的病程很長，隨著疾病程度加重，家庭照顧者終究須做出抉擇，而長時間的照顧重擔形成難以處理的壓力，若未好好面對並尋求協助，學習自我照顧，紓緩日積月累的身心負荷，很容易崩潰並走向耗損。

機構安置是提供家庭照顧者緩解壓力、解決照顧問題的一條路徑。機構主要提供照顧者包含護理師、社工師、職能治療師及照顧服務員，每位工作人員都具備相關的專業知能，但是在提供失智照護時，有些照顧者過於專注失智者減損或失去的能力，聚焦於疾病帶來的問題、照顧困難，使疾病成了主角而忽略照顧的對象是「人」，在這樣的照護模式下，被照顧者被均一化，個人特質也消失了，間接也影響生活品質。英國心理學家 Tom Kitwood 強調以人為本的照顧，照顧過程中尊重個案並予賦權 (empowerment)。在 1988 年提出以人格特質 (personhood) 為架構，以個人為主的失智照顧理論 (person-centered care)，強調照護關係與溝通，尊重個

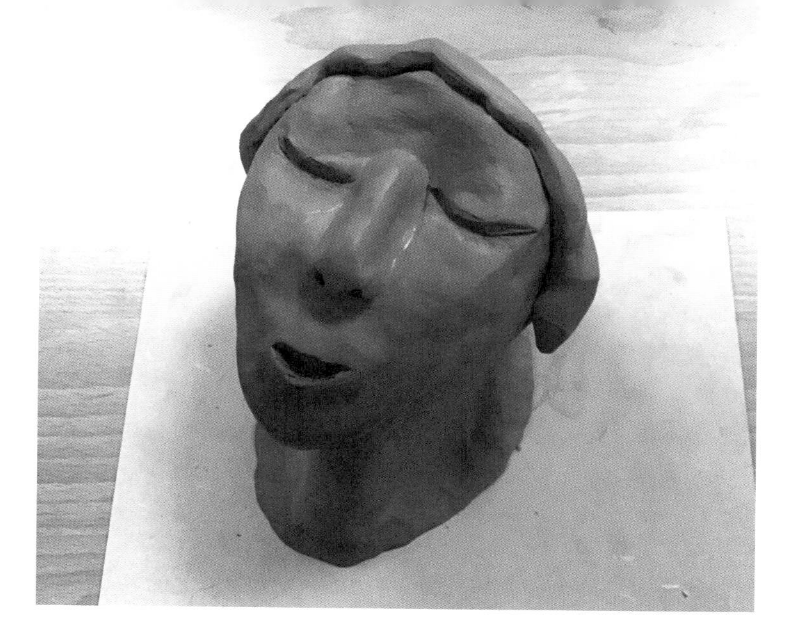

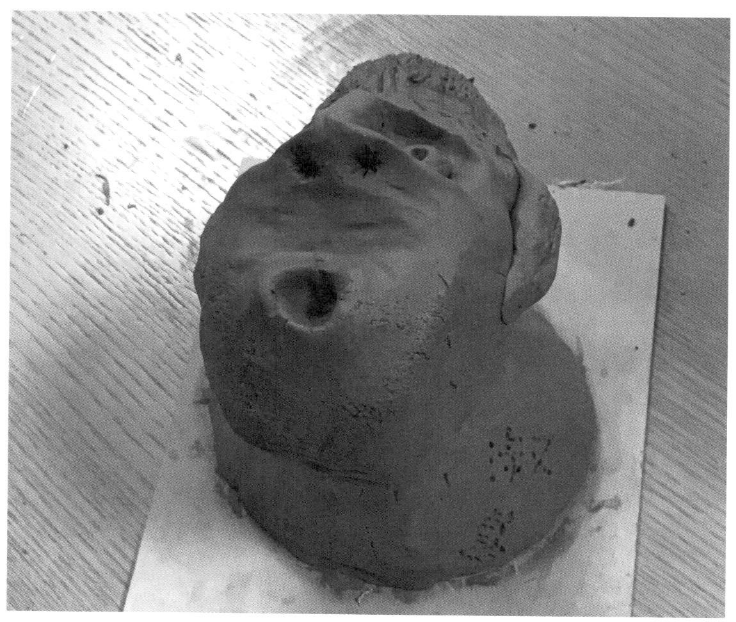

[25]Kleinma, A. (2023). *照顧的靈魂：哈佛醫師寫給失智妻子的情書* (王聰霖譯). 台北市：心靈工坊。

體的獨特性，發掘個體仍存的能力並加以發揮[26]。這樣的照顧模式相信失智個案雖因疾病造成溝通困難，與外界互動方式改變，但自我並未消失，因此可使用非言語溝通方法作為表達內在狀態的方式。Kitwood 接續在 1992 年提出自我表達、社會融合及創造力是以個人為主的失智照顧重要元素，而藝術的特質正能呼應此照顧模式。

然而，如何使照顧者能運用此元素呢？「此刻·我在」計畫之初即是帶領機構照顧者一起體驗藝術，當照顧者明白創作過程帶來的身心反應後，才能將其運用在自身每日的照顧工作中。照顧者藝術工作坊希望照顧者體驗藝術，藉此增加感受力、提高敏感度，另一個目標是提供照顧者自我照顧 (self-care)。我們常常討論失智個案如何得到好的照顧，卻忽略照顧者偌大的工作負荷及壓力，照顧者也需要被支持、擁抱與被涵容，否則耗損將隨之而至。我們總希望能有高品質的照顧，卻常忽略這群默默地、願意付出的照顧者也需要被照顧。

照服員玉華在攝影日記裡分享了深夜下班後走在寂靜巷弄裡，看見麵攤收攤的影像，昏暗的燈光下麵攤老闆娘蹲著洗餐具的孤單背影。當她敘述影像時，我心想，這樣獨自默默工作的情境不也是她的現況嗎？

照服員淑慧在畫布上勾勒疾馳的高鐵，講述自己在緊密班表下抓住時間搭上高鐵回南部探望雙親。照服員玉慈提到機構裡的療癒花園，那是當她快承受不住時，可以暫時喘息的地方，她說：「有時壓力太大，就躲到花園裡哭一場，擦乾眼淚，再回到現場照顧長輩。」資深護理師靜玉分享下班後在林蔭散步，感受陽光綠意，也感謝上天和自己，讓她有能力照顧長者。

---

[26]Mithchell G. & Agnelli J (2015). Person-centered care for people with dementia: Kitwood reconsidered. *Nursing Standard, 30*(7), 46-50.

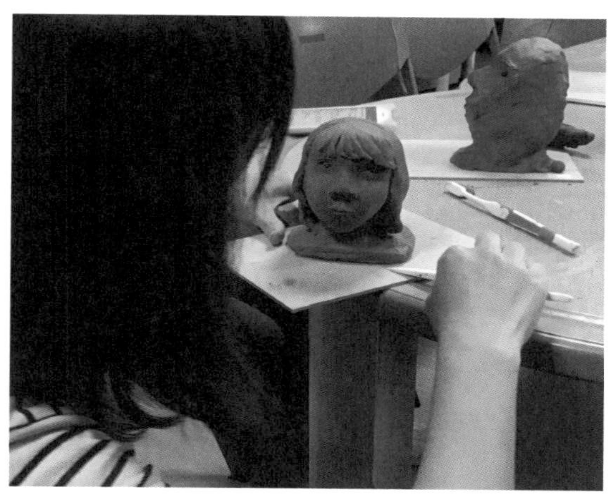

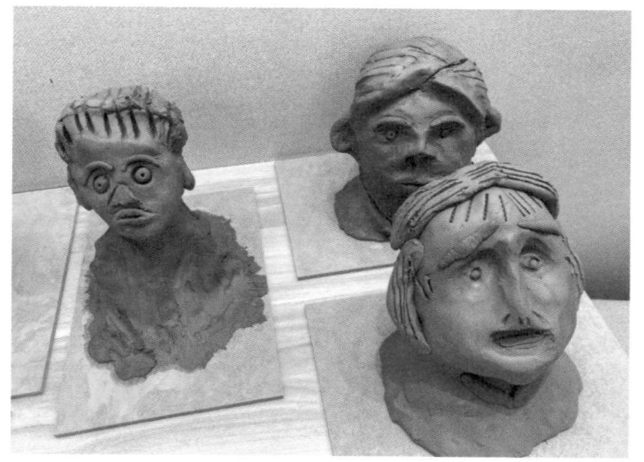

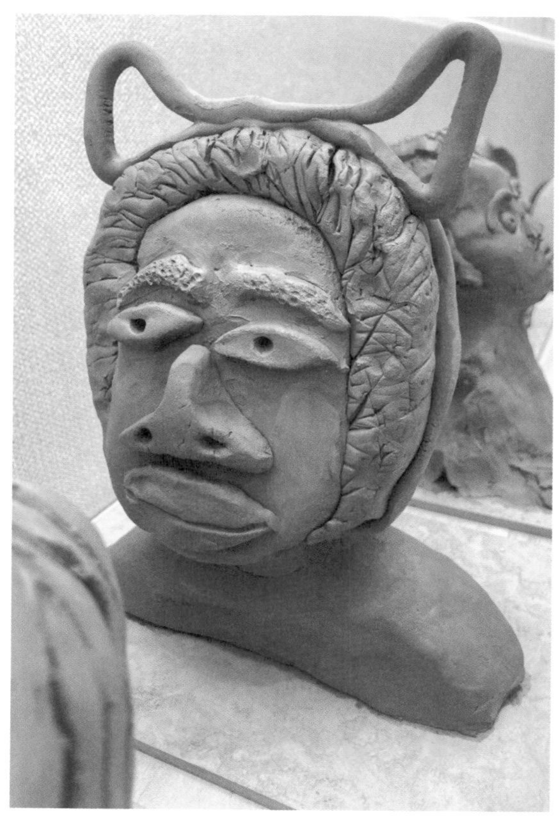

藝術工作坊讓這群照顧者抽離勞動現場，進入一段沒有壓力、屬於自己的時光。用陶土自塑頭像時，大家笑得開懷，想像可以好好地去舒壓按摩，可以放空、大叫。在藝術工作坊裡，發現自己原來創意無窮，也還有很多能力。沉澱後，可以帶著更多能量再回到照顧現場。

參與藝術工作坊的照顧人員也成為長者藝術團體的觀察員，在每次團體進行時觀察長輩的口語表達、操作情形及其他反應。團體後的討論會議，他們將團體觀察紀錄與長者日常生活的狀態回饋給團隊。計畫團隊就每位長者以案例方式逐一討論，並說明活動措施的設計想法、學理依據等。來回之間，增加彼此的知能也使計畫團隊在內容設計及調整上有更多參考依據。在一次又一次的觀察紀錄後，我發現機構照顧者的觀察越來越仔細，能迅速抓到重點且運用在照顧現場。有幾位照顧者告訴我，他們嘗試設計藝術教案，並在實際操作後得到很好的效果，很有成就感。他們臉上的神采再次印證藝術的力量是可以 擴展的。藝術家終究會離開照顧場域，唯有機構照顧者將藝術內化並且融入照顧中，藝術介入照護領域才能繼續。

淑惠與玉蘭是在機構服務超過二十年的資深照顧服務員，也是「此刻・我在」計畫之機構參與成員。每次看著他們極有智慧地安撫長輩，充滿愛心的照顧，實在難以形容內心的感動。這麼資深的照顧者仍願意在休假或是大夜班下班後留下來參加工作坊，也讓這項計畫的執行增添價值。以下是她們參與此藝術計畫的心得。

照顧服務員 陳淑慧

我很榮幸能參與此項藝術計畫，受益的不只是我跟失智長輩，而是包含了所有會變老的每一個人，能藉由藝術創造與藝術治療的角度出發，透過視覺、物件、文字、畫畫、積木、沙包及陶土等，讓長輩自己發現他們的人生故事、生命中的經驗，以達成他們個別化的照顧，由日常生活中表達情緒，也讓我獲得新觀念，增進與長輩的溝通，就像人生不能重來，包容並接納自己的錯誤；藉由藝術的構思，抽象的不分上下左右、不用花心思構圖、自然地去表現內心的直覺線條，而自由想像的空間，簡單重複的線條或圖形，不複雜且重複反覆的圖案組成，簡單也可以構成美妙的作品。

快樂、放鬆專注當下，專注在每個畫筆的當下，藝術不是要帶我們去哪裡，而是讓我們停在這邊，幫助我們減輕壓力、提升專注力，放鬆自己活在當下，讓所有接受服務的長輩都能為自己的晚年生活過程開心、又快樂，就算明天您連我們都忘記了，我們也要一起為您守護，陪伴您，走完最後的一刻。

每次看到長輩四處遊走、焦慮不安，口中唸唸有詞叫罵死去的親人和討厭的人，一直要立刻去找某個人，一直找出路、安定感、障礙、要出去，一般來說，常見的處理方式就是陪伴與安撫。而其中最困擾的症狀表現，就是病人持續性的焦慮，工作上的人力不足，時間的問題，無法馬上來安撫、陪伴。自從去年和今年的藝術團體學到老師帶領的技巧，利用活動道具及帶領的技巧，以藝術療法而改變了情緒紓解，增加協調性的肢體、持續力、記憶力改變的刺激，建立成就感，深知長輩他們的健康與社會、人際關係參與的重要性，所以帶領活動、藝術體驗、運動、唱歌及透過認識每位長輩的特性，減少他們的不安，並創造在這裡生活的共同回憶。

照顧服務員 劉玉蘭

透過藝術活動的進行，長輩經由老師的帶領，回憶生命的過程與歷程，與陪伴者及老師進行多元的互動，練習表達他們內心的世界和豐富的生命經驗，並運用各種素材，將這些經驗轉化為藝術創作，不論作品最後呈現如何，卻是他們最真實的感受，原來藝術不是一種「才藝」，而是「創造」，是溝通、是交流，經由藝術性的表達，找到不同世代彼此連結分享與關懷的方式。

然而在藝術輔療活動的進行過程中，我看到長者生命的光華，也走進他們璀璨的歷程，當下的笑容是快樂的，是最真實的情感交流，希望長輩們都能活在當下的幸福裡。

一項藝術計畫的執行都是有時間性的，「此刻‧我在」失智長者藝術團體的介入對長期照顧而言是極短暫的，如何將影響擴大並持續，是我在擬定計畫之初一直思考的重點，失智長者在參與九十分鐘的藝術團體後，能留下什麼影響？能帶回生活中嗎？這是我常提出的問題，在一場會後討論，照顧者的回應讓我安心了。照服員說：「張爺爺每次參加團體活動，都沒辦法坐著住，一下子就吵著離開，我好驚訝他在藝術團體可以坐很久，而且可以做出作品，真的太神奇了。」社工師說：「 美秀原本是很自卑的，連續參加團體後，我看到她心中那個小小的人成長茁壯，變得有自信，跟別人相處的情形也比較好了。」而很有個性的張爺爺參加藝術團體後，產生了什麼變化？照服員說：「張爺爺平常只玩四色牌，每天都在排，不理別人，沒想到老師用這個特質讓他做出作品，爺爺甚至也可以在團體裡跟別人互動，完全變了一個人。」

機構照顧人員是讓藝術能在機構介入的重要角色，在繁重緊張的時間表裡，他們願意抽出時間成就藝術團體的進行，藝術種子才有辦法發芽，而這樣的藝術介入，對這群機構照顧者又有什麼影響呢？寶英主任說：「我看到照顧人員在參與計畫後明顯改善，他們在照顧上更有愛心，也更了解怎麼跟長者互動，尤其，他們對自己更有信心，能將在工作坊所學的運用到工作上。他們的變化，也影響了其他同仁，我們也在思考如何在失智中心延續藝術活動。」她接續談到家屬如何看待這樣的介入：「家屬看到長者變得愉快，語言表達變多，在溝通上變得輕鬆，感到很欣慰，對這個計畫很肯定。受益的不只是長者，對家屬而言是很正向的。」

在逐漸消逝過程中的陪伴，充滿挑戰，需要許多的愛與力量，也需要接受自己的有限與軟弱，然而照顧關係的付出與獲得也帶出人性的美善。在這個藝術計畫裡，「表象的形式」一直都不是首要考量，重要的是，如何在藝術創作中透過存在感受，找到自己，尋獲力量，在重新看待自己以及與他人互動當中慢慢建構，重新找回自我價值。

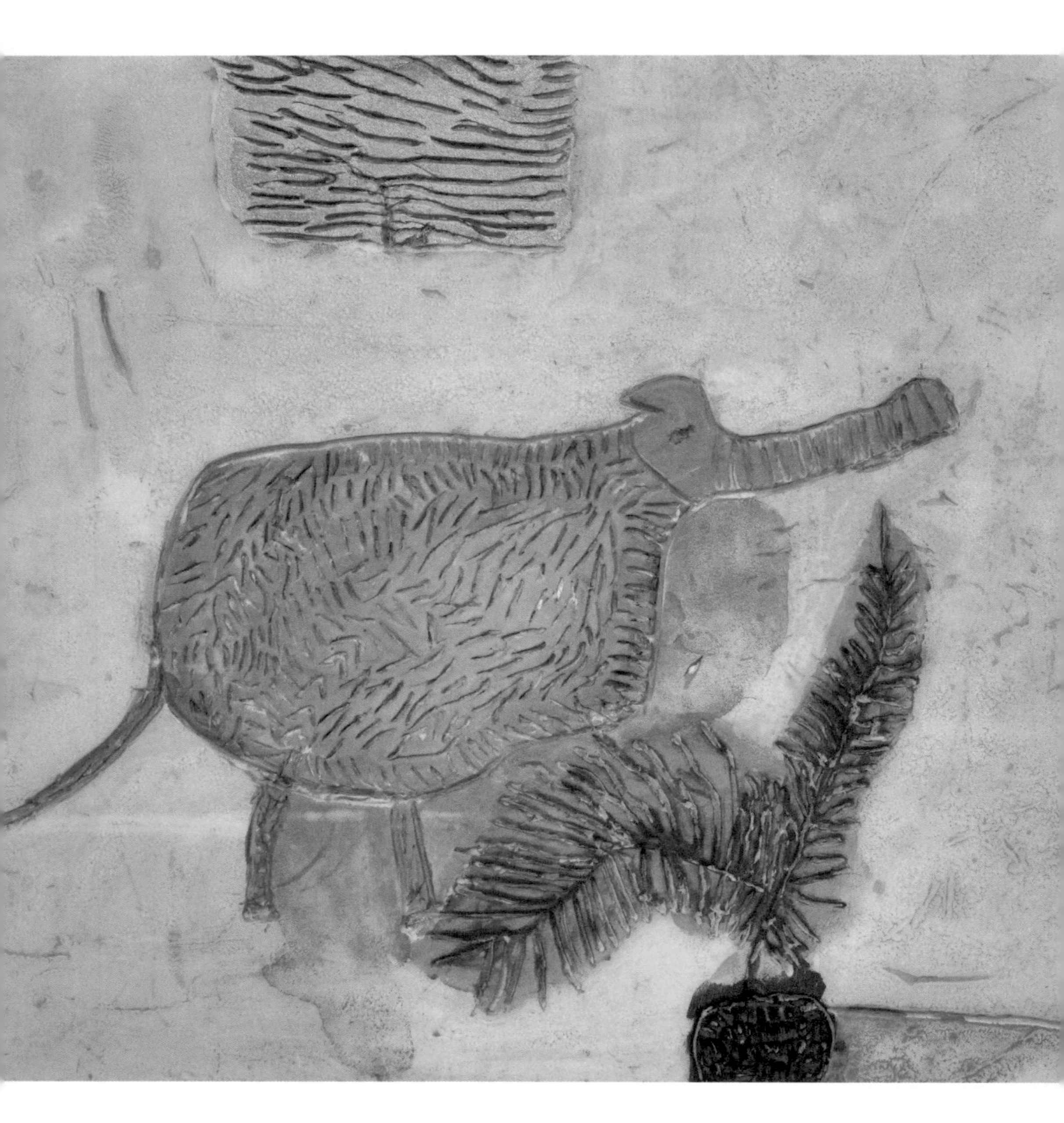

玉貴阿嬤創作的珍珠版畫

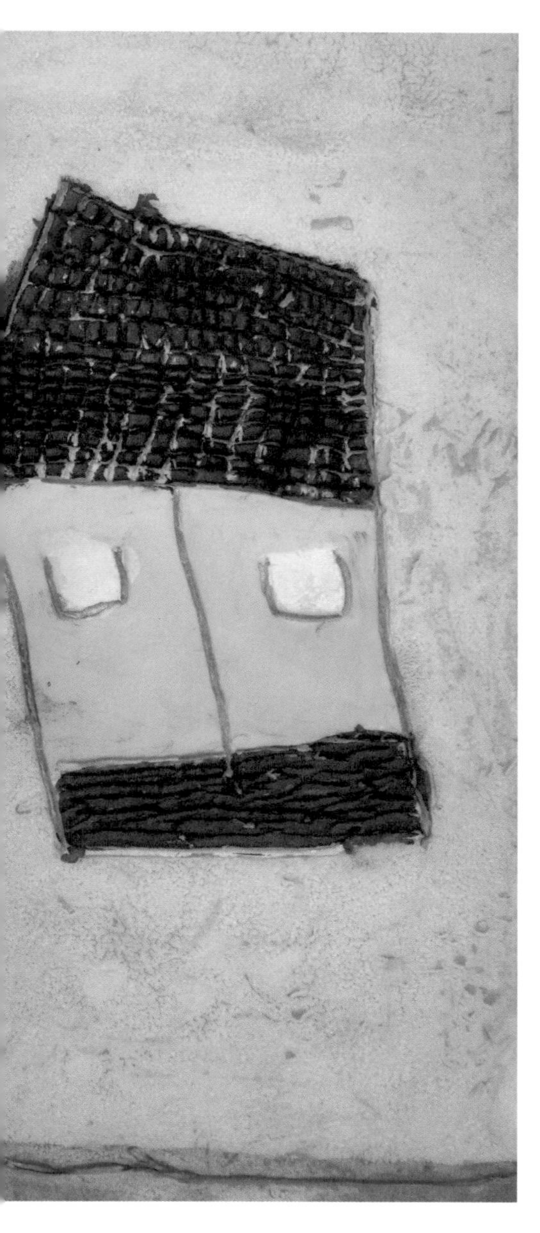

後記

萬一我活很久

帶了超高齡藝術團體後，不禁思考，如果我活到這樣的歲數會想哪些事？會怎麼生活？有兩位長輩常常跟我說，他們還有三、四年就一百歲了，我瞪大眼睛看著他們，他們爽快地面帶微笑說：「我應該要死了。」看著他們還很硬朗的身體，我又想：如果我也活到九十六歲，那我會想什麼？會希望怎麼生活？

如果，我活到九十六歲，小孩（應該也是老人了）無法照顧我。九十六歲，看不太清楚，聽也聽個大概，能吃的食物種類可能也有所限。走路能挺直就很厲害了，從椅子上站起來要很努力、很奮力，而且要很小心，免得跌倒。穿好一件衣服可能要好幾分鐘。頭髮一定白了，可是也不確定能否白得發亮。晚上或許要很久很久才睡得著，可能也無法睡滿六個小時，白天應該會坐在椅子上打盹，等到吃飯時才被叫醒。然後，我住到安養中心，安養中心說有藝術團體，那我會參加嗎？參加了活動，動了起來，萬一又活更久，好嗎？這種種猜想還不包括：萬一我有慢性病，或是我有重大傷病卡或殘障手冊，那日子又會變得如何？

眼前自稱梁和尚的爺爺，出生民國十二年，已是百歲人瑞，畫完自畫像後在旁邊寫下：「我很美，多看我一眼。」在「最思念的人」的團體裡，畫了三個女兒、庭院的門口，家的樣子在紙上重塑；在積木城市的分享時，手指著物件說：「要登高忘月！女兒沒了，只剩一個孫子和一個曾孫。」

或許，你會認為，這樣有些孤單，但是，生命到了那個片刻，或許你早已明瞭這就是人生，有著順天的包容，面對一切也能莞爾一笑。

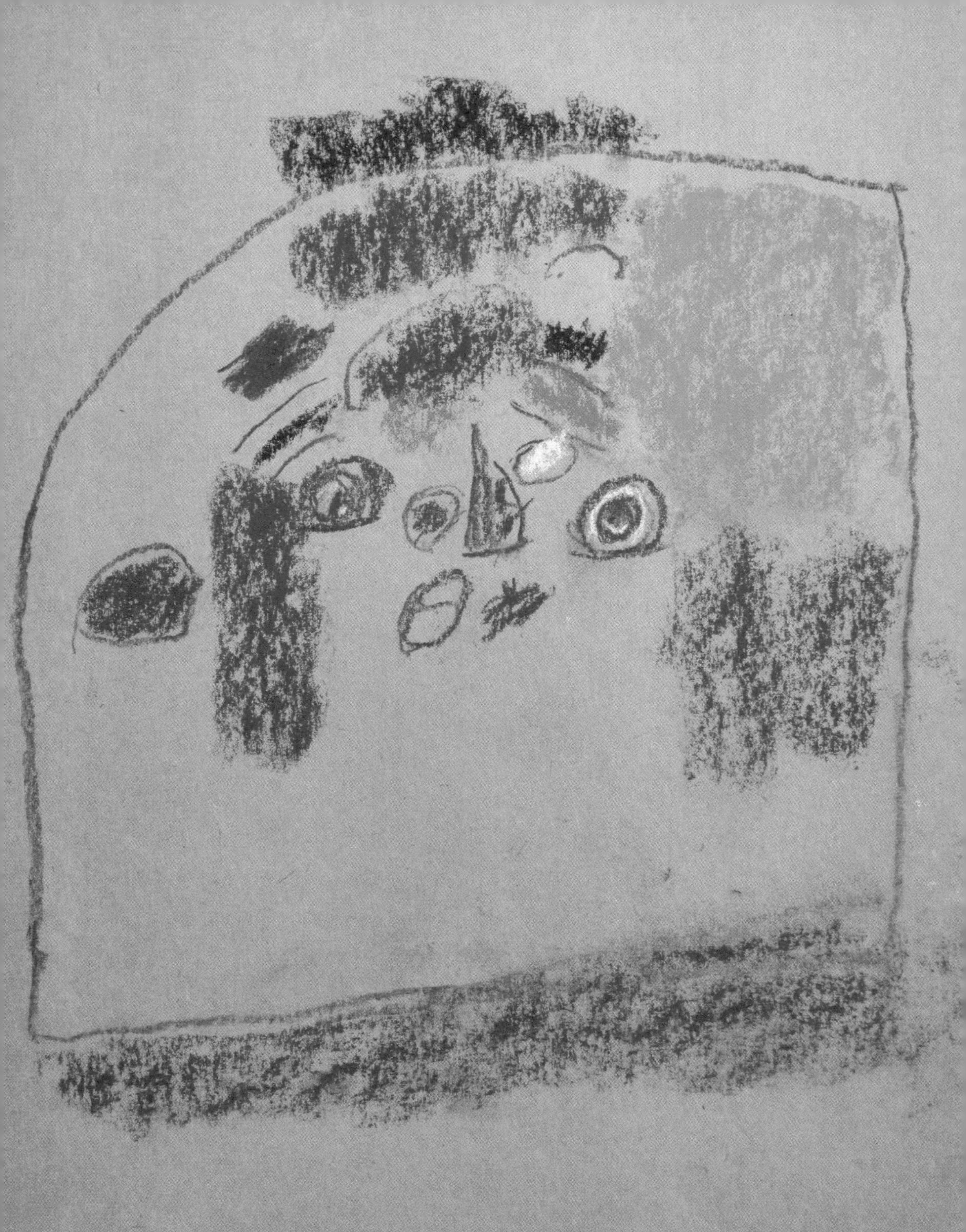

仁香奶奶自畫像

謹以行走明陣[27]的心情
獻給每一位被照顧者以及照顧者

生活其實並沒那麼忙

但總覺得，有點亂

試著抽離

讓思緒像河流般搭載著落葉與垃圾

緩緩前進 消逝

你

終究

在想要返回俗世紅塵前

聽到心裡傳來的微聲

用手輕撫著內心孩子說

辛苦了！

山風夾雜著海的湛藍影像

你

探究著存在的意涵

烈日下，依照原定計畫走入明陣

快速前進

但你不知道催趕的緣由

放慢腳步吧

你總是擔心走錯

盯著腳前的路徑

卻忘了抬頭看看遠山與浮雲

你這麼的緊張

卻忘了

這不是迷宮

它不會困住你

總會有出口

是你質疑為何來回走動

在前進中以為走回頭路

因此停滯

以為踏出無謂的步伐

因此想要離開

不管如何

你最終將走向出口

離開明陣

然後，回首

後悔不曾好好觀看 路徑上的自然景象

沒能好好體會每一個踏出的步伐、伴隨的情緒感受

沒仔細品味經歷的每一個時刻

記下每一個值得感謝的剎那

---

[27]明陣（labyrinth）：西元七、八世紀於歐洲基督教歷史中出現，為讓信徒沉澱心靈之用，貌似迷宮迂迴曲折，實則有唯一出 入口。摘自：譚沛泉（2008）·*基督徒日常生活的靈性修持*·香港：道風山基督教叢林。

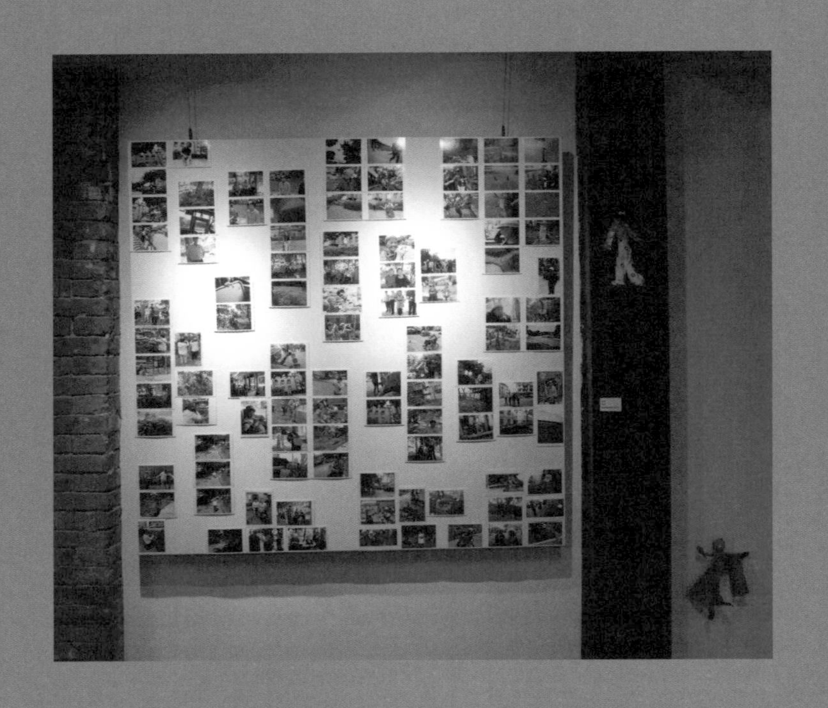

附錄

失智長者眼中的世界

失智長者由於老化及症狀因素，很容易忽略環境，也忘了身在何處，因此我募集了數位相機，教長者使用，透過視窗，他們能仔細觀察周遭，與環境產生連結。

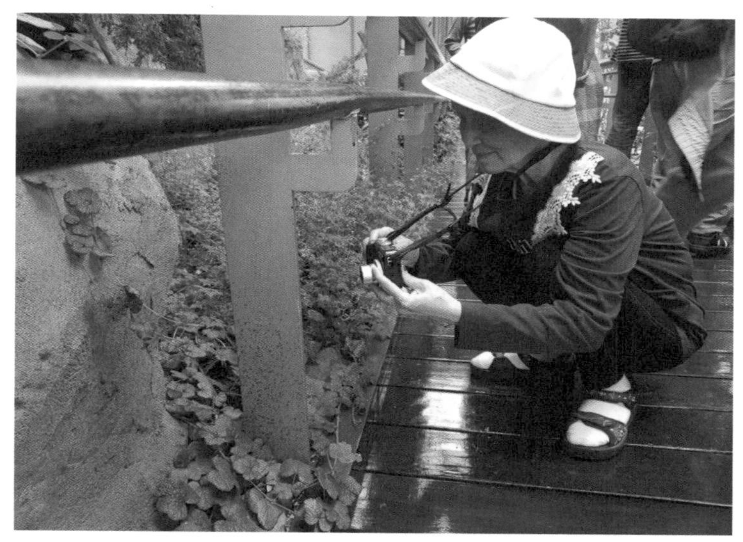

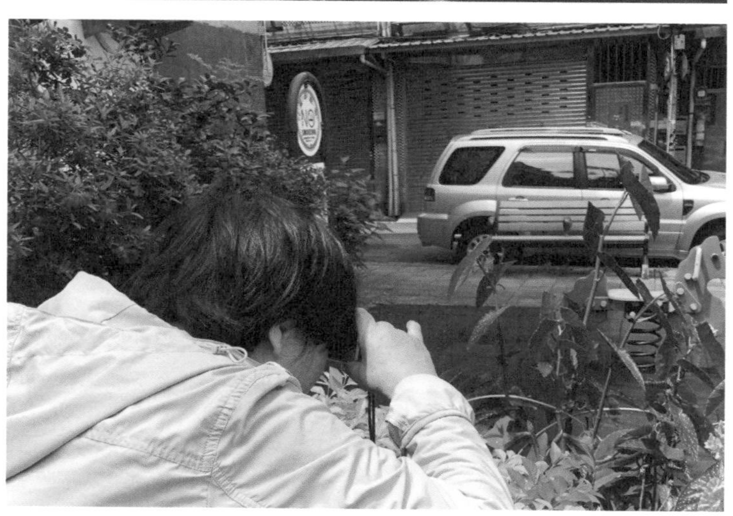

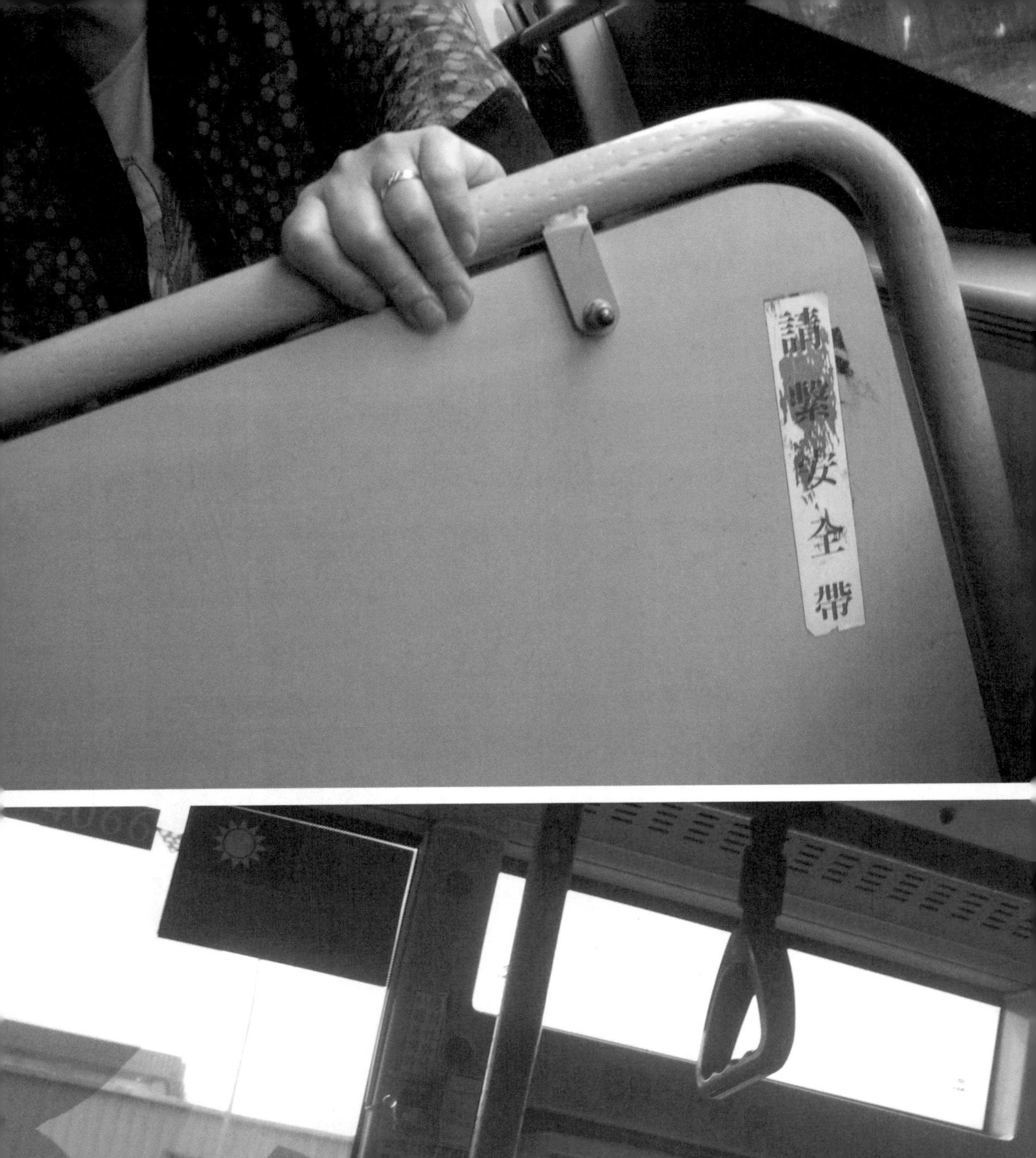
請繫安全帶

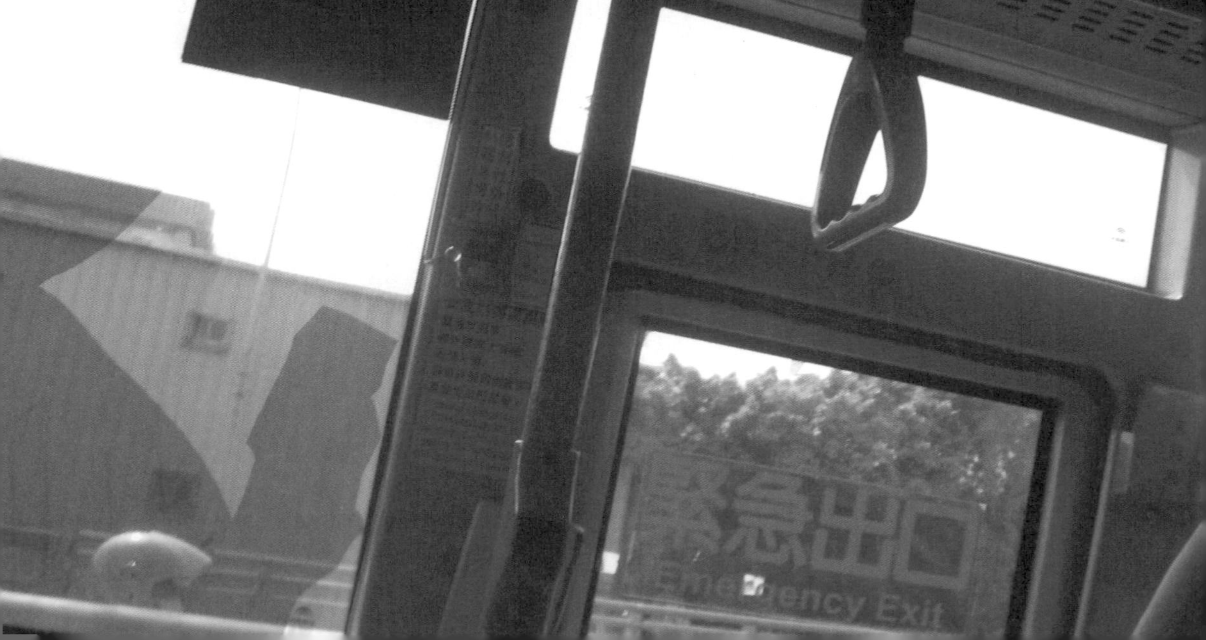
緊急出口
Exit

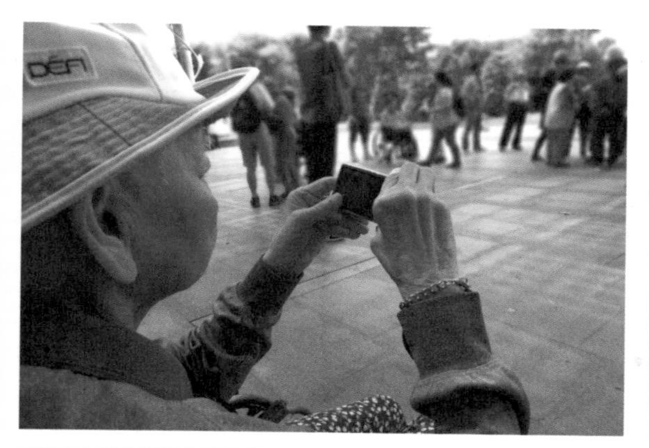

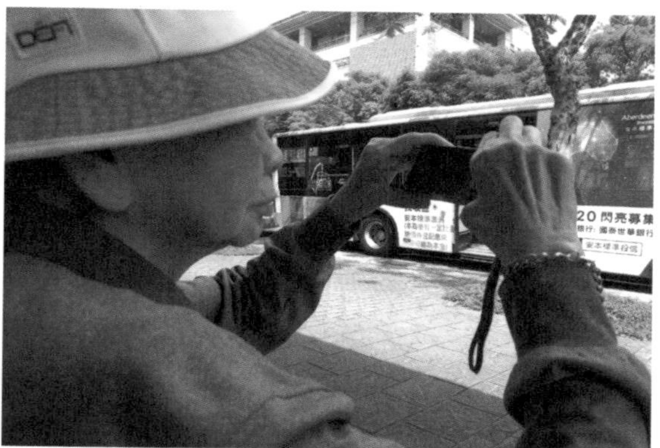

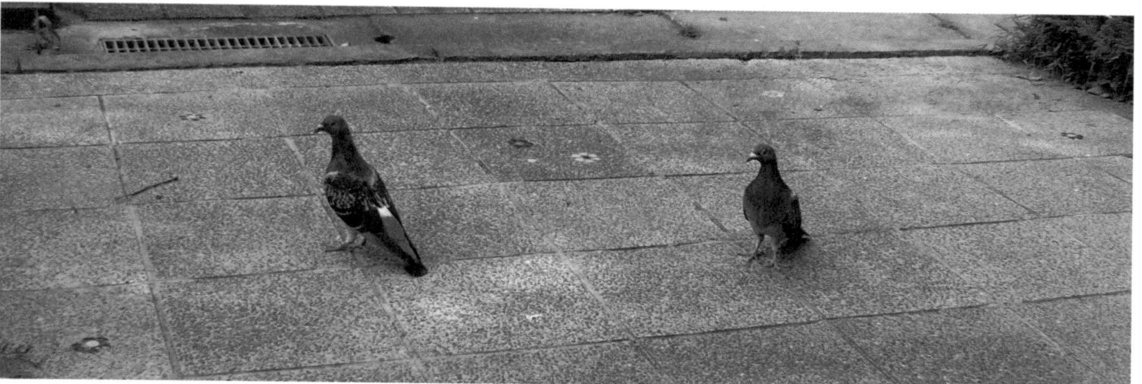

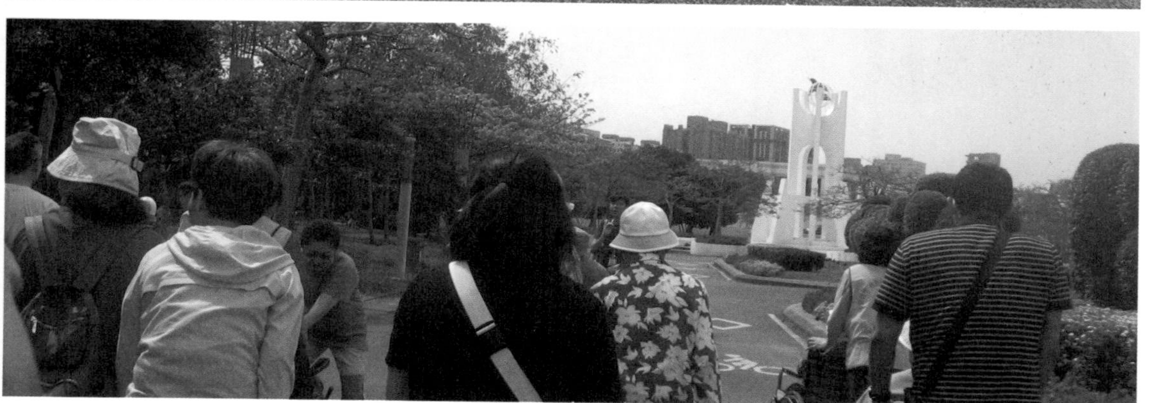

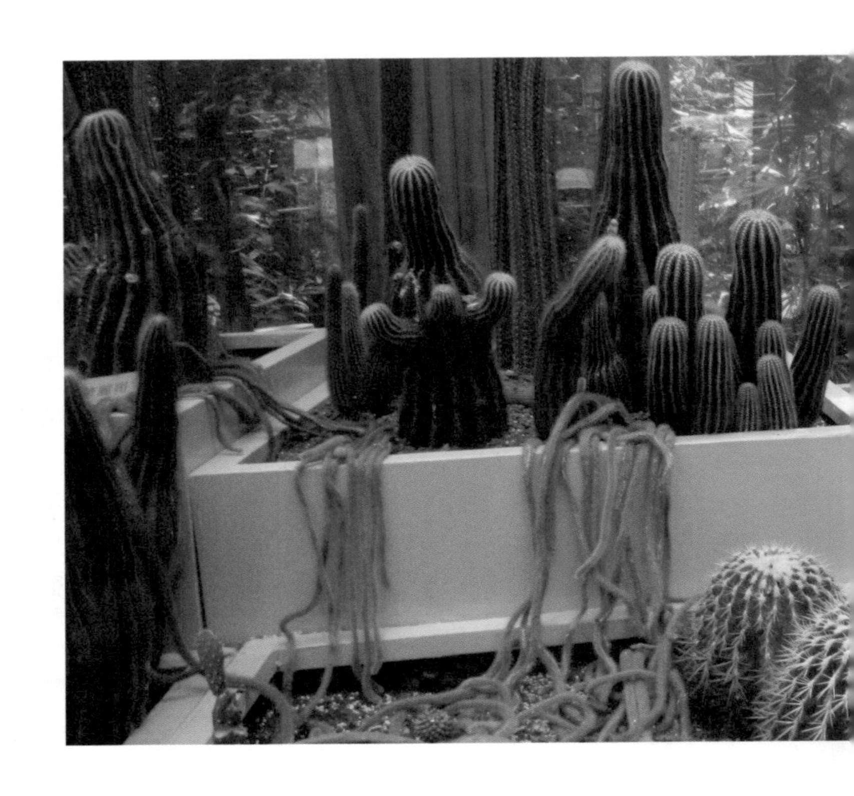

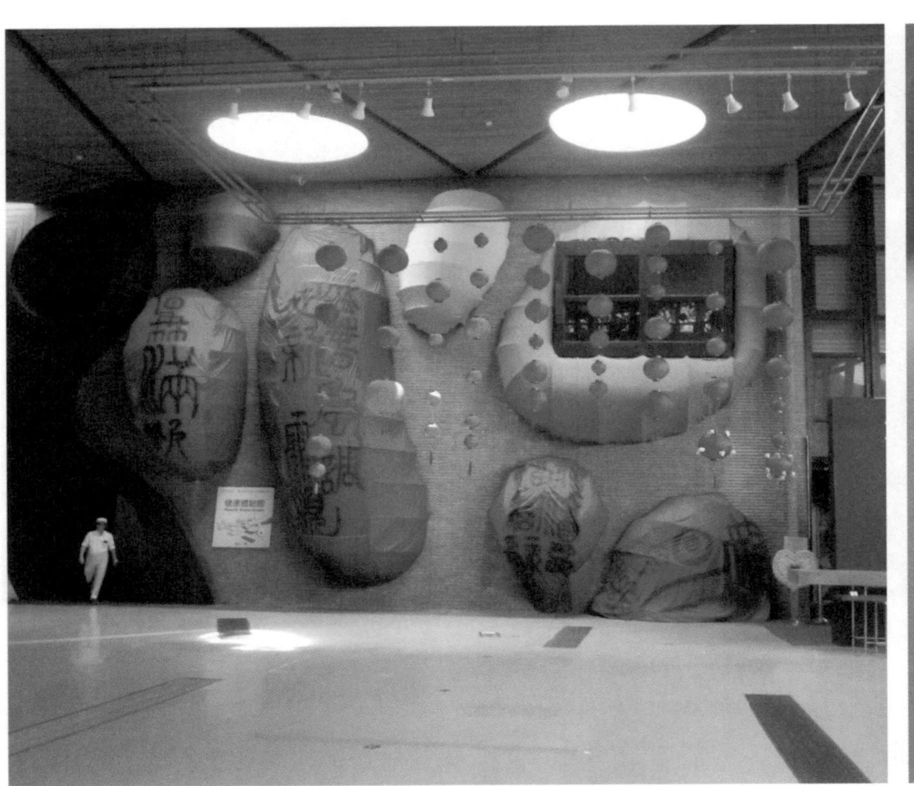

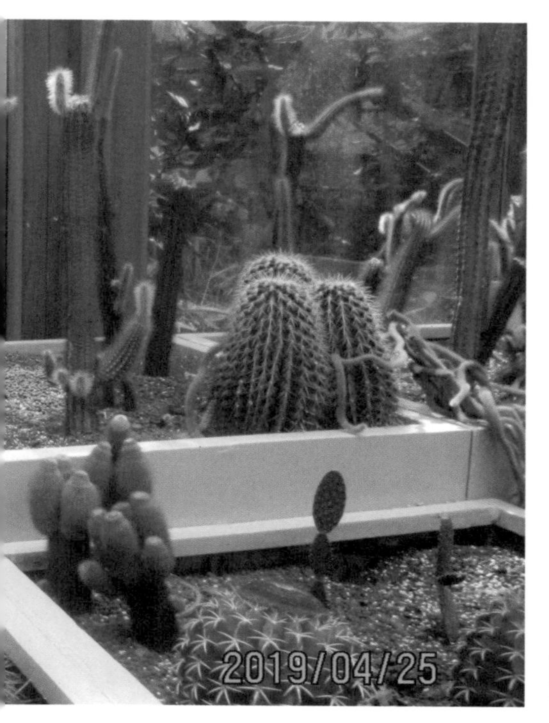
2019/04/25

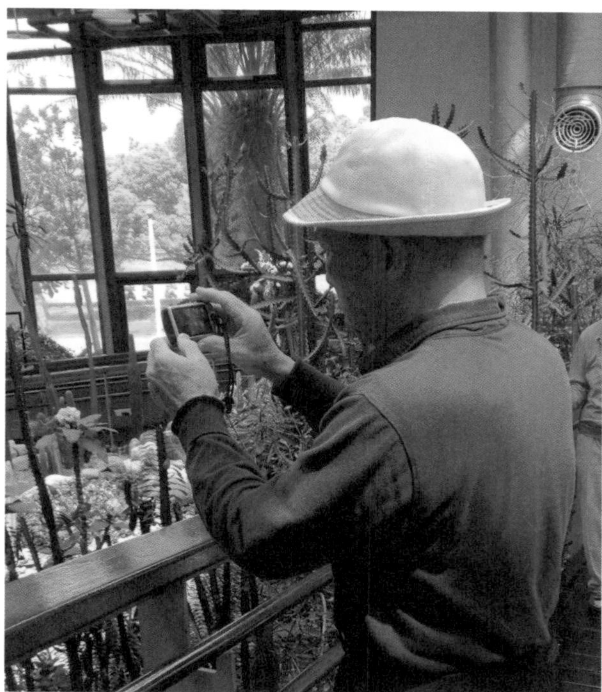

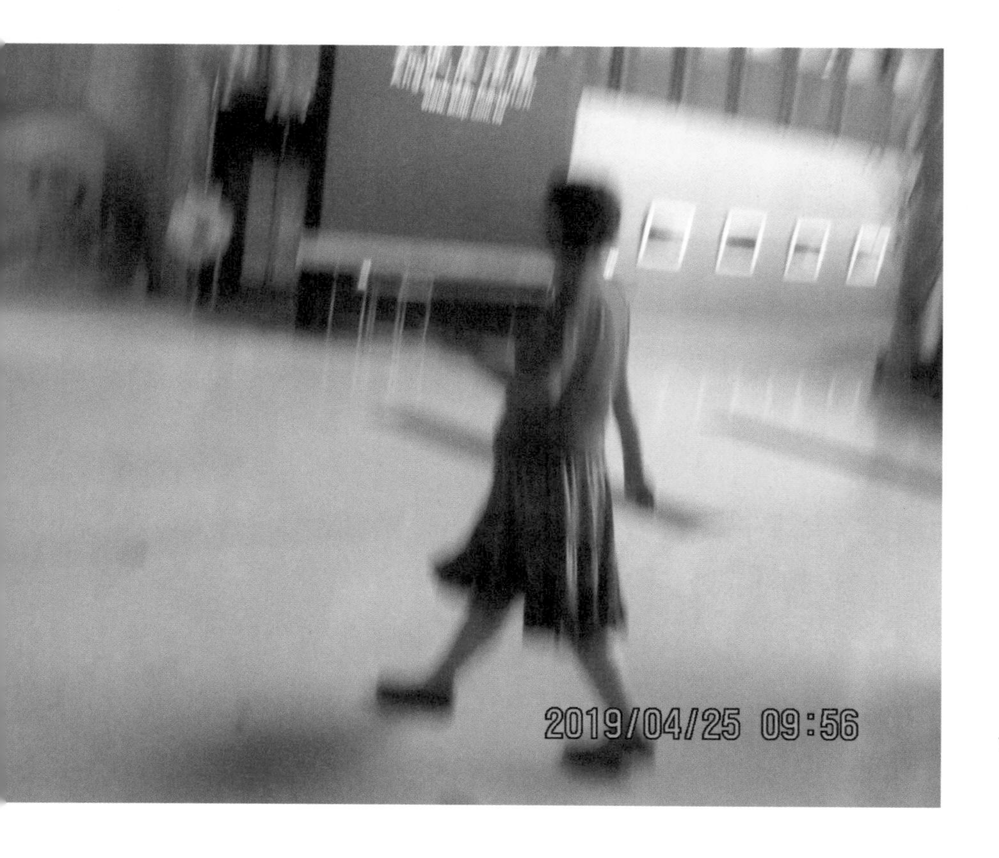
2019/04/25 09:56

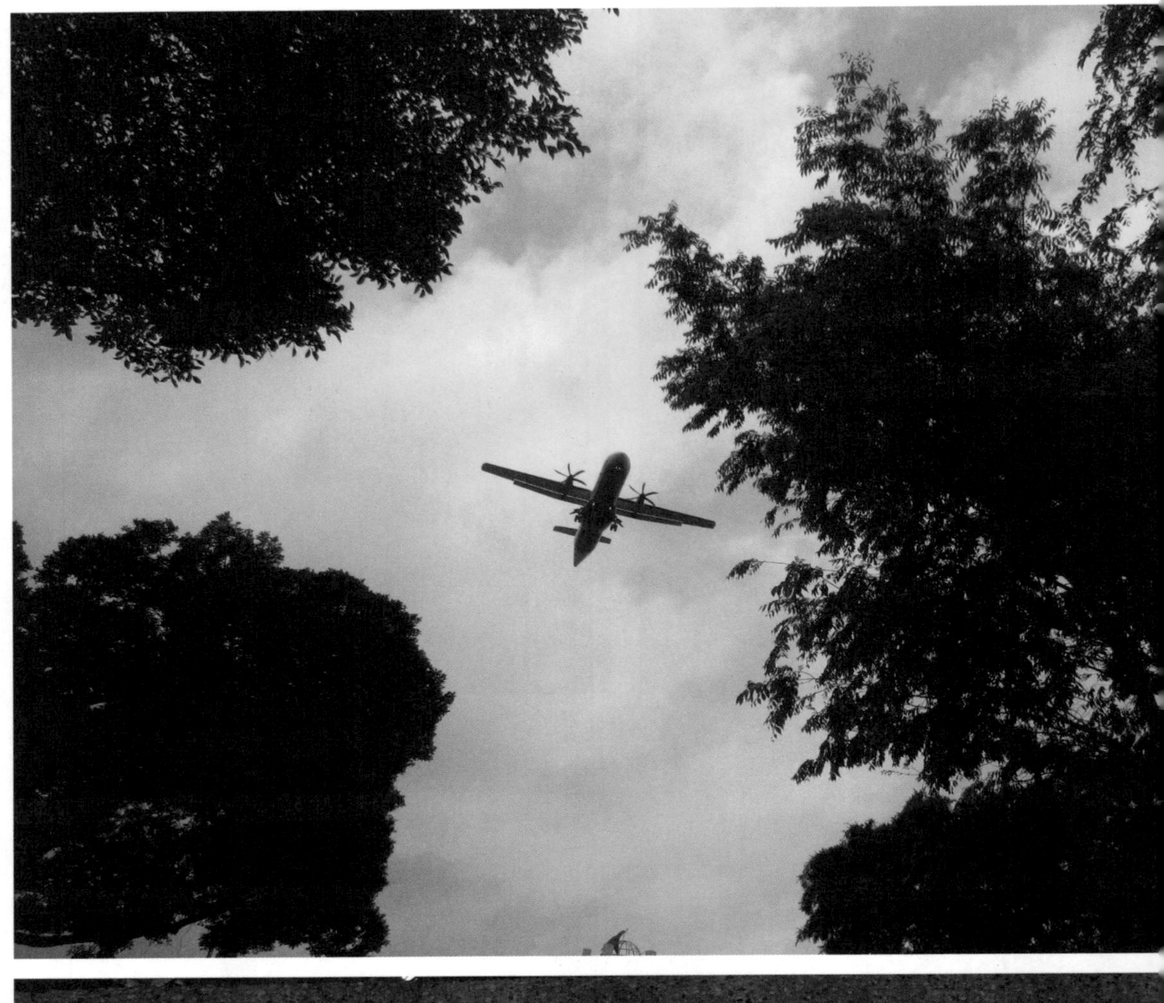

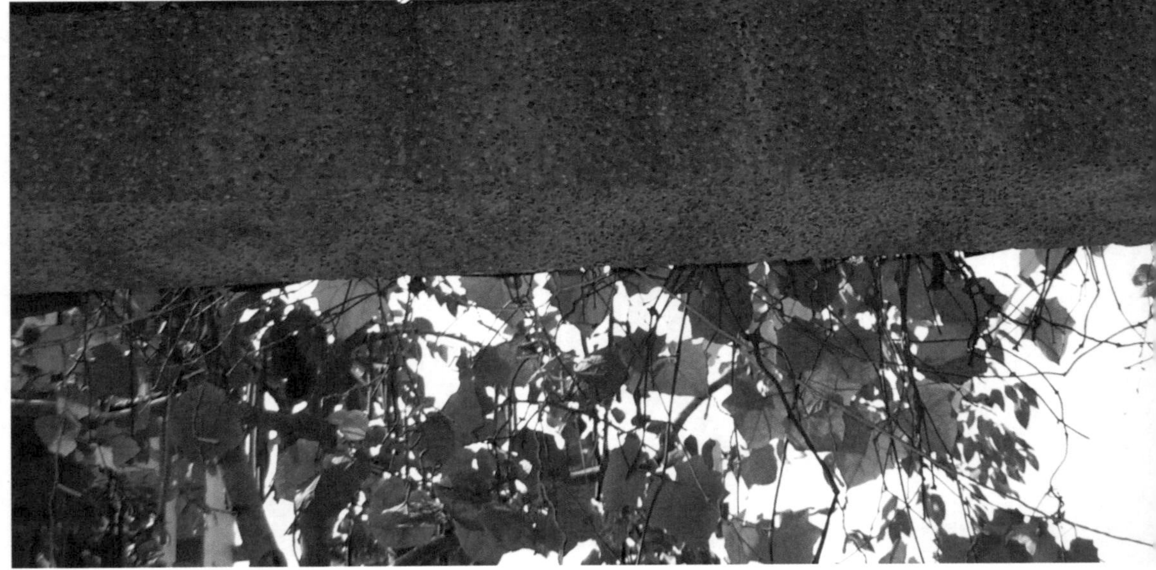

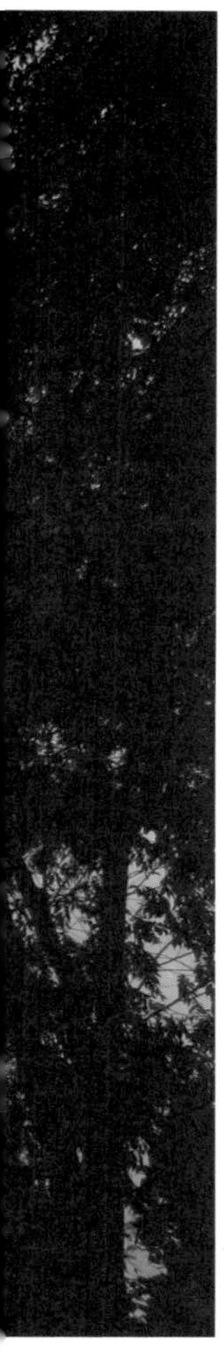

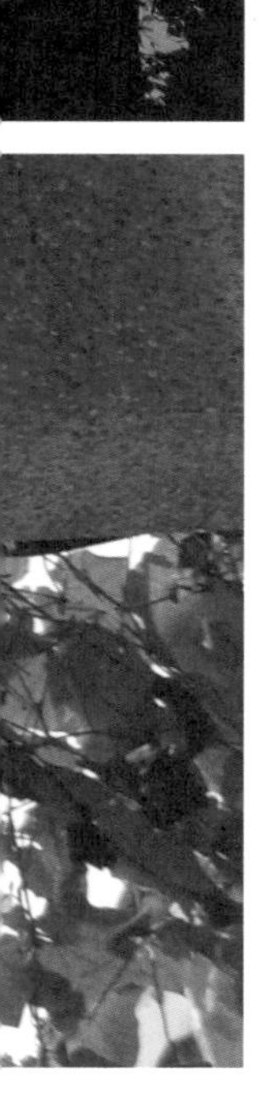

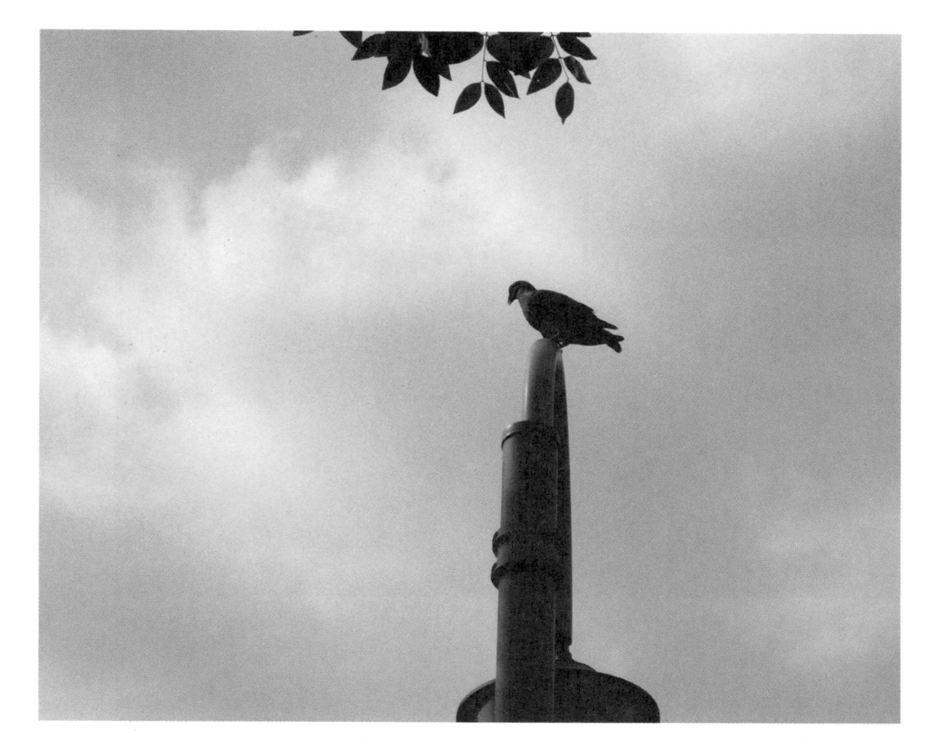

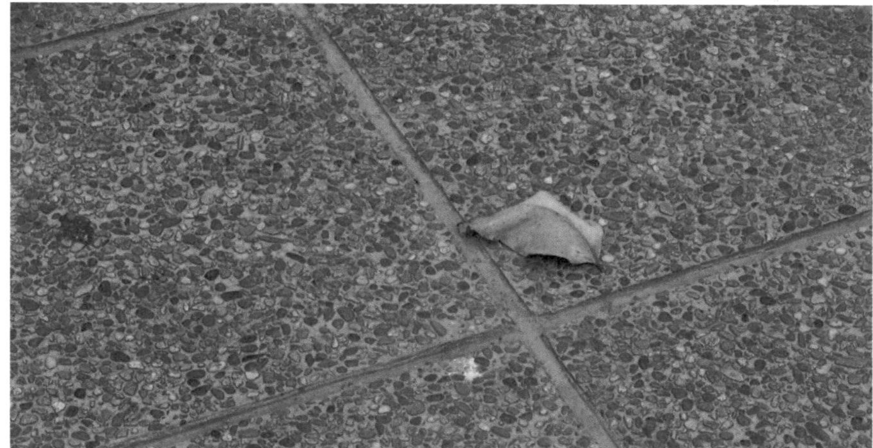

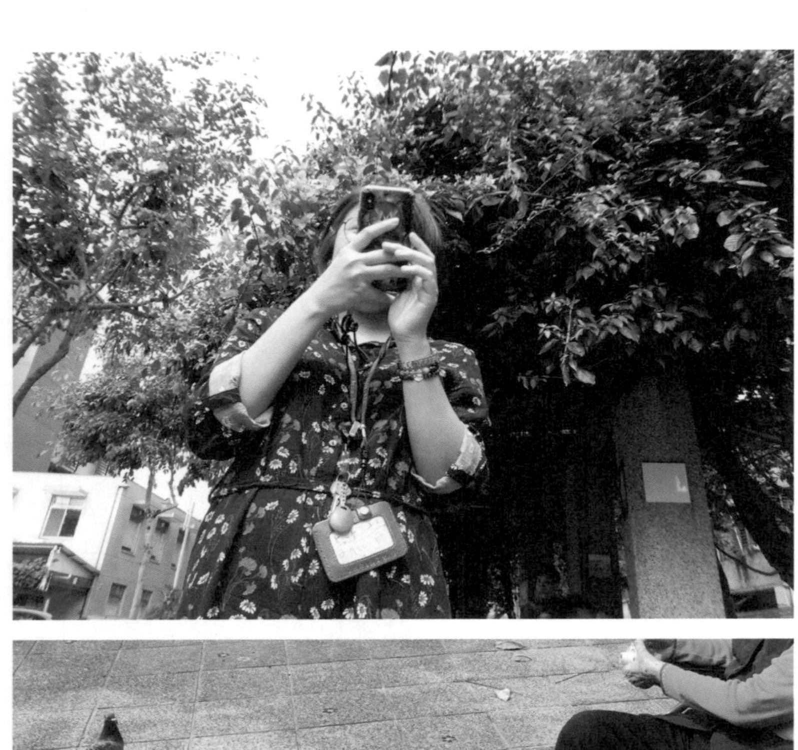
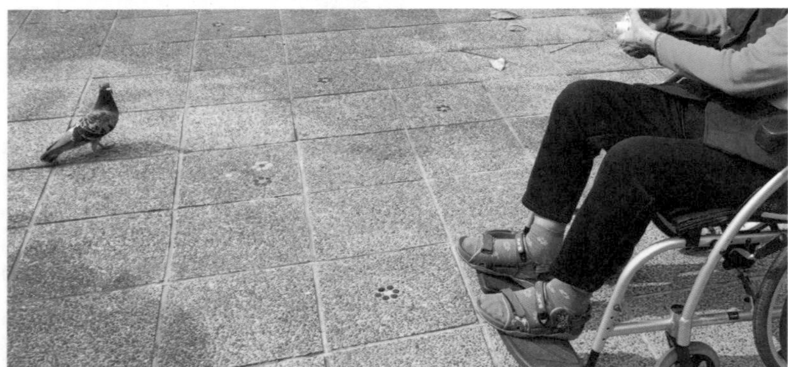
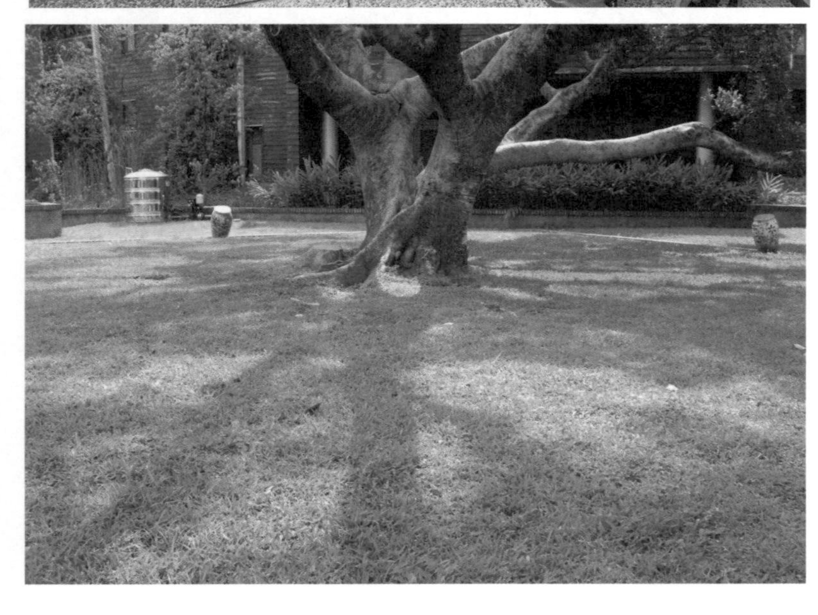

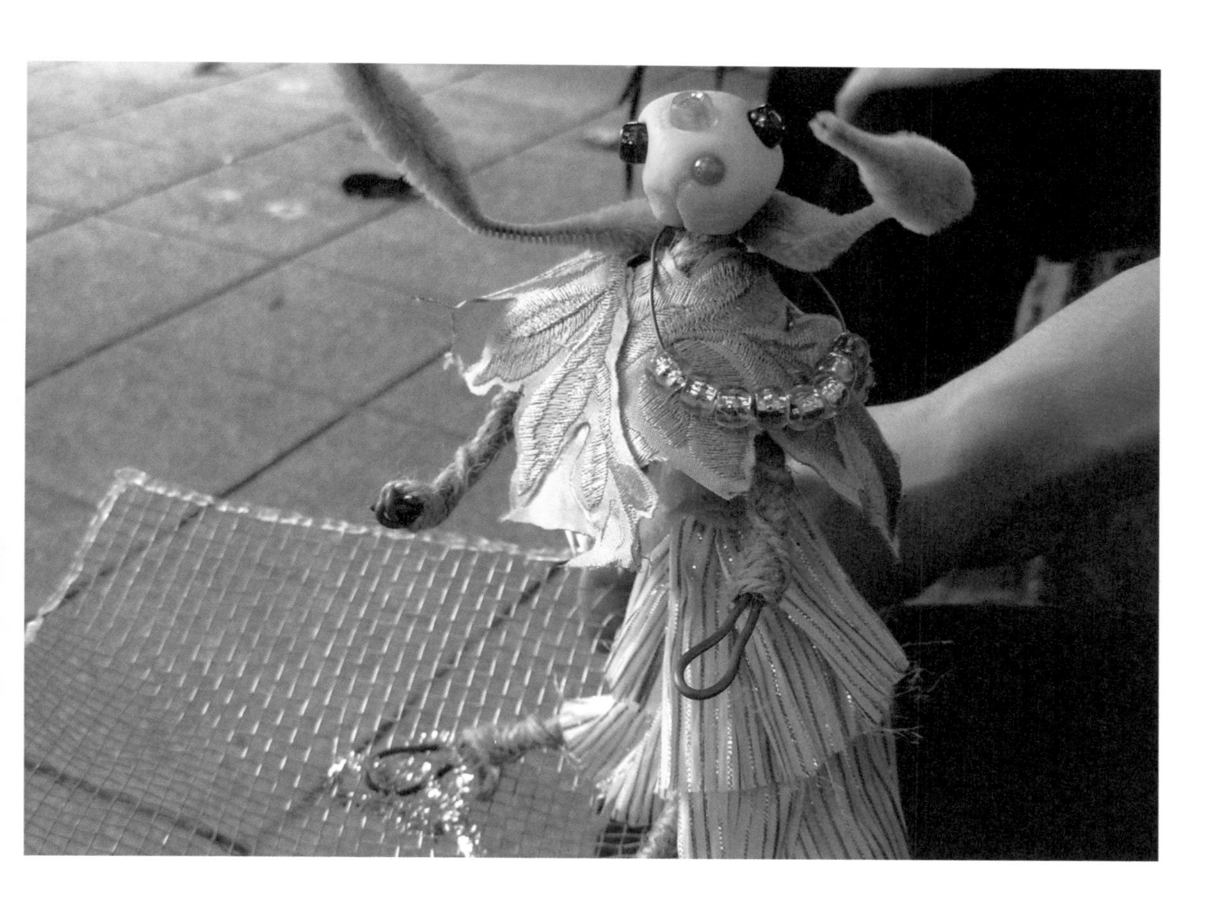
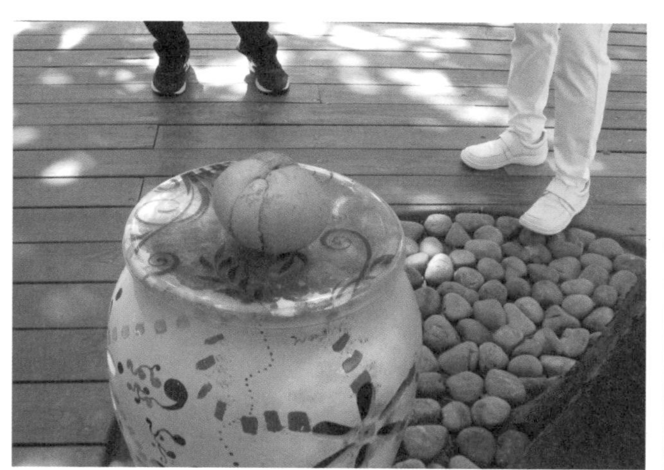
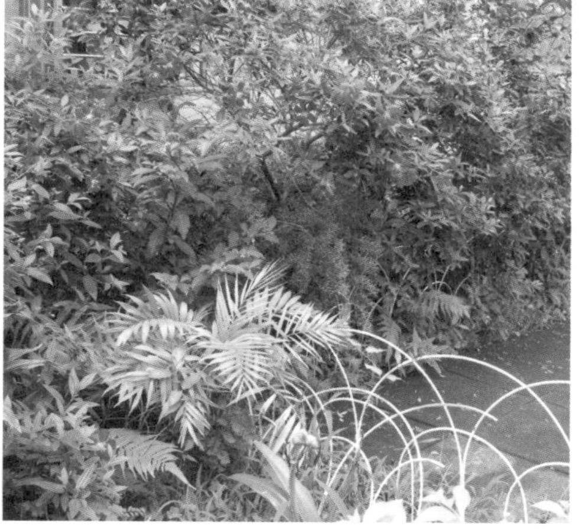

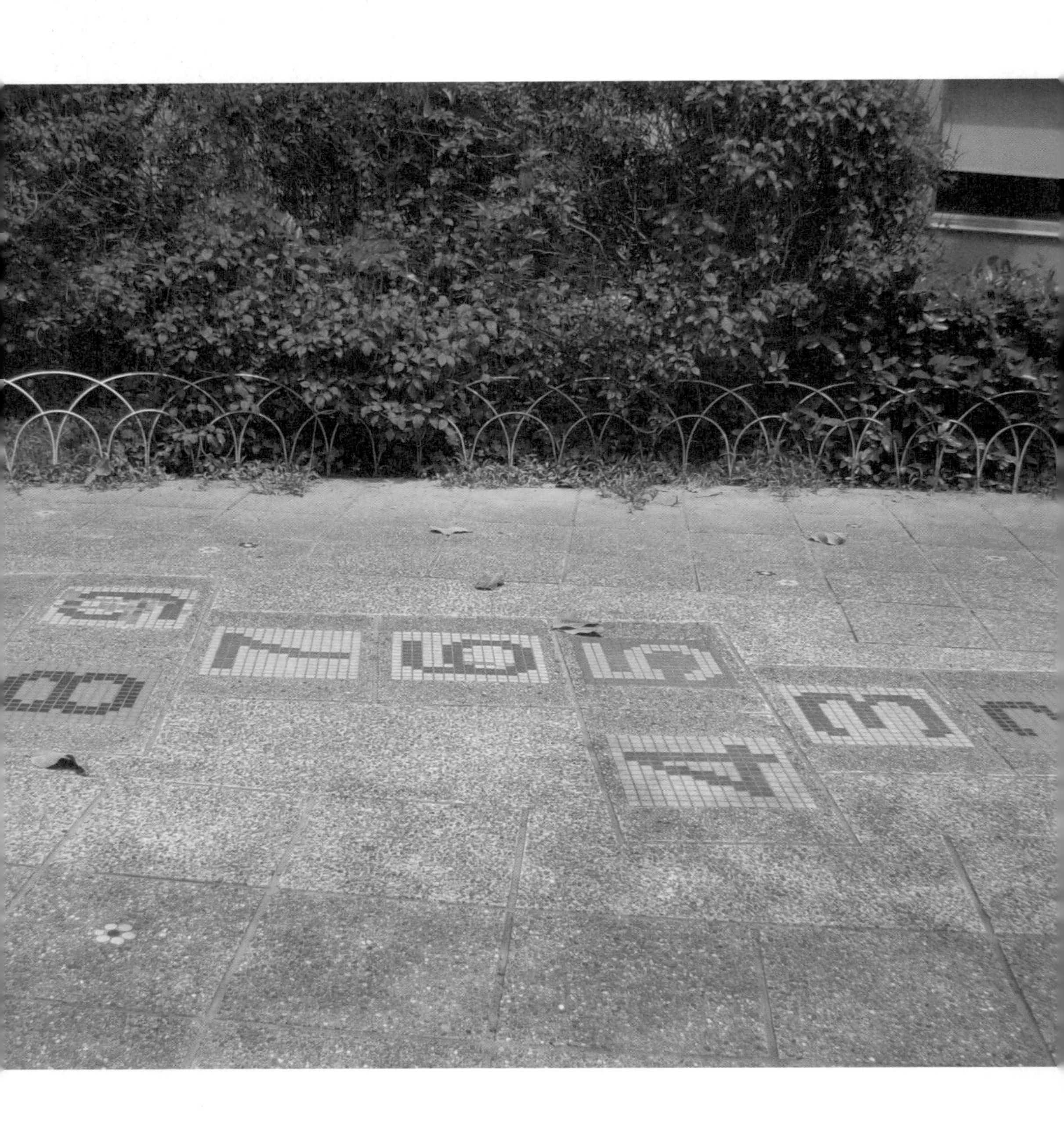

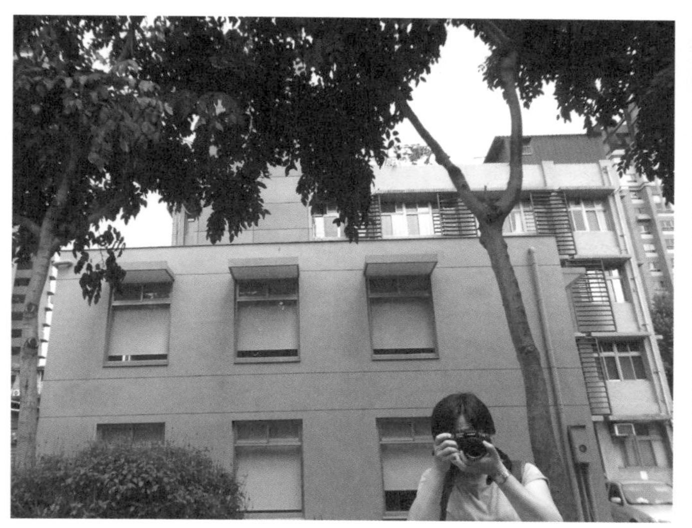

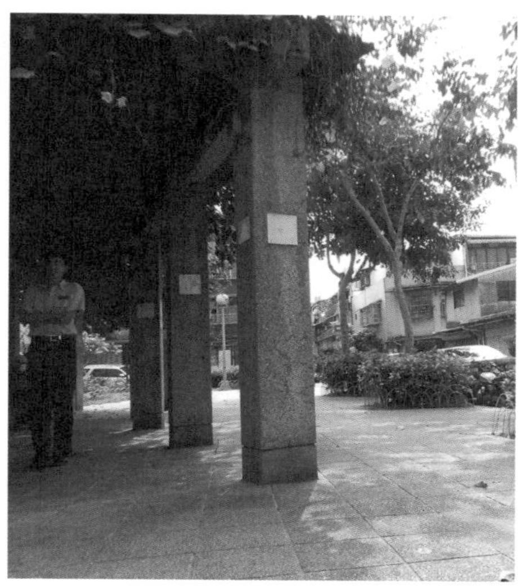

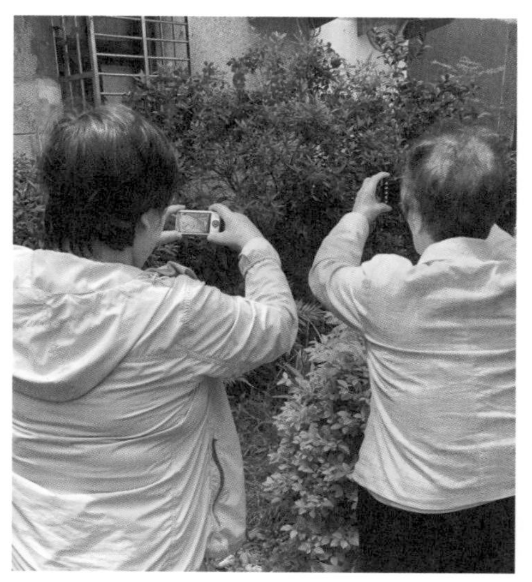

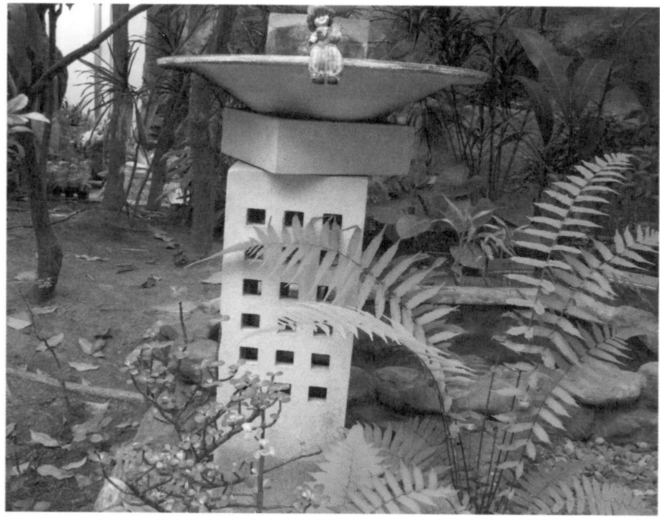

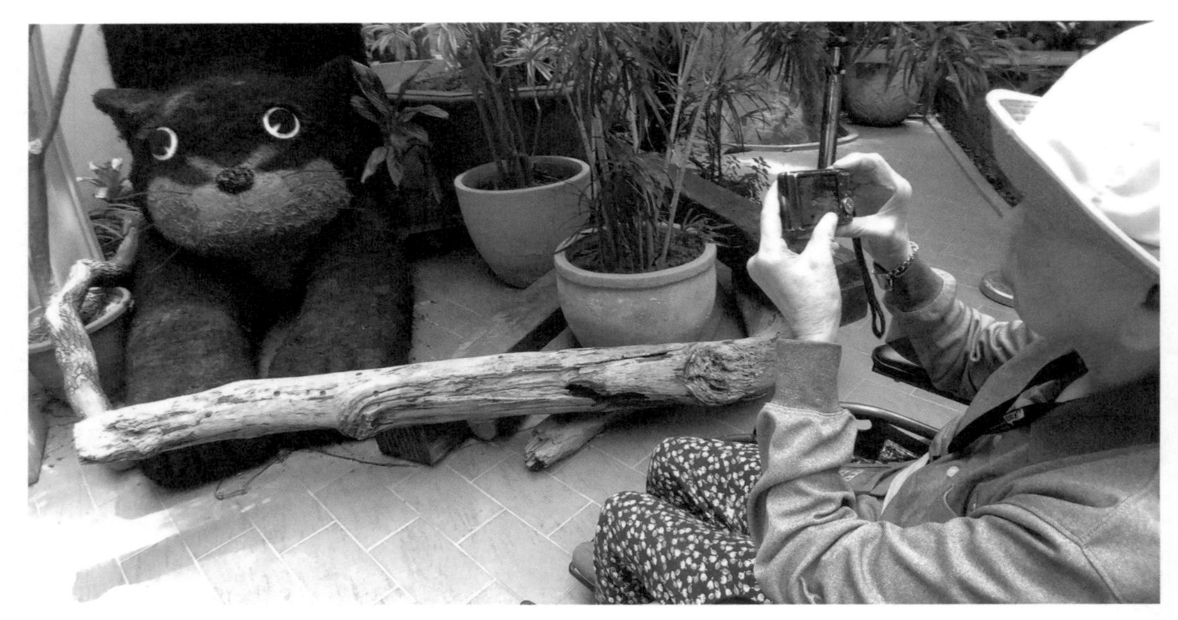

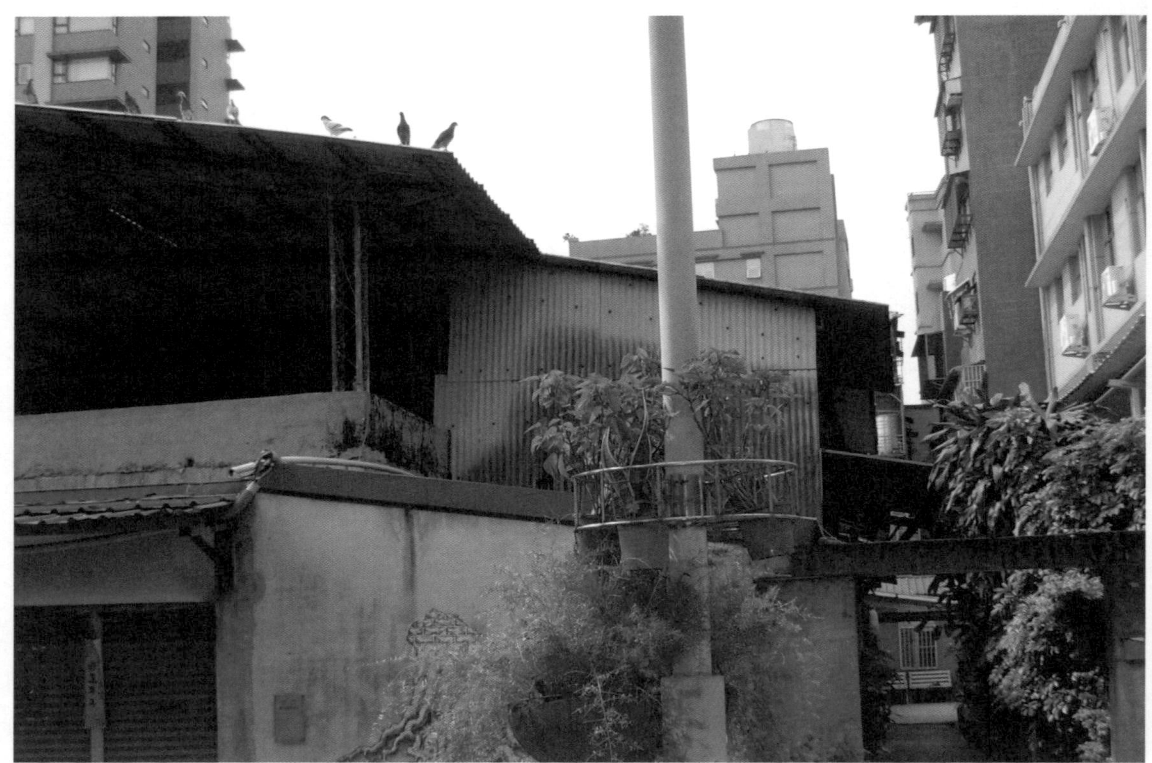

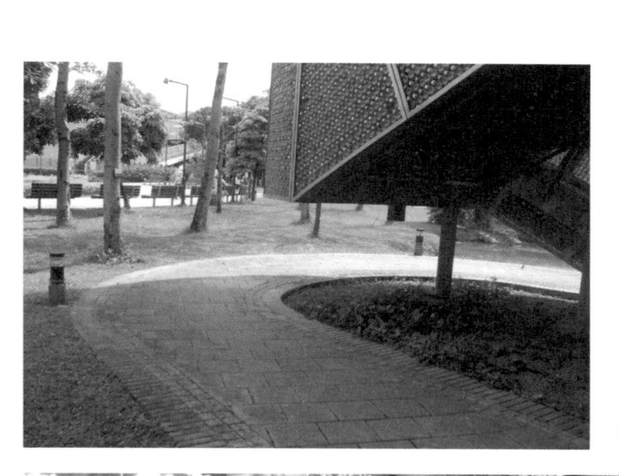

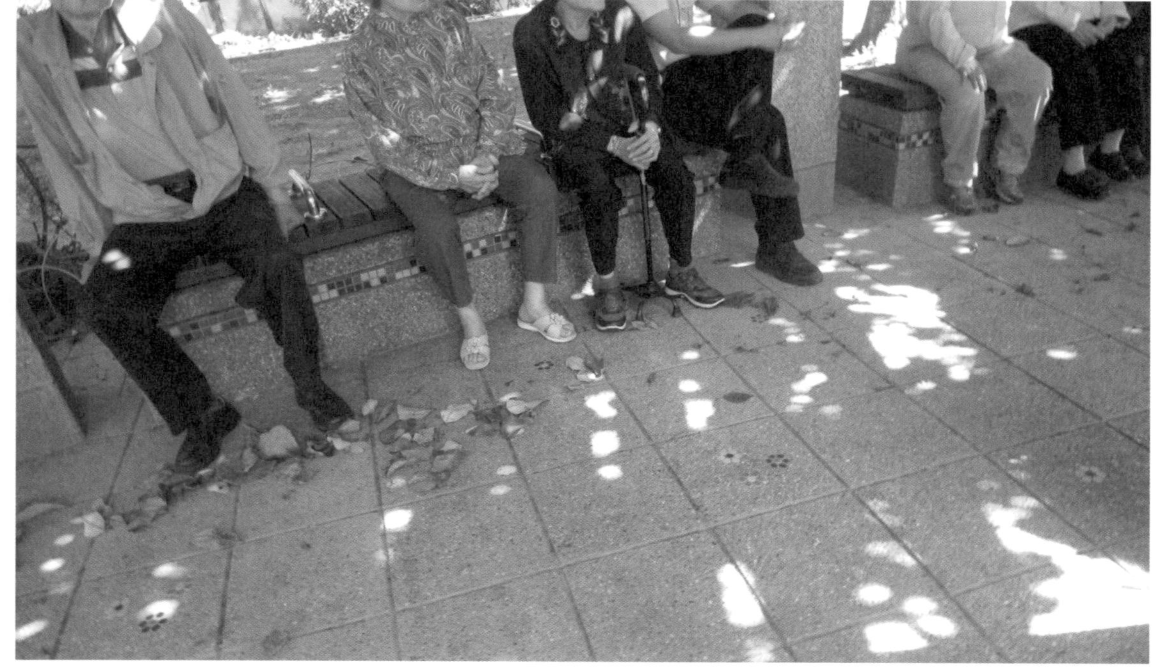

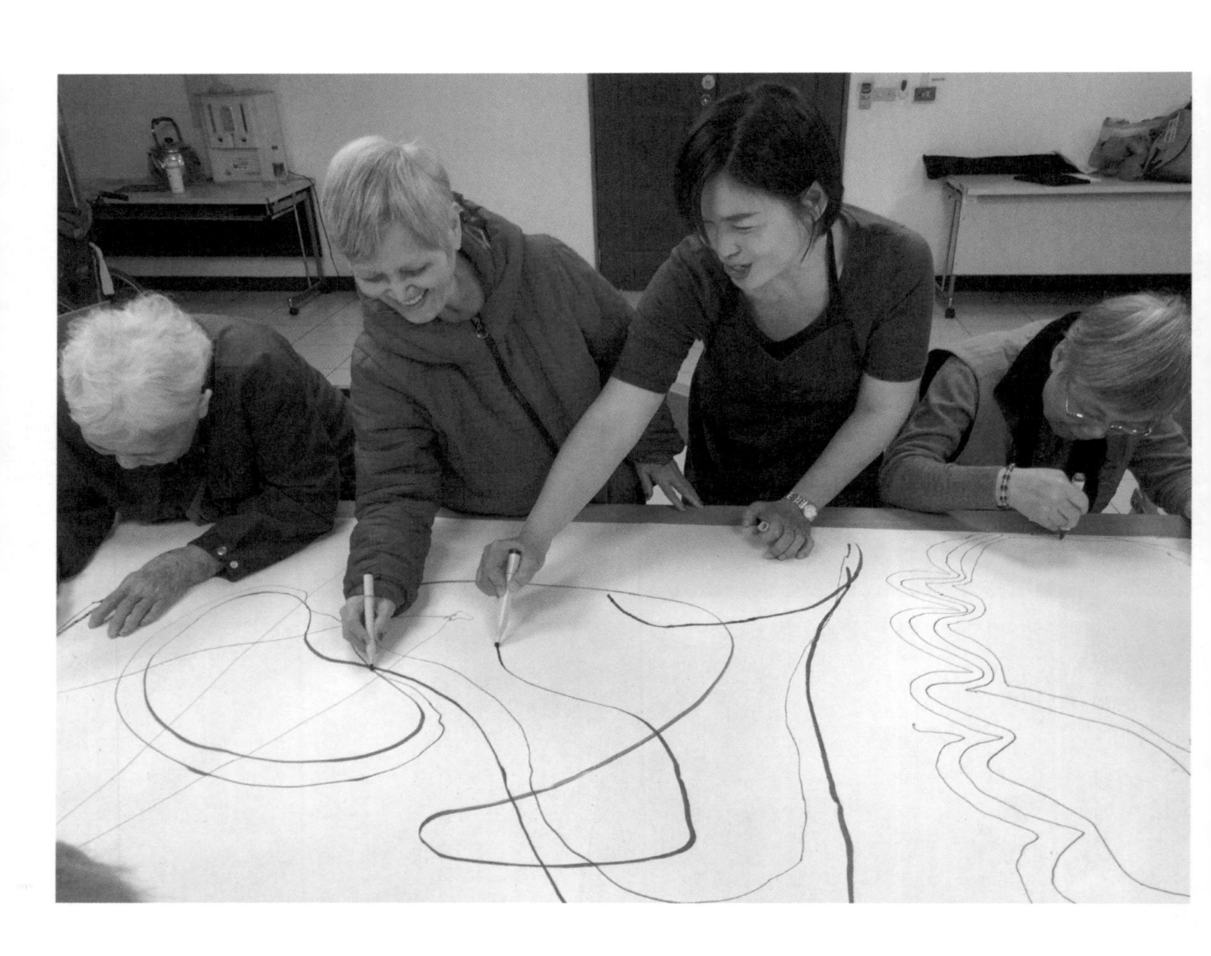

「此刻・我在」藝術團體紀錄短片：

「此刻・我在」藝術團體計畫——聖若瑟失智老人養護中心

國藝會藝術個案採集計畫—「此刻・我在 PART II —長者藝術創作工作坊」個案側記

https://www.youtube.com/watch?v=bFHEjkNsA7E

「此刻・我在」藝術團體計畫——板橋榮譽國民之家

https://www.youtube.com/watch?v=EQ4_lx1ksUo

贊助單位

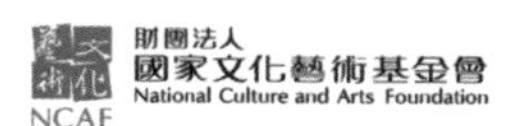

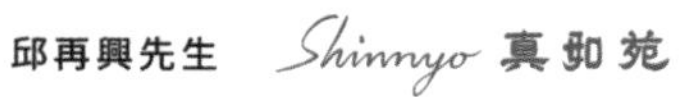

華祺工業股份有限公司　馥誠國際有限公司　美康藥局　蔡東賢先生

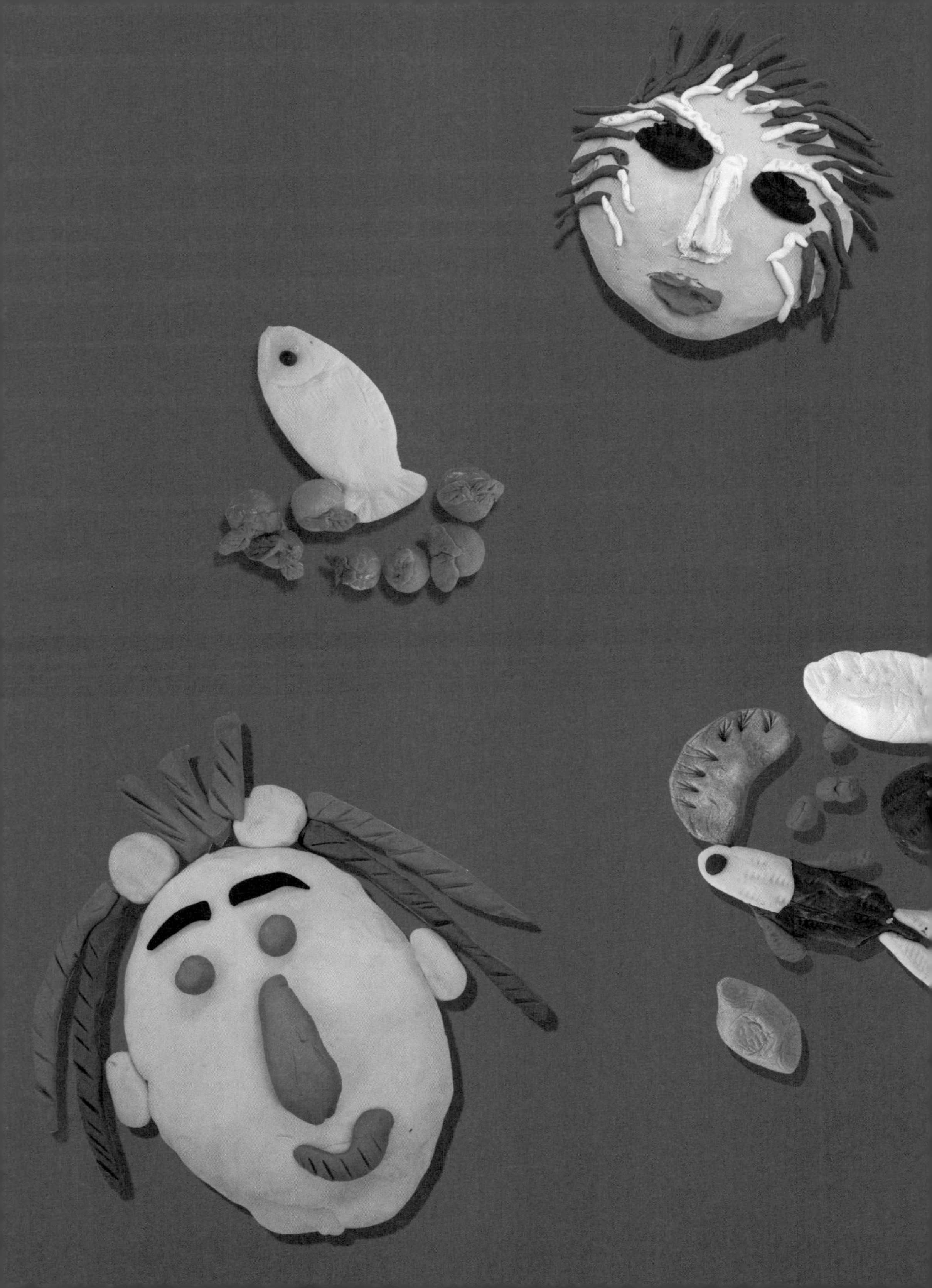

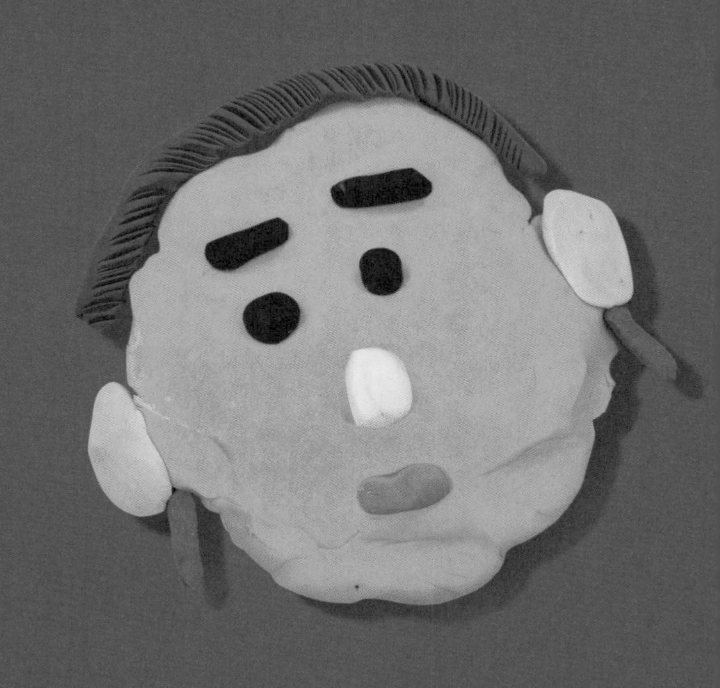

爺爺奶奶翻閱著年菜目錄，興奮討論年夜飯的菜色，做出豐盛佳餚。

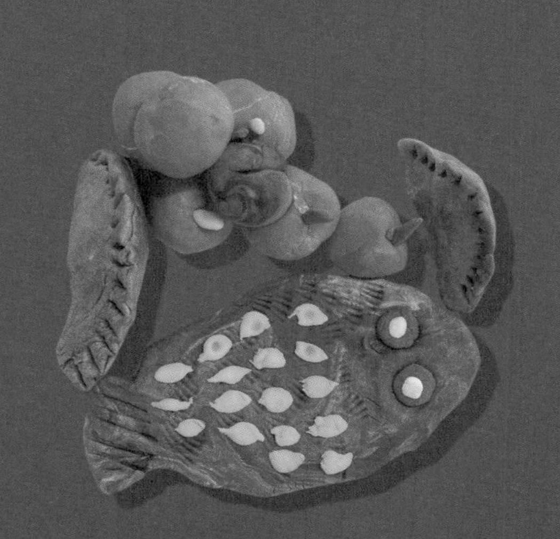

此刻・我在：藝術與失智照護的相遇

Here I Am, at this Moment :
Encounter of Art Intervention in Dementia Care

Homeward Publishing

南方家園出版 Homeward Publishing
書系：文創者
書號：HC 038

作　　者　楊純鑾
攝　　影　AK Photo Studio 李文欽攝影工作室、楊純鑾
編　　輯　鄭又瑜
美術設計　葉靜儒
發 行 人　劉子華

出 版 者　南方家園文化事業有限公司　NANFAN CHIAYUAN CO. LTD
地址：台北市松山區八德路三段 12 巷 66 弄 22 號
電話：(02) 25705215-6
24 小時傳真服務：(02) 25705217
劃撥帳號：50009398
戶名：南方家園文化事業有限公司
讀者服務信箱：E-mail　nanfan.chiayuan@gmail.com

總 經 銷　聯合發行股份有限公司
電話：(02) 29178022
傳真：(02) 29156275

印　　刷　約書亞創藝有限公司
joshua19750610@gmail.com

初版一刷　2024 年 09 月
定　　價　420 元
I S B N　978-626-98357-6-8
9786269835751 (EPUB)
9786269835744 (PDF)

國家圖書館出版品預行編目 (CIP) 資料

此刻・我在：藝術與失智照護的相遇 = Here I am, at this moment : encounter of art intervention in dementia care/
楊純鑾著 .
—— 初版 . —— 臺北市：南方家園文化事業有限公司，2024.09
面；　公分 . —— (文創者)
ISBN 978-626-98357-6-8 (平裝)
1.CST: 老年失智症 2.CST: 藝術治療
415.9341　　113010609